预防医学国家级教学团队教材

卫生服务研究

Health Services Research

主 编 严 非 王 伟

编写者（按姓氏笔画排序）

王 伟 （复旦大学公共卫生学院）

田国栋 （上海市静安区医疗保障局）

冯学山 （复旦大学公共卫生学院）

刘晓云 （北京大学中国卫生发展研究中心）

孙 强 （山东大学医药卫生管理学院）

严 非 （复旦大学公共卫生学院）

李 哲 （上海市静安区卫生健康委员会）

吴来娃 （海南省洋浦经济开发区社会发展局）

张明吉 （上海交通大学医学院）

陆 慧 （南京医科大学公共卫生学院）

陈英耀 （复旦大学公共卫生学院）

陈家应 （南京医科大学医政学院）

侯志远 （复旦大学公共卫生学院）

钱 熠 （浙江大学医学院附属邵逸夫医院）

曹海涛 （上海市静安区北站街道社区卫生服务中心）

龚幼龙 （复旦大学公共卫生学院）

舒宝刚 （复旦大学公共卫生学院）

秘 书 赵新平 （复旦大学公共卫生学院）

U0258123

复旦大學 出版社

内 容 提 要

本书共3篇16章。第一篇是卫生服务研究概论。第一章为概述，介绍了卫生服务研究的目的和意义、卫生服务系统、卫生服务研究内容与方法概要；第二章介绍了中国卫生服务研究的发展，包括研究进展、内容拓展和方法的发展，特别是在卫生事业管理和医疗卫生体制改革中的作用及与健康中国2030的联系；第三章介绍了国际卫生服务领域研究进展和经验，着重阐述了全民健康覆盖、全球健康治理与卫生系统强化，以及几个典型国家的卫生改革实践经验。

第二篇是卫生服务研究的相关内容。其中，第四章介绍了服务需要、需求和利用的概念和测量及其指标，影响卫生服务需要和利用的因素；第五章介绍了卫生资源的配置和评价，包括卫生人力资源和费用、设施设备和基本药物，以及近年来越来越重要的信息化建设；第六章重点介绍了中国城乡基层卫生服务的功能及其发展状况；第七章介绍了国内外医疗保障制度概况，中国城镇职工和城乡居民基本医疗保障制度的实践；第八章至第十章分别介绍了当今国际卫生服务研究的重点问题，即卫生服务公平、效率和质量。

第三篇为方法篇。其中，第十一章介绍了相对传统的定量研究方法；第十二章介绍了近年来广泛应用的定性研究方法；第十三章突出介绍了家庭健康询问调查方法，包括发展中国家和发达国家常用的家庭健康询问调查实践；第十四章介绍了越来越需要重视的卫生技术评估；最后两章介绍了卫生服务综合评价和其他综合分析方法，包括经典的综合模型以及应用日益广泛的绩效评价、反应性评价、利益相关者分析等。

前　言

卫生服务研究(health services research)是20世纪80年代以来在中国卫生领域中发展起来的一门新兴学科。卫生服务研究是研究居民健康、医疗需要、卫生服务利用和卫生资源之间的相互关系,研究卫生部门为一定目的合理使用卫生资源向居民提供卫生服务的过程。

中国卫生服务研究与改革开放同步,始于1981年中美合作,在上海县(今合并为上海市闵行区)开展卫生服务研究。近40年来,中国卫生服务研究经历了引进、推广和发展的阶段,卫生服务研究的理论与方法有了很大进展,卫生服务实践积累了许多成熟经验,卫生服务的理念对中国医疗卫生体系改革发挥了重要作用,对推动中国卫生事业现代化管理日益显示了它的学术意义与实用价值。

复旦大学公共卫生学院(原上海医科大学公共卫生学院)卫生统计与社会医学教研室自20世纪80年代末开始在研究生中开设卫生服务研究课程,对社会医学与卫生事业管理专业的硕士研究生系统介绍卫生服务研究的内容,取得良好效果。本教研室总结了20余年在国际合作领域中引进卫生服务研究理论与方法,结合中国卫生工作实际进行的开创性工作,联系复旦大学公共卫生学院的教学和科学研究的经验,于2002年编写出版了《卫生服务研究》一书,作为社会医学与卫生事业管理专业硕士研究生和本科生以及预防医学与公共卫生专业硕士研究生的教材,也作为该学术领域的教学研究参考书,对广大从事卫生事业管理工作者具有参考价值。

近20年来,中国卫生服务研究取得重大发展。自1993年第一次国家卫生服务调查开展以来,已经连续进行了6次全国性调查,调查内容有了拓展,积累了丰富的信息,中国卫生改革对卫生服务研究的重点也提出了新的要求。世界各国在卫生服务中普遍关注公平、质量、费用和效率4个问题,一是提高居民卫生服务的覆盖面与可及性,增加居民利用卫生服务的程度;二是努力提高卫生服务的质量;三是降低医疗费用,提高卫生事业的经济效益;四是提升卫生服务的效率。因此,原有教材内容陈旧过时,需要充实更新,有必要再版使教材适应时代发展的要求。

本书包含3篇16章。第一篇概论,简要概述了卫生服务研究的目的和意义、基本内容和方法;介绍了中国卫生服务研究的发展,特别是在卫生事业管理和医疗卫生体制改革中的作用及与健康中国2030的联系;介绍了国际卫生服务领域研究进展和经验,着重阐述了全民健康覆盖、全球健康治理与卫生系统强化,以及若干典型国家的改革实践经验。第二篇是卫生服务研究的相关内容,包括服务需要、需求和利用,卫生资源的配置和评价,特别是近年来越来越重要的信息化建设;中国城乡基层卫生服务的功能及其发展状况;中国基本医疗保障制度和国内外医疗保障制度的实践;当今国际卫生服务研究的重点问题,特别是卫生服务公平、效率和质量。第三篇为方法篇,介绍了相对传统的定量研究方法,以及近年来广泛应用的定性研究方法和卫生技术评估;还重点介绍了家庭健康询问调查方法;最后介绍了卫生服务综合评价和其他综合分析方法,包括绩效评价、反应性评价、利益相关者分析等。

参加本次教材编写的除本教研室的教师外,还有北京大学中国卫生发展研究中心刘晓云教授、南京医科大学医政学院陈家应教授和南京医科大学公共卫生学院陆慧副教授、山东大学医药卫生管理学院孙强教授、复旦大学公共卫生学院医院管理学教研室陈英耀教授、上海交通大学医学院张明吉博士、上海市静安区医疗保障局田国栋博士、上海市静安区卫生健康委员会李哲科长、上海市静安区北站街道社区卫生服务中心曹海涛主任、浙江大学医学院附属邵逸夫医院钱熠博士、海南省洋浦经济开发区社会发展局吴来娃,研究生王群、邓子如、刘文彬、刘爽、李星星、徐芳和臧召燕也参与了部分编写工作,本教研室赵新平老师承担了编写前期的秘书工作,在此一并致谢。

由于时间与编写人员的知识和经验的局限性,难免存在疏漏与不足,恳请读者批评指正。

复旦大学公共卫生学院

严　非　王　伟

2020 年 3 月 16 日

目　录

第三篇　卫生服务研究方法

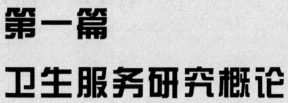

第一篇
卫生服务研究概论

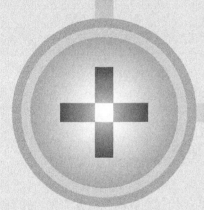

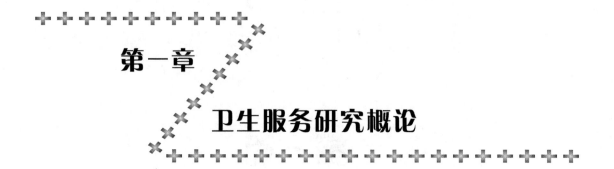

第一章 卫生服务研究概论

第一节 研究目的和意义

卫生服务研究(health service research)是20世纪80年代初在我国发展起来的一个新型研究领域。30多年来,经过学术界和卫生行政部门的共同努力,卫生服务研究已成为推动我国卫生事业科学发展的一个重要手段,成为卫生事业管理学科中一门重要学科。根据社会经济发展阶段、文化特征和卫生服务等情况,世界各国卫生服务研究具有各自的研究特征和重点,难于确定一个取得共同确认统一的定义。根据中国的实践经验,比较统一的认识是,卫生服务研究是从卫生服务的供方(provider)、需方(consumer)和第三方(third party),如医疗保障系统等3个方面的相互关系出发,研究卫生服务系统为一定目的合理使用卫生资源、向居民提供卫生服务(包括医疗、预防、保健、康复和健康促进等)的过程。

美国医学研究所(U. S. Medical Research Institute)提出卫生服务研究的定义是研究影响卫生服务提供的各种因素,以及与改善居民健康状况之间的关系,达到改善卫生服务功能与提高卫生资源效益的目的。卫生服务的公平(equity)、效益(efficiency)、质量(quality)和效果(effectiveness)4个维度是卫生服务研究应该实现的理想境界。①公平:可以从社会、资源配置、服务提供和健康结果等4个方面来分析卫生服务实现公平的程度;②效益:是指卫生机构以较少的卫生资源投入取得较大的产出量;③质量:是使有限的卫生资源能够取得较大的健康效益;④效果:是衡量人群接受卫生服务后对健康状况改善的程度,包括健康状况、生活质量满意度和幸福感等维度(图1-1)。

世界卫生组织(World Health Organization, WHO)顾问委员会提出,卫生服务研究是系统开发和研究各种影响卫生服务利用的因素,重点研究卫生服务覆盖面(coverage)、可及性(accessibility)、卫生资源供给,以及卫生服务需要、需求及服务利用等各种因素之间的相互关系,研究卫生服务系统对这些因素的影响,为改善卫生服务利用提供科学依据。根据上述定义可以认为,卫生服务研究是一门介于社会科学范畴的交叉学科,属于卫生管理学科范畴的一门应用学科,其研究理论、内容与方法可以为完善卫生服务供给提供理论指导和方法。分析不同学科研究的侧重点,可以反映卫生服务研究对象已经从个体、群体研究转向系统研究。任何学科都有自己独特的研究理论和研究重点,生物医学研究的重点是组织、细胞及从分子水平来阐述生命活动的本质和规律;临床医学研究个体患者诊治疾病;预防医学从群体和社会出发,研究预防疾病的原理和方法。卫生服务研究的重点是系统,即应用系统研究的理论和方法,分析社区内卫生机构的布局和规划,以及卫生资源的配置;分析人群医疗服务需要和需求,

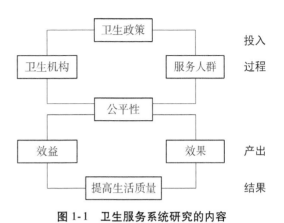

图 1-1 卫生服务系统研究的内容

以及卫生系统供给服务利用的程度;分析卫生服务需要和利用之间平衡,以及服务利用不满足的程度和影响因素。应用系统的观点,分析卫生资源、需要、需求、服务利用,以及人群健康状况这 5 个因素之间的相互关系。通过研究,达到提高卫生资源的效率,改善卫生服务功能,最终实现提高人群健康状况的目的。

总之,卫生服务研究是分析卫生部门为一定目的合理使用卫生资源、提供卫生服务的过程(包括医疗服务、预防保健、康复服务、健康促进和计划生育技术指导等综合服务)。由于卫生服务研究将卫生资源投入直接与提高居民健康的最终目的相连接,因此其研究结果对于提高卫生事业的社会效益和经济效益具有特别重要的意义。目前,世界各国在卫生服务系统普遍关注下列 3 个重点:①提高卫生服务的普及程度,增加群众接受卫生服务的能力,即提高卫生服务的公平程度;②降低医疗费用,提高卫生事业的经济效益;③提高卫生服务质量和提高居民健康水平和生活质量。因此,上述 3 个重点体现的公平、效益、质量和效果成为当前卫生事业改革的主旋律,也是通过卫生服务研究试图追求的理想境界。

中国的疾病谱和死因谱已发生改变,传染病为主的死亡原因已经为慢性非传染性疾病所代替,相应医学模式已经从单纯的生物医学模式向生物-心理-社会医学模式转变。为了适应医学模式的转变和医学现代化的客观要求,积极开展生物医学、社会医学和行为心理科学研究,是控制慢性非传染性疾病、进一步提高人群健康的重要措施。卫生服务研究的基本原理和方法,与生物医学、行为心理科学和社会医学相适应,使生物医学的成就通过卫生服务研究的理论和实践发挥较好的经济效益和社会效益。因此,卫生服务研究是适应医学模式转变的必然趋势,是医学现代化的标志之一。

任何一个国家和地区的卫生资源总是有限的,而卫生服务的需要总是不断上升的。为使有限的卫生资源充分满足人群卫生服务需要,并转化为最充分的卫生服务利用,使有限的卫生资源发挥最佳的社会效益和经济效益,是所有国家卫生服务研究追求的目标。WHO 专家委员会提出卫生服务研究应实现下列目的:①推动和促进多科学、多部门合作,强调将社会科学知识应用于卫生服务研究领域;②改进卫生服务系统的工作,提高卫生事业的效益和效果;③帮助和促进生物医学知识应用于卫生领域,推动生物医学成就发挥最充分的作用;④广泛采用卫生服务研究领域形成的方法,尤其是将卫生服务系统研究方法应用于卫生服务领域;⑤提供制订卫生计划

和决策的程序和方法,尤其是政策分析的方法,提高卫生服务系统科学决策的水平。

　　通过卫生服务研究,可以发挥以下 3 个方面的作用:①卫生服务研究可以为各级卫生机构提供卫生计划、实施和评价的基本原理和方法,推动我国卫生事业科学管理的现代化;②从当前任务看,卫生服务研究为解决实际问题提供指导原理和方法,为卫生事业改革提供理论依据,不断提高卫生事业科学管理水平;③从长远观点看,为实现"人人享有卫生保健"的目标,卫生服务研究有助于提高国家卫生服务系统的职能,有助于提高卫生事业科学决策的能力。

第二节　卫生服务系统

　　卫生服务系统的整体模式包括人群健康状况和医疗需要、卫生服务及卫生资源 3 个重要组成部分。卫生服务研究的目的是在卫生资源配置和居民健康状况之间建立沟通和桥梁。通过合理配置有限的卫生资源,提供卫生服务,达到最大幅度地提高人群健康水平。卫生计划成为建立这种沟通桥梁的有效工具。试将图 1-2 列举的卫生服务系统整体模式中的主要组成叙述如下。

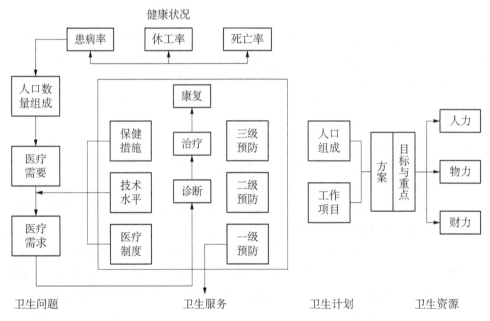

图 1-2　卫生服务系统的整体模式

一、人群健康和卫生问题

　　卫生服务的对象是人群,卫生服务系统研究首先要从人群的数量、组成及特征出发。不同人群的健康状况提出不同的健康需求,卫生服务利用存在明显差别。卫生计划人员应详细分析人群的健康特征,如年龄、性别、地区分布、职业、社会阶层、经济收入、教育水平,以及享受医疗保健制度等重要信息,都是制订卫生计划、分配卫生资源的重要依据。

分析粗死亡率和患病率是评价人群健康状况和卫生问题的基本指标,进一步按国际死因和疾病分类提供该地区人群死因和疾病的分类,可以为分析死亡原因、患病类别及休工原因提供详细信息,提供的信息对确定防治工作重点具有重要的参考价值。

健康需要(health need)和健康需求(health demand)是两个既有联系又有区别的概念。健康需要是从生物学角度,即人群健康状况对卫生服务系统提出的客观需要,是不受社会经济和医疗保障,以及就医能力等因素制约的。常用的衡量居民健康状况的指标如死亡率、患病率、休工率、休学率等均可反映居民的健康需要,或称医疗需要量。通过分析居民健康状况,即患病的频率和严重程度,提出对卫生服务利用的客观依据。健康需求是从卫生服务供给、经济价值和购买能力的角度探讨卫生服务系统为人群提供实际的卫生服务数量,以及医疗市场配置卫生资源所提供服务能够在多大程度上满足人群的医疗需要量。因此,探讨医疗需要和需求之间的差距,以及提供缩小这一差距的对策,成为卫生服务研究这门学科的重要任务。

卫生资源配置取决于人群的医疗需要而不是需求,这是配置卫生资源的一个重要原则,也是衡量卫生服务公平性的客观依据。研究这一原则,不仅具有重要理论意义,同样具有实际价值。因为人群健康状况是反映医疗需要的客观依据,在医疗需要量较高的地区,迫切需求有较高的卫生资源配置与之相适应,实际情况往往与此相反,在疾病丛生的地区往往也是缺医少药卫生资源稀缺的地区。从卫生服务层次分析,越是接近基层的初级卫生保健,越能方便群众就近就医,实际却得不到优质卫生资源的保证。卫生系统往往将大量卫生资源聚集在城市、在上层,故人群需要呈现"正三角"模式,而卫生资源配置呈现"倒三角"模式,这是资源配置与需要脱节的表现。资源配置与服务需要倒置是卫生服务系统存在的普遍现象,成为世界各国在医疗卫生改革中需要着手解决又是悬而未决的难题。卫生资源配置要与人群需要相适应,这是社会公平与正义的追求目标,也是 WHO 成立以来一直倡导的重要原则。卫生资源配置取决于人群医疗需要,正是体现社会公平目标的重要保证。认真而不是抽象地执行这一原则,也是卫生事业改革进程中需要解决的永恒主题。

卫生资源配置不能取决于需求有三重含义:首先,从经济意义分析,在承认卫生事业社会福利性质的前提下,也应讲究一定的经济规律,但不能简单移用商品市场的原则应用于卫生系统。卫生投资不能单纯从经济原则出发,主要应从人群的实际需要和社会公平角度出发。在中国医疗体制改革中,着力扩大医疗保障覆盖面、提高免费医疗范围等都是为了满足人群的实际医疗需要,体现了社会效益与经济效益统一,而以实现社会效益为主要目标。其次,从卫生服务性质来说,医疗保健不能作为一种单纯的物质产品,而是一种精神产品。在市场经济条件下,医疗服务似乎也以一定商品形式投入医疗市场,毕竟与物质商品有本质区别。第三,从中国医疗体制改革的成效可以看出,医疗保障覆盖率达到95%,国家投入卫生费用比例大幅度提高,基层卫生服务能力明显加强,门诊利用充分,住院率大幅度提高,未住院率明显下降。种种实例证明,在国家政策调控导致卫生资源配置合理的前提下,人群的医疗需要量得以较为充分的满足,这是医疗体制改革目标取得的成效。

二、卫生资源

卫生资源,是指在一定社会经济条件下,国家、社会和个人对卫生部门提供的卫生人力、物力和财力的总称。一个国家和地区拥有卫生资源的数量,是衡量这一国家和地区经济实力、文化状况和卫生水平的客观标准之一。单纯列举卫生资源总量具有相对意义。例如,每千人口拥有 2 名医师,这一数据本身说明该地区卫生人力的总体水平。但是,卫生资源的意义远不能停留在这一点。卫生资源投入量应与医疗需要量相适应,卫生资源配置的原则已经反复论证了这一点;从卫生资源的投入量(input)和产出量(output)联系起来分析,即将投入卫生资源产出相应的卫生服务量相联系,也是考察卫生资源效益的常用手段。例如,一个单位的医务人员提供的门诊量、住院床日量、预防保健服务量等是考察该单位绩效的主要依据。比较投入量与产出量的关系,进行成本效益分析,这是衡量卫生事业经济效益常用的手段之一。此外,投入卫生资源的数量还应与卫生服务取得的效果(即居民健康状况改善的程度)相联系,包括分析卫生资源的效果,分析投入量与产生的结果,分析与人群健康状况之间的联系,因为人群健康状况肯定与卫生资源的配置有明显的因果联系。但是,还有许多错综复杂的社会经济因素影响人群健康水平,评价这些因果联系需持慎重态度。衡量卫生资源的主要指标有每千人口医师数、护士数、床位数、人均卫生费用数,以及卫生费用占据国内生产总值百分数等。

三、卫生服务

卫生服务的功能包括诊断、治疗、预防、保健、康复、健康促进和计划生育指导等内容。从计划和评价的观点看,分析卫生服务的功能要比卫生服务的组织结构更为重要。当然,每一类卫生服务功能都是相应组织结构的产物。计划管理者必须根据某一类功能活动,联系相应的组织机构,以及此类机构内的人力与物力供给,才能对卫生服务的功能和效益作进一步考察。图 1-3 是将卫生服务的投入、功能和活动、产出和结果纳入一个系统加以分析,即将卫生服务功能与卫生资源配置相联系,将卫生服务功能与结果建立系统分析。

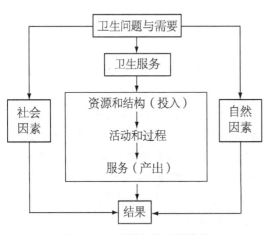

图 1-3 卫生服务的系统模式

研究卫生服务功能,应对基本医疗和基本公共卫生的方向予以充分肯定。按照国际惯例,3 级医疗区分的通常依据是,门诊和急诊为一级医疗或基本医疗,通科住院为二级医疗,专科住院和康复医疗为三级医疗。这种分类方式对我国医疗机构划分等级与功能交叉造成功能混乱具有借鉴作用。

4 级预防模式:初始预防(pre-prevention),控制危险因素,如治理污染、改善饮水、杜绝毒品及建立有利健康的人文环境等。一级预防(primary prevention),避免危险因素,提高疾病抵抗能力,如控制烟草、参加体育锻炼、提倡合理营养和计划免疫等。通常将"健康四基石"的内容作为一级预防,亦称病因预防。二级预防(secondary prevention),为早期发现患者和预防疾病传播,对亚健康人群进行筛检(screening)以发现潜伏期病人。在健康人群中提倡体检,提前检出慢性病早期患者,进行有效治疗。三级预防(tertiary prevention),为缓解病痛,防止疾病伤残和康复劳动能力,提高生命质量。可见在 4 级预防理念指导下,预防保健系统和医疗系统共同分担4 级预防的功能。

卫生服务利用程度,除了与卫生服务系统提供资源的数量及相应的服务能力密切相关,还与卫生服务需求及第三方因素有关:①医疗保健制度可以调节人群的医疗服务利用,医疗保健制度覆盖率低下可导致服务利用不足,反之亦然。②卫生系统的技术状态及功能活动亦可改变患者就医需求。如城市医院及专科医院住院难,基层医疗机构病床利用率低下。其根本原因在于技术设备因素影响患者的就医选择。③预防保健工作质量不仅影响人群健康,同样制约人群的医疗需求。④宣传教育和卫生法规,以及人群就医行为和心理因素,对卫生服务利用都能产生重大作用。

四、健康状况

健康状况是衡量卫生服务效果和结果的主要依据。健康状况可以从人群死亡率、患病率、休工率等指标分析,以及按照人口组的特征(如年龄、性别、职业、地区分布等)进行分析。

卫生服务研究的目的:①通过提供卫生服务测定对人群健康的改善程度,衡量卫生服务的效果;②通过测定人群健康状况来客观反映医疗需要量,即提供的卫生服务在多大程度上满足了人群的医疗需要,还有多少医疗需要没有得到满足;③了解人群的潜在医疗需要量(potential health need),包括人群已经认识的医疗需要和未曾认识的医疗需要。因此,可以为卫生服务管理者提供重要信息,为改善卫生服务提供方向。

人群健康状况还与卫生资源的配置存在密切关系。表1-1列举了全球国家卫生资源主要指标与国家健康水平之间存在一定的关联性,其详细数据可参阅《世界卫生报告》及《中国卫生年鉴》。

表 1-1　2015~2017 年若干国家卫生资源和健康状况比较

国家	卫生费用占GDP百分率(%)	每万人口医师数	每万人口床位数	平均期望寿命(岁) 2015	2016	人均健康寿命(岁)	孕产妇死亡率(1/10万)	婴儿死亡率(‰) 2015	2017	新生儿死亡率(‰) 2015	2017
澳大利亚	9.4	35	38.1	82.4	82.5	82.3	6	3.2	3	2.3	2.1
中国	5.3	18	38.2	76.1	76.3	76.2	27	9.2	8	5.5	4.7
法国	11.1	32	61.3	82.3	82.3	81.8	8	3.5	3.5	2.4	2.4
德国	11.2	42	81.3	80.6	80.6	80.4	6	3.3	3.1	2.3	2.2
印度	3.9	—	—	68.3	68.6	67.2	174	35.3	32	26.1	24
日本	10.9	—	131.7	83.8	84	83.2	5	2.1	1.9	0.9	0.9
新西兰	9.3	31	27.1	81.5	81.6	80.7	11	4.6	4.4	3.1	3
俄罗斯	5.6	40	83.5	71.2	71.6	71	25	7.3	6.5	3.8	3.3
泰国	3.8	5	—	75.1	75.3	74.7	20	9	8.2	5.8	5.3
英国	9.9	28	26.1	81	81	81	9	3.8	3.7	2.7	2.6
美国	16.8	—	28	78.7	78.7	79.1	14	3.5	5.7	3.8	3.6

资料来源:《中国卫生统计年鉴(2018~2019)》。

五、卫生计划

卫生计划是将卫生服务系统各个要素组合形成一个系统的手段。计划的核心问题是合理配置卫生资源,通过投入资源、提供卫生服务,满足人群医疗需要。提高人群健康水平是卫生计划的一般目的,卫生计划的重点内容如下。

1. 提出任务　描述各种组织机构的功能,必须有明确的目的与任务,这是社会赋予各级卫生组织机构的基本职能。卫生服务系统的职能是向全体居民提供各类服务活动,根据这一目标来计划安排卫生系统各项工作活动。

2. 设计目标　是指在宗旨指导下组织要实现的具体结果。目标是工作活动预期要完成的任务及实现的结果。指标是数量化的目标。一项计划应该尽可能详细列举一系列用数据表述的目标和指标。在计划设计阶段,目标与指标是选择方案的依据;在计划实施阶段,目标与指标规定了行动的范围与方向;在计划评价阶段,目标与指标是评价计划完成和衡量工作效果的客观依据。

3. 政策　是指卫生系统为实现改善人群健康状况而制订的行动准则。策略以政策为基础,说明卫生系统的行动方针和工作方式,策略表现为一种方案、工作重点及资源配置方法。通过策略来实现工作目标。

4. 规划　是指为了实现一定任务而提出的行动方向,必须包含背景分析、目标、政策、策略、措施、资源配置程序等一系列规划要素,其中措施则是实现目标的手段和行动要点。

六、卫生服务系统整体模式

综上所述,卫生服务系统整体模式的各个要素已经列举于图 1-2。

第三节　卫生服务研究的内容

根据 WHO 专家委员会 20 世纪 70 年代提出的卫生服务研究的内容,联系我国的具体情况并结合我国 30 年来的实践经验,卫生服务研究的内容可以概括为以下 9 个方面。

一、社会因素对卫生系统的影响

探讨人群健康状况和卫生服务系统之间的相互关系,是卫生服务研究的主要任务。社会因素和自然因素对健康状况及卫生系统有重要影响,卫生服务研究有助于阐明这些因素的影响程度;教育、农业、交通、住房、社会福利和医疗保障制度等都与卫生系统有密切关系;发展卫生人力取决于学校招生规模,建设医院受资金、劳力、材料和药物供应及其生产能力的制约等。

一个国家卫生系统的组织形式取决于国家的性质及组织结构特征。集中制和分散自治是两种主要的管理方式,地方一级行政机构设置取决于卫生部门的任务。有效地组织卫生服务、充分发挥卫生资源的作用是组织卫生服务的基本原则,卫生服务研究可以对卫生系统组织机构的设置提供科学依据。

卫生系统提供服务的数量和质量很大程度上受科学技术、医疗保健制度及付费方式的影响。社会各方面关心卫生部门开展治疗、预防工作和卫生服务研究情况,将卫生系统纳入社会系统之内,从宏观上探讨社会系统与卫生系统的关系,探讨卫生系统内部各个部门之间的相互协调,借以提高卫生事业的社会效益。

在社会因素中,国家政策对卫生服务供需双方具有重大影响,医疗保健制度、经济政策和技术政策是国家政策分析中的 3 项重要组成。以卫生系统为代表的供方,可以从医疗组织网络、卫生人员数量、素质和服务态度等方面来分析。服务对象的数量、组成、结构和健康状态,既能反映对卫生服务的客观需要,又能分析人群接受卫生服务产生的变化,即卫生服务的中间结果和最终结果。因此,卫生服务研究的目的是分析社会经济因素和政策对卫生服务供需双方的影响,以及对人群健康状况产生的影响及其程度(图 1-4)。

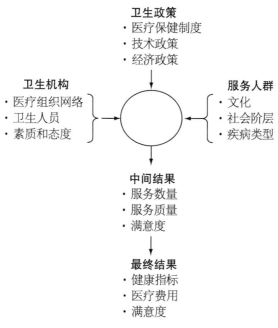

图 1-4 社会因素对卫生系统的影响

二、评价人群的医疗需要

了解人群医疗需要(包括认识、未认识、满足的和未满足的医疗需要)的性质、程度及影响因素,是卫生服务研究的重要课题。长期以来,死亡率被认为是衡量医疗需要量的重要指标。近来人们的注意力逐渐转向患病率指标,它可以对人群医疗需要量提供更加清晰和明确的概念。

在对疾病进行定量研究的基础上提出医疗需要量,要通过专门调查才能实现。具有代表性的抽样调查是卫生服务研究的一种常用方法。通过抽样调查询问一定时期内疾病发生的频率及有关影响因素如年龄、性别、文化、职业、经济状况、医疗保健制度、个人行为和生活方式(如吸烟、饮酒)、家庭卫生设施及居住面积等与患病率都有着密切的关系。如果条件允许,家庭健康询问调查应结合健康检查及实验室检查,中国残疾人抽样调查就是家庭询问调查结合体格检查的一种形式。

家庭健康询问调查可以研究患者就诊即卫生服务利用状况。患者采用的治疗方式可以是自我医疗，或去卫生室、保健站、门诊部及医院就诊。对未就诊患者询问原因，可以对改进和普及卫生服务提供有价值的资料。患者是否就诊主要取决于本人，患者就诊后接受何种医疗服务主要取决于卫生部门。经济原因常常是左右患者就诊和卫生部门决定治疗方案的主导因素。但是，医疗市场和价格市场有着重大区别，医疗卫生事业的福利性在一定程度上限制了经济因素在卫生服务供求关系中的作用。进行全国性或地区性卫生服务抽样调查需要花费大量资金和技术，一些国家已将一年一度的卫生服务抽样调查列入国家卫生信息系统的常规程序之内，多数国家往往只能采取一次性而不是连续性重复的卫生服务抽样调查。通过连续或间断的卫生服务抽样调查都可将人群医疗需要量和卫生服务利用指标联系起来分析，可以对卫生事业科学管理和决策提供有价值的信息。

三、合理分配和使用卫生资源

卫生计划的基本任务是密切联系社区人群的医疗需要，合理分配和使用卫生资源，这是卫生服务研究的一项重要内容。卫生资源主要有卫生人力、卫生机构、装备和供应、知识和技术。

（一）卫生人力

卫生人力的数量、质量、分布和结构是卫生服务研究的重点。在整个卫生资源中，人力资源是最宝贵的资源，需要长期培养才能使用；而且人力的计划、训练和管理要比其他资源的管理复杂得多。如何培养足够数量的合格人员以满足日益增长的需要，如何合理分配和使用卫生人员，使有限的人力最大限度地发挥作用，这是研究卫生人力中应该解决的问题。

卫生人力的数量、分布和结构是世界范围内人力发展研究中最受关注的问题。一个国家和地区卫生人力的数量和分布是制订卫生计划的基础，卫生人力和人口数之比是研究一个地区人力分布的基本指标。卫生人力地区分布不平衡性是世界范围内普遍存在的一种趋势，发达国家卫生人力多于发展中国家，城市多于农村。卫生服务研究的一个任务是尽可能保证卫生人力分布的均衡性。

在卫生人力之间保持合适的比例，例如高级、中级、初级的比例，医护比例，医技和行政人员的比例，医疗和预防的比例，以及各个专业之间保持合适的比例。卫生人员的现状、需求和医学教育人力供给能力三者之间保持合理衔接，力争使卫生人力的供求维持平衡。

（二）卫生机构

制订卫生计划，必须研究卫生机构的合理设置，研究疾病预防和其他各种医疗设施的配置等。

一个国家或地区内每千人口病床数是衡量卫生资源的重要指标，是研究医院性质的首先问题。公立、私立、企业、慈善性质的医疗机构为4种主要的就医形式，医院的数量及分布是值得重视的问题。

卫生服务研究可以从纵向和横向两个方面研究卫生机构在系统内部的变化。纵向研究，是指将国家级到基层医院可以划分为若干级别层次。基层卫生机构承担初级卫生保健任务，二、三级卫生机构承担通科住院服务及专科医疗服务，对基层卫生机构承担技术咨询及人员训练。研究各级各类卫生机构的分工及联系，合理组织双向转诊及信息共享等是卫生服务系统纵向研究的任务。横向研究侧重分析各类不同性质医疗机构之间的分工和协调,如医院、门诊部、疾病预防和控制中心、卫生监督所、妇幼保健所、专业防治所(站)等。即使在一个机构内部的各科室之间也有分工与协调,如内科、外科、妇产科、儿科,以及与各辅助科室之间的分工与协调,同样成为卫生服务横向研究的对象。

（三）装备和供应

在缺乏总体计划的情况下购置大型现代化仪器设备往往造成重复和浪费。为避免浪费,确保大型装备充分利用,应该制定大型仪器(如 CT 和 MRI 等检查)技术装备配备标准与计划。由于盲目购置大型仪器而缺乏操作与维修人才,或因缺乏配套条件而造成仪器不能正常使用,或虽能使用但工作量严重不足的例子比比皆是。无论发达国家或发展中国家,均存在技术设备不适当利用而造成医疗费用上涨的问题。WHO 一再倡导的适宜技术是指防治手段应以方便易行、经济有效、能够为大多数人享用为原则。卫生服务研究可以对一个国家或地区内使用技术装备是否适宜提出评价。

药品来源与分配是一个值得重视的问题,相当数量的药品从国外进口,价格昂贵,且只能为少数人享用,故应充分使用本国资源发展药品生产,充分重视推广和应用中药及中草药的生产。

（四）知识和技术

卫生资源的最后一项研究内容是卫生系统内的知识传播。世界各国通过专业书籍和杂志传播医药卫生知识,但在出版、分配和销售过程中存在不少薄弱环节。研究知识传播过程中的缺陷有利于推广新的知识和技术,提高人群健康知识水平。卫生信息是知识和技术的综合,卫生系统信息化是加速卫生知识传播、储存、共享的有效手段,对推动卫生事业现代化具有重大的作用。

四、卫生系统的组织结构

卫生系统研究可以描绘国家卫生系统组织结构与功能的蓝图,它是国家卫生系统历史演变形成的产物,除了对国家卫生系统的组织结构加以简单描述,还可以获得有关组织结构重叠或空缺的信息,据此加以调整。

任何国家卫生机构的功能在于提供各种形式的卫生服务活动,它们是不同历史时期根据具体任务演变的结果,并不一定与总任务及总计划相适应,往往需要根据新的任务改革卫生机构的组织和功能。新的组织机构建立后,老机构的功能不一定消亡,两者常常并存,结合历史与现实建立合理的卫生组织机构网,提出协调的方法和手段,这就是卫生服务研究的任务。考察各国卫生系统的组织结构,大致有以下基本组成成分。

（一）卫生部

卫生部是政府实体,代表国家行使政府权力,从事国家卫生事务管理活动,政府对卫生保健工作负有的法律责任。历史研究可以对卫生组织机构的现状提供依据,许多发展中国家卫生组织机构残留有过去殖民地政府机构的痕迹,不一定适应现状,需要加以改革。

任何情况下,卫生系统内部主要包括治疗和预防两大类,其他部门包括人员培训、科学研究、药品管理及计划财务等。有些国家健康保险是一项政府的重要职能,设立在卫生部门内,有些国家则分开设立。人员培训是卫生部门的一项重要职能,也有部分归为教育部管辖。

集中领导与分散管理、垂直式与水平式管理,即通常称为条块管理,是卫生部门的两种主要管理形式。比较和探讨两种管理形式的利弊而决定取舍,往往是一个十分复杂的问题。例如结核病防治工作,可以在两个地区内比较研究,一个是垂直的由结核病防治专业机构开展防治工作;另一个是在卫生机构间进行横向联系,发挥地区内各级卫生组织的作用,开展防治工作。可以想象,每一种管理形式有其长处和不足,决策者应谨慎对待。

(二)其他政府机构

保护人群健康是全社会的责任,除了卫生部门以外,其他许多政府机构也应该承担卫生保健任务。例如,教育部负责卫生人力培训,劳动保护和安全生产由工业企业部门负责,社会保险部门负责协调政府、卫生机构和私人之间的关系。在一些发展中国家,保险公司雇用医生,经营医院,在这种场合,社会保障部门与卫生部门的合作是十分重要的。

许多国家设有公共事业发展部负责建设发展工作,卫生机构的建设和发展亦包括在内。军事部门卫生工作不容忽视,虽然它们独立于卫生部门之外,但军事部门分享了重要的卫生资源,承担着武装力量的卫生保健工作。

卫生服务研究可以协调卫生部门与其他政府部门的职能,有的国家设立健康委员会,为协调卫生部门工作提供论坛,这样的机构同样可以将群众卫生组织统辖在政府的职能范围内。

(三)群众志愿组织

非政府性的群众志愿组织承担一部分卫生活动,他们可能接受私人或基金会资助,也可能接受政府或慈善事业的津贴。由于卫生工作是一项联系千家万户的群众工作,通过群众志愿组织的协调,可以使卫生工作做到家喻户晓,人人明白。例如,有些国家大力资助成立计划生育群众组织;在发达国家,家庭护士通常由群众组织提供;一些国家通过发行彩票积累资金来建设医院,赞助一些慢性病(如肿瘤)防治的群众活动和志愿组织。卫生服务研究的职责是努力将群众志愿组织的卫生活动纳入整体的卫生系统规划中。

(四)工业企业卫生组织

工厂通常有责任为职工及家属提供各种形式的医疗卫生服务,从初级卫生保健直到装备精良的专科化服务。有的工厂程度不同地负责工人的健康保险职责,如有的国家,明文规定在500人以上的工厂企业必须专门设立卫生机构,承担职工的卫生服务。在一些发展中国家,工业企业卫生组织享有相当充分的人力物力资源,条件相当优越。例如,我国工业企业卫生机构人力资源占全国总数的30%,是一支相当重要的力量。但是,工业企业卫生机构普遍存在的弊病是工作量不足,卫生服务的社会效益和经济效益低下。

某些工业企业生产药品、生物制品、医疗装备和器材,必须保障产品的质量。有些保险公司经营健康保险事业,要兼顾国家、集体、个人和保险公司之间利益,避免将纯利润的原则引用到健康保险事业中来。

(五)私人卫生事业

任何国家均有一定数量的私人卫生事业存在,不同之点在于其数量的多少。私人开业往往建立协会,名义为加强协作,实际上为保护个人开业的利益。商业原则基本适用于私人开业,赢利是他们的基本目的。应用卫生系统研究方法可以揭露私人开业的缺陷,从伦理学和工作效率这两个角度评价私人开业,具有不少值得探讨之处。在一些发展中国家,私人开业医生主要由传统的医生为主。例如,印度有40%开业医生由传统的医生执业。传统的治疗方式可以接受现代医学的影响,同时应努力克服私人开业固有的缺陷,将私人开业医生的工作纳入国家卫生体系。

许多国家的私人开业者在完成政府公职后的业余时间进行。既然私人开业可以减轻卫生部门工作量,各国的医师数量有限,群众又能接受私人开业服务,就没有理由不支持私人开业的发展。

五、卫生服务提供

卫生服务提供是指卫生系统向患者或健康者提供各种医疗、预防和康复活动。在提供服务的接触点上直接观察与记录,可以分析卫生服务提供的真实情况,较其他卫生服务工作更易于分析和评价。

(一) 初级卫生保健

很多国家开业医师是执行初级卫生保健(primary health care)的主力军,分析开业医师活动有一定难度,原因之一是缺乏完整记录和登记制度。常用的研究方法是1周工作量的登记。按照事先拟定的表格,填写1周内患者的就诊数、初步诊断、就诊时间、治疗方法,以及患者的转归及医疗费用等项目。卫生服务研究注意的重点是开业医师的工作量及其诊断治疗的合理程度。从检验和处方中研究是否存在卫生服务过度利用,从中找出开业医师需要改进的问题。无论是直接观察还是登记,均可以对改善初级卫生保健提供有益的信息。

自我医疗是吸引初级卫生保健者感兴趣的一个题目。自我医疗是指当医务人员不在场的情况下群众能够自己执行的卫生保健活动,如孕产妇保健及慢性病(如冠心病)的自我医疗。通过与专业人员实施的医疗相比较,分析习惯上使用的卫生服务利用率及结果指标,可以作为评价自我医疗效果的标准。

传统观念认为初级卫生保健重视医疗活动,一个重要领域是研究初级卫生保健的预防意义。做好初级卫生保健工作可以降低发病率,早期发现病例并及时治疗,减少严重病例的住院率。设计方法可以选择两个社区,在一个社区内认真实施各项初级卫生保健措施,另一个社区作为对照组;也可以在一个社区内对比使用初级卫生保健措施前后产生的变化。

近年来,卫生系统研究设计的科学性有了提高,如在埃塞俄比亚,6个地区设立3个卫生站,3个地区不设卫生站。观察3年后,设立卫生站的3个地区婴儿死亡率明显下降。

在泰国Lampang地区,对8个地区3.5万居民进行长期前瞻性观察,由经过训练的卫生人员提供下列各种卫生服务:第1组儿童营养;第2组儿童传染病防治;第3组儿童营养和儿童传染病防治;第4组儿童传染病防治和计划生育;第5组妇幼卫生和计划生育;第6组包括以上各种措施;第7~8组为对照组,不采取措施。结果发现,6个实验组和对照组相比较,儿童死亡率下降40%~50%,儿童身高、体重和心理发育明显改善,疾病期限下降,计划生育接受率提高3~4倍;第二个结论是推行综合措施的效果明显优于单项措施。

(二) 第二级和第三级卫生保健

第二级和第三级卫生保健(secondary and tertiary health care)主要是指通科医疗和专科医

疗。医疗费用昂贵,医院吸收了约 3/4 的卫生费用,不同种类医院、科别、病种间每床日的医疗费用差别悬殊,分析差别的原因才能为降低医疗费用提供依据。

评价医务人员效率可采用时间分析和活动分析。研究各类医务人员工作时间及活动,可以提出重新分配人员结构的方案;通过研究医疗工作的过程和结果来评价医疗效果。

卫生服务研究重视研究各类医疗机构的工作对象、费用、效率和效果,并特别重视协调门诊和住院的关系,通常存在门诊拥挤、住院空闲,或者相反的现象。不少患者可以在门诊部或保健站就诊,在缺乏合理组织及分工的条件下,患者却大量涌往大医院,从而增加了医院的压力。中国卫生系统目前普遍存在大医院人满为患,基层医疗机构门庭冷落的现象。应该按照卫生服务模式"越到高层专科服务程度越高"的原则,合理调整各级医疗网络之间的功能。

研究医疗服务的替代问题,如家庭病床适宜治疗某些慢性病,通过与住院治疗相对比,观察两组对象之间在医疗方式、人力、费用及结果之间的差别程度。

任何国家普遍适用按"区域化"原则组织医疗工作。区域化的原则,一是就近就医;二是分级分工。初级卫生保健应以简易治疗和预防工作为主,二~三级卫生保健应以疑难复杂病种及专科医疗为主。研究各类结构利用率,可以发现一些机构利用不足;另一些机构却利用过度。如有些基层医院收治疑难杂症经治疗后疗效不佳;有些市级医院收治简单病种,使其技术不能充分发挥。因此,对每一类医院进行功能定位与工作量考察,可以提出合理调整功能的建议。同样,技术装备应该与医院的职责相适应。例如,在国外私人医院装备精良,但病种简单;公立医院病种复杂,但装备简陋。揭示这方面的问题有助于改进工作。

在一个地区内研究患者流向及转诊系统,如患者是否由基层转向市区医疗机构,技术咨询与会诊是否能从中心转向基层医疗机构,卫生系统研究可以促进各类医疗卫生机构之间的合作。

六、卫生系统管理

卫生管理的功能主要有 4 项,即计划、行政、调整和评价。卫生服务研究的方法有助于改进管理的功能。

按需要分配卫生资源是评价卫生计划是否合理的主要依据。一个地区卫生资源是否充分,并不是在与别的地区相比较中得出结论,而是指卫生资源是否适应了本地区的实际需要,还包括现有的人力、物力和财力是否已经充分发挥了作用,这给卫生计划和管理工作带来了挑战。常见的一种现象是,一些领导口头上高喊资源不足,而在行动上又不去积极发挥现有卫生资源的作用,造成人才积压,财力浪费,卫生事业的社会效益不高。这需要通过对卫生计划的控制,采取改革卫生资源的分配办法,才能克服资源分配中存在的不合理状况。

卫生计划和管理不可缺少的前提是掌握信息。有些国家和地区缺乏必要的信息,另一些则拥有大量信息但不善于分析利用,因此也不能指导科学的卫生管理工作。应该发展信息收集系统,提供充分情报,既可用于卫生管理计划及决策,又可达到卫生系统研究的目的。

集中控制与分散管理是管理体制中的两种基本形式,在中央和地方、上级和下级间应该集中管理和分散自治到什么程度,取决于各国的政治体制和传统做法,还与领导素质、文化程度等多种因素有关。据报道,卫生计划有 60% 是根据地方居民自治的决议提出,有 40% 是上一级卫生机构的指导性意见。总的计划程序是由下而上,而不是由上而下的逐级发布指令性计划。

七、分析卫生系统的经济支持

分析卫生系统的经济动态是制订卫生计划的基础,对卫生系统的经费定量研究关系到卫生服务的全局,因为经费和卫生资源是卫生服务的必要条件。在任何一个社会,卫生经费必然与其他部门之间存在竞争。因此,卫生计划部门必须详细了解其他部门的经费资源、卫生部门各种经费来源的数量及组成、卫生经费占据国民生产总值的百分数等。

国家投资的卫生费用容易取得,但是与卫生和健康有关的其他费用来源应该包括在卫生费用的范畴内,这给计算工作带来了困难。如由教育部门投资的医学教育经费通常不包括在卫生费用中,而列入教育费用。工业企业从生活福利费支付的劳保费用是卫生费用的一个组成部分,由集体或群众组织支付的卫生费用要计算在内,如集体企业对卫生事业投资、社区对不脱产卫生人员支付工资,以及群众组织和慈善事业对卫生事业的捐款或投资都应包括在卫生费用内。社会保险是一个重要部门,由非政府举办并不属营利性质的保险事业应列入计算,这在工业化国家占有很大比例。

个人自付医疗费用是最难统计,又是相当重要的部分。有些发展中国家个人自付医疗费用超过国家投资的卫生费用,通过家庭卫生抽样调查可以收集这些资料。如果缺乏组织家庭进行卫生抽样调查,可从其他资料进行收集如询问开业医生、门诊部、医院、药房,从这些部门的门诊、住院费用中估算个人自付医疗费用。

发展中国家40%的贫困者只能使用10%的卫生费用,政府必须采取补偿办法来弥补贫困者卫生费用的不足。在卫生领域内不宜采用市场的价值规律对待贫困者的医疗照顾,卫生经济学者必须将实际情况告诉决策者。如果政府不能采取相应对策,即使是便宜的低质量的医疗卫生服务,有部分贫困者仍然无法享受。

卫生费用上涨是世界范围内的共同趋势,各国均在寻找对策降低医疗卫生费用。卫生系统研究考察各种引起医疗费用上涨的原因,提出可行的降低医疗费用的对策。一个可行的对策是病人治疗时现付医疗费用,以控制公用医疗费用的增长,但可能产生抑制低收入者的卫生服务利用。

研究每次卫生服务利用的费用(如一次门诊费用、一次住院费用)及其变动趋势,结合人力及设备利用率,可以对卫生机构利用效益提供有效的分析方法。

八、社区参与

鼓励社区参与卫生系统的工作是近年来 WHO 大力倡导的重点。首先,如何推动社区参与各级卫生系统工作。根据经验,动员社区参与初级卫生保健,与卫生人员一起着手改善社区初级卫生保健工作。卫生服务研究可以分析这方面进行合作活动的经验。其次,测定社区参与的结果,如比较不同经济时期(经济繁荣期和经济停滞期)社区参与的效果是否有所不同;采用卫生系统比较研究的方法,对比不同地区因有无社区参与在卫生服务利用率方面是否有差别,也可以在同一地区比较社区参与前后卫生服务利用率的变化。第三,通过训练社区的群众卫生积极分子,协助解决社区卫生工作中的问题。各种不同类型社区存在的卫生问题不同,鼓励社区参与的方式方法及工作重点不同,应该因地制宜研究一套适用于本地区的社区参与方法。

例如泰国农村组织社区参与的经验是：①询问群众关心什么卫生问题；②每个村庄里至少训练1名接受过训练的卫生积极分子；③要和村领导密切合作；④有一定可靠的活动资金来源。

九、测定卫生工作的结果

评价卫生系统的工作成绩，特别是对健康状况的变化是一件困难的任务，因为卫生服务的结果往往与社会及自然因素综合在一起发生作用。当然，并不意味着工作结果评价是高不可攀的，特别是对单项卫生工作如麻疹疫苗预防接种及计划生育效果的评价，只要考核该病的发病率和死亡率，以及计划生育接受率的变化即可得出结论。当评价范围扩大时，如对急诊室、初级卫生保健及妇幼卫生工作的结果评价，其情况要复杂多了。

评价工作可以从组织结构、工作过程及结果3个方面考察，机构、人员、装备等是进行工作活动的组织结构，提供的服务内容称为工作功能（如门诊、检验、住院等），产生的结果及影响如发病率、死亡率的变化等。有时评价要重视费用和效益，相同投入量可以得出截然不同的产出量，或是投入量虽然不同，但是产出量及结果却相似，这里就存在效益高低及工作优劣之分。

卫生工作的最终目的是保护人群健康，尽可能根据健康状况变化来评价卫生工作质量。在社会与经济条件相接近的社区，采用不同的卫生服务措施及方法，得到不同的结果，常常可以说明卫生服务的效果，如果差别越大，则效果越明显。有时即使差别甚微，如果设计合理，样本数量足够，仍可提供有价值的结论。另一种调查方法，可以评价不同时期、地点开展的同一类项目，如结果取得进展，评价者可以肯定项目取得的成效，否则还需对项目的成效重新评价。

评价内容、结构与工作和结果可以分别进行，也可以联合评价，同时还可以评价费用和效益。在工作评价范畴内，提供服务的数量及质量是必须包括的内容；在结果评价范畴内，可以收集患者（健康人）的意见、满意度、反应性及建议，当然主要是测量居民健康状况的变化。

第四节 卫生服务研究的方法

一、描述性研究

描述性研究（descriptive study）阐明卫生服务或健康状况在社会人群中的分布。了解分布的趋势及其规律，可以为制订适宜的卫生对策提供科学依据。以20世纪80年代，中美卫生科技合作研究项目为例，对上海县卫生服务从以下3个方面进行描述性研究。

1. 从时间上考察卫生服务发展的速度　通过系统分析前30多年来卫生服务的变化，了解卫生服务的成绩和发展速度，还可以预测卫生服务变化的趋势。例如，根据WHO"2000年人人享有卫生保健"的目标，提出1990年、1995年及2000年当地应该达到的目标、指标及其相应措施。

2. 从不同地区间比较卫生服务的现状及水平　通过对上海县卫生服务指标与WHO制定的目标，美国的华盛顿县与中国不同地区之间的比较，可以了解上海县卫生服务的现状、水平和差距。

3. 对不同专业进行分门别类的考察,了解卫生事业的特点,评价卫生服务的效果及效益

通过分析上海县的医疗保健制度、乡村医生、健康状况、结核病和血吸虫病防治、计划免疫和传染病控制、妇幼保健和计划生育、环境和营养、儿童生长发育、卫生费用和卫生服务利用等,将这些结果纳入一个卫生服务系统内加以考察分析,可以对全县卫生服务的结果、影响、效果及效益有一个清楚的认识。

描述性研究一般是利用现成的登记报告资料,对各个专业进行逐项考察的垂直性研究(vertical approach)。为了弥补常规收集资料的局限性、验证常规登记报告资料的准确性、收集用常规方法不能提供的重要信息,需要采用家庭卫生服务询问抽样调查的方法,收集有关人群健康状况、医疗需要量、卫生资源及卫生服务利用资料,这样的研究方法称之为横断面研究(horizontal approach)。这类调查多属回顾性调查的范畴。

二、分析性研究

卫生服务抽样调查,若研究目的是说明卫生服务与疾病发生的频率以及分析影响因素,可称为分析性研究(analytical study)。如全国城乡卫生服务抽样调查研究慢性病患病率及 2 周患病率与年龄、性别、居住地区、职业、文化、医疗保健制度、人均收入、人均住房面积、饮水类型、卫生设施和吸烟方式等因素的关系,可采用单因素或多因素的分析方法,阐明哪些因素对疾病有重要作用。

流行病学研究中的队列研究(cohort study)和病例-对照研究(case-control study),以及回顾研究(retrospective study)和前瞻研究(prospective study)等,同样可以在卫生服务研究中广泛应用。

三、实验研究

卫生服务研究的现场主要是社会人群,应该以社会人群作为实验观察的对象,考察卫生服务和防治对策的效果。干预研究(intervention study)是广泛应用的一种实验研究方法。例如,缺氟地区在饮水中加氟预防龋齿,缺碘地区在食盐中加碘预防地方性甲状腺肿瘤等,都是干预研究取得成效的典范。对于已经明确的诱发疾病的危险因素,采取社会措施加以控制,可以明显降低疾病的发生。例如美国在 20 年间,全社会广泛采取改变饮食结构和饮食习惯、戒烟和重视参加体育活动,通过 3 项有效的干预措施,使心血管疾病死亡率下降 20% 以上。

四、理论研究

应用数学模型从理论上阐明卫生服务与有关因素的联系及规律性。数学模型是一种常用的定量研究方法,主要阐述各变量间存在的函数关系,如人口预测模型,病床、卫生人员需要量模型及疾病分布概率模型等;每千人口住院天数可与年龄、人均收入、享受公费医疗百分率、住院费用等因素建立多元回归方程。又如预测一个地区卫生人员需要量,可以与总床位数、卫生事业费、医生总数、病床使用率、平均病床工作日和住院病人治疗率等因素建立多元回归方程。

五、系统分析法

系统分析是一种运用系统思想分析问题和解决问题的方法。运用系统分析技术,描述系

统内部各要素之间的互相联系;采用定量技术,将系统各要素之间的关系进行综合分析,提供若干备选方案,进行最优化选择和可行性评价。卫生服务系统是一个复杂的系统工程,特别是在卫生计划和评价方面,系统分析方法得到广泛应用。正如 Bernard 指出,流行病学是预防医学的基础,系统分析是卫生行政和卫生管理的基础。对卫生服务研究而言,系统分析方法尤为重要。

六、综合评价法

1976 年 WHO 提出了卫生服务综合评价模式,即研究人群健康状况、医疗需要量、卫生资源、卫生服务利用的指标体系及其相互关系,作为评价卫生服务的效果及效益,进行卫生资源分配和决策的依据。中国城乡已经进行了大规模卫生服务抽样调查,提出了卫生服务的指标体系及平均值,可以为评价地区卫生服务综合指标提供客观依据。

七、投入产出分析法

这是卫生服务综合评价法之一,主要研究卫生服务投入量(卫生资源)和产出量(卫生服务利用)之间的关系,可以评价卫生资源的使用效益。由此衍生的成本效益分析(cost benefit analysis)和成本效果分析(cost effectiveness analysis),已经在卫生服务研究领域内广泛应用。

八、发展预测法

回顾卫生服务过去的变化发展历程和分析现状来预测将来的变化。WHO 将"2000 年人人享有卫生保健"的战略目标具体化,又提出 2010 年和 2020 年的卫生目标,包括不同发展阶段的目标及相应指标,可以作为计划和预测的依据。根据 WHO 提出的目标,结合当地实际情况,提出当地卫生事业发展规划,预测卫生部门为实现 21 世纪 10~15 年应实现的目标和相应指标。

应该指出,上述方法是现代卫生服务研究中的常用方法,在社会医学、流行病学、卫生管理学和人口学领域常用的研究方法也可不同程度移植到卫生服务研究领域。

（王　伟　龚幼龙）

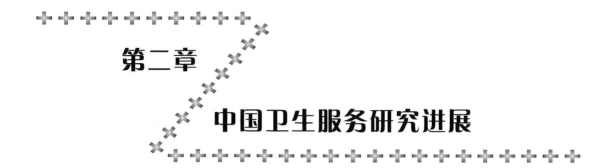

第二章 中国卫生服务研究进展

中国卫生服务研究的进展与卫生事业改革开放政策同步发展。自 20 世纪 80 年代初开始,从国外引进卫生服务研究的理念,吸收了国外卫生服务研究的内容与方法,结合中国卫生服务的实际,卫生服务研究取得了长足进步,这些研究成果对推动中国卫生事业现代化和科学决策发挥了重要作用。回顾 30 年来中国卫生服务研究的进程,可以显示中国卫生事业从经验管理转变为科学管理,卫生服务研究的理论和实践经验发挥了至关重要的作用。本章从中国卫生服务研究的演进、研究内容和方法进展,卫生服务研究对推动中国卫生事业科学管理及在医疗卫生改革中发挥的作用等方面论述卫生服务研究的进展。

第一节 卫生服务研究的进展

回顾 30 年来中国卫生服务研究的进展,大致经历了以下几个发展阶段。

一、萌芽

在传统的经验管理阶段,没有卫生服务研究这一名词。在"改革开放"方针指引下,1981 年的中美卫生科技合作 10 个项目中第 4 项为卫生服务研究,双方决定以上海县为现场试点,合作开展卫生服务研究。双方科学家联合考察了美国约翰·霍布金斯大学公共卫生学院的教学基地——华盛顿县和原上海医科大学教学基地——上海县的医疗保健制度、居民健康状况、慢性非传染性疾病、急性传染病、结核病、妇幼保健与计划生育、环境卫生、营养、卫生服务利用和医疗费用等,通过分析与比较两地社会经济、医疗卫生制度的差距,以及两地过去 30 年来卫生状况的演变,得出以下主要结论。

(1)上海县居民主要健康指标与美国华盛顿县相接近,如平均期望寿命、婴儿死亡率、围生期死亡率和低体重出生百分率等;上海县居民前 3 位主要死因为恶性肿瘤、脑卒中和心脏病,死亡顺位与美国相似;急性传染病已经不再是上海县居民死亡的主要威胁。

（2）两地社会制度、社会经济发展和卫生资源存在巨大差异（如人均 GDP、人均卫生费用、每千人口卫生人员数及每千人口床位数等），但主要健康指标相似，说明上海县卫生事业的宏观社会效益是明显的。

（3）上海县居民健康指标过去 30 年来的变动历程，美国大致经历了 60 年，说明上海县以往 30 年来卫生事业发展速度是异常迅速的。

（4）上海县医疗保健网普及，医疗保障制度覆盖率高，乡村医生制度健全，门诊利用充分，住院利用不足。由于门诊普及率高，有病及时治疗，减少了住院需求，是卫生事业经济效益的一个明显标志；同时还说明病床量不足，住院服务量不能充分满足需求。

（5）上海县的环境卫生设施存在明显差距，肝炎、结核病和腹泻等传染性疾病的发病率明显偏高。

20 世纪 80 年代初期，上海县卫生服务研究得出的结论，在改革开放初期向国际学术界开辟了一个窗口。上海县卫生服务研究得出的结论在全国并不一定具有普遍性，但是上海县卫生服务研究开创的研究思路和方法，对推动我国各地开展卫生服务研究具有重要的示范作用。尤其是在上海县卫生服务研究中采用的家庭健康询问调查方法，以后在全国许多省市推广应用，并推动和形成了固定制度的国家卫生服务总调查，为卫生信息现代化发挥了一定作用。我国卫生服务研究从萌芽阶段逐步推广扩展至全国范围。

二、推广

多数发达国家已经建立了国家健康状况调查制度，通过家庭健康询问调查，定期监测居民健康水平的变化，家庭健康调查已经成为卫生服务研究的重要工具。家庭健康询问调查以家庭为单位、以人群为对象，从健康状况（包括身体、心理、生理）、卫生服务利用（包括门诊、住院、预防保健、康复、健康促进和计划生育服务等）、医疗费用和满意度 4 个主要方面构建家庭健康询问调查的框架。外延研究还包括社会经济、文化、行为生活方式，以及年龄、性别等重要生物学特征因素对人群健康和卫生服务利用的影响。

20 世纪 80 年代初，上海县卫生服务研究采用家庭健康询问调查方法得到推广应用。据文献估计，80 年代中期全国有 150 个县市的 50 万样本开展了家庭健康询问调查，通过调查收集的居民健康状况、医疗需要、需求、服务利用、医疗费用等信息，对制订区域卫生规划、实施卫生服务评价和科学决策发挥了重要作用。特别值得指出，80 年代在中国开展的一些国际组织合作项目，如世行贷款项目、WHO 技术援助项目等，都需要有家庭健康询问调查的信息支持。在 80 年代前，一些国际组织如 WHO 专家等普遍认为，中国卫生信息主要渠道来自登记报告制度，还没有建立起以抽样技术为主导的家庭健康调查制度来系统收集人群健康状况，以及医疗需要信息。登记报告制度能够收集卫生服务系统有关供方的信息，人群健康询问调查主要适用于需方，即卫生服务接受方的信息。通过 20 世纪 80 年代大规模开展的家庭健康询问调查，中国卫生信息系统既保持了登记报告制度的传统优势，又发展了抽样技术，弥补了人群调查获取信息的优势，对加速推进中国卫生信息现代化具有重要作用。

三、规范化

原卫生部医政司于 1985 年采用整群分层随机抽样方法，分别对 10 个省 28 万农村居民进行家庭健康询问调查,1986 年又在 9 个省市对 8 万城市居民进行卫生服务抽样调查,分别掌握了城乡居民的健康状况、医疗服务需求、卫生服务利用及卫生费用信息,为制订城乡居民区域卫生规划、科学配置卫生资源、进行科学决策发挥了重要作用。

鉴于在发达国家已经建立连续性卫生信息制度,原卫生部决定从 1993 年起开展了第一次全国性卫生服务抽样调查,以后每隔 5 年,即 1998 年、2003 年和 2008 年已经开展了 4 次国家卫生服务调查。间隔 20 年的连续性卫生服务抽样调查制度,并且决定 2013 年将开展第 5 次全国卫生服务抽样调查,从此我国卫生服务抽样调查已经进入规范化、制度化阶段。

第二节 研究内容的拓展

一、研究对象扩大

中国家庭健康询问调查的对象首先从农村开始,覆盖面逐步向城市、工厂、流动人口和少数民族等地区扩大。研究范围从医疗服务的需求拓展至预防服务、卫生保健及中医药服务领域。20 世纪 90 年代,原卫生部卫生防疫司(现为疾病预防控制局)组织《卫生防疫供需及对策研究》,妇幼司在儿童基金会资助下,开展了《妇幼卫生服务及经费研究》课题,中医局组织《中医需求及卫生服务利用研究》,解放军总后卫生部组织《部队指战员卫生服务供给及需求研究》等,都是卫生服务研究对象扩大的案例。研究对象首先针对总人口特征,以后扩大至特殊人群,如老年人、妇女、儿童、伤残人群,以及产业工人的卫生服务需求和利用进行研究。调查内容除了针对该人群的医疗需求及供给进行研究,还针对该人群的特殊卫生服务问题,如老年人口的伤残、医疗照顾、家庭照顾等。育龄妇女的围生期保健及计划生育服务,儿童生长发育监测,高危人群如艾滋病、结核病患者的特殊医疗卫生服务问题,部队指战员的意外伤害和常见病等都适用于卫生服务研究的范围。

二、研究内容的拓展

中国第一次国家卫生服务调查内容比较局限于人群健康询问调查,重点是从需方角度探索人群医疗服务需求和利用。2008 年国家卫生服务总调查内容已经充实,主要表现在以下几个方面。

1. **从需方拓展至供方** 1993~2003 年全国卫生服务总调查内容集中在需方。自 2008 年开始,调查从需方拓展到卫生服务供给的卫生机构设置、卫生人力配备、卫生服务系统反应性、满意度,以及医患关系、患者投诉、送红包等人们普遍关心的热点问题,围绕"看病难,看病贵"这一主题提供了许多重要信息,为启动全国医疗卫生改革提供重要信息依据。

2. **研究内容涵盖第三方** 即社会医疗保障制度。如城乡居民医疗保障覆盖率、覆盖人口的医保参与率、参保人群服务利用、费用支持以及自付医疗费用等重要信息,都已经涵盖在全国卫生服务总调查研究内容之内。

3. **对重点人群、重点卫生问题和重点疾病列为研究主题** 重点人群包括 65 岁及以上老年人、育龄妇女、5 岁以下儿童及低收入人群等,都有专题调查;重点卫生问题,如围绕行为生活方式的 3 个主题,即吸烟、酗酒和体育锻炼;重点疾病,包括高血压、糖尿病、结核病和意外伤害。对国家卫生决策提供了重要的信息支持,发挥了重要的作用。

研究内容扩展的另一个案例是国家行为危险因素监测。1997 年,由国家疾病预防控制中心设计,7 省市健康教育中心实施,在 4 200 万人口进行全国性抽样调查。调查内容包括人口学资料、健康状况、预防保健,以及卫生服务、吸烟和饮酒、高血压意识、高血脂意识、体育锻炼、饮食习惯、妇女健康、意外伤害、性传播疾病和艾滋病 12 个主题。目前,国家疾病预防控制中心结合慢性病管理开展行为危险因素的抽样监测,形成了经常性的监测制度。

三、卫生系统研究得以拓展

卫生服务系统各个要素是通过卫生计划手段纳入卫生系统加以重组的。卫生服务系统是通过合理配置卫生资源,提供卫生服务,满足群众基本医疗需求,达到提高健康水平的目的。卫生服务系统的组织机构和资源,医疗需要、服务和产出结果这几个要素可以通过卫生规划来体现卫生服务系统的理念。国务院印发的《卫生事业发展"十二五"规划》描绘了中国卫生事业的"十二五"发展蓝图,体现了卫生服务系统的理念。其中,服务指标是"2015 年人人享有基本医疗保健",即基本医疗保障制度、基本医疗服务和基本公共卫生服务;卫生资源指标是新农合每人每年补助标准>360 元,培养 15 万名全科医生,使每万城市居民拥有 2 名以上全科医生;健康指标是人均期望寿命在 2010 年基础上提高一步,2015 年达到 74.83 岁。

为保障全民健康,中国于 2016 年 8 月审议通过了《"健康中国"2030 规划纲要》,确立了"将我国建成与社会主义现代化国家相适应的健康国家"这一总目标。"共建共享、全民健康",是建设健康中国的战略主题。核心是以人民健康为中心,坚持以基层为重点,以改革创新为动力,预防为主,中西医并重,把健康融入所有政策,人民共建共享的卫生与健康工作方针。通过政策引导全民行为,针对生活行为方式、生产生活环境及医疗卫生服务等健康影响因素,坚持政府主导与调动社会、个人的积极性相结合,推动人人参与、人人尽力、人人享有,落实预防为主,推行健康生活方式,减少疾病发生,强化早诊断、早治疗、早康复,实现全民健康。

第三节 研究方法的发展

一、描述性研究与分析性研究相结合

从描述性研究向分析性研究发展是卫生服务研究方法的深化与演进。描述性研究是叙述卫生服务的现状,分析性研究是解释现状产生的原因和影响因素。卫生服务研究最常用的分析方法包括现状分析、存在问题、提出解决问题的途径和策略三部曲,就是描述性研究与分析相结合的研究方法。

例如,根据第四次全国卫生服务总调查发现,农村人口医疗保障覆盖率仅为 10%,有病未就诊率及需住院而未住院率达 40%~50%,自付医疗费用占总医疗费用的 2/3。从调查数据得

出,这 3 个主要结论推导出"看病难、看病贵"现象的普遍性,由此可以看出中国医疗卫生体制改革的必要性。

二、定量研究与定性研究相结合

中国卫生服务研究起源于家庭健康询问调查,是定量研究的范例。21 世纪初定性研究方法大量应用于卫生服务研究领域。当要研究一个应用定量方法难于分析的研究主题时,使用定性研究方法将会更有成效。定性研究更适用于研究态度、意义、感觉、观察力、行为、动机等无形的主题,以及涉及因素之间、变化之间、特性和背景之间相互关系时,定性研究更具有优势。近几年来,定性研究的 3 个基本类型,即参与观察、访谈和案例研究已经得到广泛应用。定性研究与定量研究比较,消耗的人力和财力是比较低的。作为一种探索性研究方法,定性研究还可以用作某种大规模系统性调查研究的探索和补充。

三、一次性横断面调查向连续调查演变

信息登记制度是连续性进行的,而家庭健康询问调查则采用一次性横断面调查(cross section survey),一般来说是间断进行的。收集卫生服务利用信息只能反映某一时间断面的状态,不能连续、动态地反映长时间内(如 1 年内)的服务利用信息。例如,将 2 周内人均门诊次数转算为年人均门诊次数,这是一个十分重要的计量指标。如果只根据调查某一时间内得出的数据推算成全年的利用率,就无法避免季节差别造成的影响。为克服一次性横断面抽样调查存在的缺陷,家庭健康抽样研究方法已经进行了以下几种形式的探索。

1. 重复抽样调查代替一次性横断面调查　例如,上海市闵行区分别于 1981 年、1985年、1987 年和 1993 年采用同一种方法进行 4 次重复抽样调查,动态观察居民健康状况和卫生服务利用程度在不同时期的变化。原上海医科大学在 1988~1989 年,对上海市静安区万航街道居民连续 7 次进行家庭健康抽样调查,研究 1 年内不同季节卫生服务利用的变化趋势。

2. 定群研究(panel study)　一次性横断面调查介绍了不同人群在同一时期内卫生服务的动态;定群研究则是固定调查对象,通过连续调查不同时期内同一批调查对象卫生服务利用的变化。大连医科大学曾设计连续性卫生服务调查,在金州区固定 3 000 余名居民,在 1 年内进行 3 次询问调查,了解同一批居民在不同时间卫生服务利用的变化。

3. 连续监测　1996 年,世界银行从慢性病控制项目中开展行为危险因素监测,在中国 7个城市中各自抽 240 户居民,连续 3 年每个月进行一次行为危险因素调查,获得了 1 880 户居民在 36 个月内行为危险因素的变动信息。这里所说的连续监测可以指 1 年内不同季节监测,也可以指在不同年份间长期监测。如中国卫生服务总调查已形成制度化,只是每隔 5 年进行一次监测。美国从 1958 年开始进行第一次卫生服务调查以来,每年进行一次从未间断过。即使在 1 年内也是 52 周连续不断进行调查。由于调查员固定在 1 年之内对不同调查对象进行连续调查,得到的资料是能够反映 1 年间连续不断的动态变化。

4. 应用记录法代替调查　采用健康询问调查,只能回顾过去一定时期内的卫生服务利用状况。采用记日记的方式,可以记录将来一段时期内居民健康状况和卫生服务利用的信息,属

前瞻性研究范畴。原上海医科大学与欧盟资助合作研究的《医疗保健制度公平与效率研究》课题,在江苏南通与山东淄博两市对居民采用记日记形式,连续记录了今后 14 天内健康状况、服务利用及医疗费用,再比较同一批人群通过回顾性调查获得的信息,以及比较两种信息收集方法获得结果的差别,将卫生服务研究方法更推进了一步。

四、实验研究在卫生服务领域得到发展

实验研究在生物医学研究领域内得到长足发展,随机、对照和齐同比较三原则是指导生物医学实验研究的基础。卫生服务研究属于社会科学范畴,众多社会因素对卫生服务研究的影响难于控制,因此在卫生服务研究领域的实验研究受到一定制约。改革开放以来,在卫生服务研究领域移植生物学实验研究的原理,其应用日益广泛,这是卫生服务研究方法的一大发展。

实验研究的主要目的是研究因果关系,所谓因果关系是建立在自变量如何与因变量发生关系,并影响因变量的程度。简单的实验研究是确定两个变量间是否存在直接关系。例如,通过健康教育手段是否改进人们的知识、信念和行为;倡导无烟社区,该社区人群的认知是否改变,吸烟率是否降低,长期的成效如与烟草相关的疾病患病率是否减少,这样的长期影响往往是难以确定的因果联系。较为复杂的实验研究在于确定一系列相关因果对于因变量的相对影响。例如,在世界银行贷款项目《农村卫生人力开发》,项目在 6 个省,每省选 3 个县,通过对乡村医生进行培训,作为自变量。因变量为:①培训完成量;②乡村医生知识水平、能力态度提高;③乡村医生合格率提高 20%;④乡村医生服务量提高;⑤乡村医生收入提高;⑥农民的满意率提高。观察这 6 个因变量在培训项目开展前后的对比,以及调查县与同样数量的对照县之间进行比较,考核培训项目的效果。这样设计的培训项目因果联系再严密、科学,必然还有一些社会经济和政策变化等混淆因素可能影响项目因果联系的解释。

五、预测技术得到推广

分析现况和回顾以往的目的是展望未来。预测技术在展望未来事业发展中发挥重要作用。《中国 2020 年卫生人力发展目标》和《中国 2020 年卫生目标》等,都是近年来在卫生领域中应用科学方法和预测技术的成功案例,是对中国未来 10～15 年卫生事业发展目标作出科学预测的典范,对指导中国卫生事业发展发挥重要作用。

未来是可以预测的,一般说来未来是沿着过去演变轨迹继续向前发展。因此,只要采用数学模型方法分析前 10～15 年数据变化,按过去的演变趋势移植至今后 10 年内的变化,是符合科学发展规律的方法。例如,采用对数线性模型,根据 1980～1995 年卫生人力数,预测 2015 年中国卫生人力总量上、中、下 3 种结果为 700 万、650 万和 600 万。经原卫生部科教司和教育部高教司论证,采纳了第 2 种预测方案。卫生预测方法在其他卫生资源如医疗费用总量、健康指标和患病率变动趋势等领域都有广泛应用。

第四节 卫生服务研究在卫生事业科学管理中的作用

卫生服务研究通过家庭健康询问调查提供的信息,如医疗需要量、卫生服务利用和费用,以及人群患病率等健康状况资源,都是卫生事业科学管理和决策不能缺少的资料,对卫生事业现代化科学管理发挥了重要作用,主要表现在以下几个方面。

一、制订区域卫生规划

中央和地方在制订卫生事业发展计划,如每隔 5 年或更长时期的卫生事业发展规划都需要一些基础资料支持。例如,通过调查收集人群 2 周患病率资料、慢性病患病率,以及门诊、住院疾病构成等健康状况资料,能够与医疗系统登记报告制度掌握的信息,如出生、死亡、死因构成及若干疾病登记报告制度掌握的信息一起,共同组成人群健康信息,既是制订区域卫生规划的依据,也是规划的客观结果。又如通过 2 周就诊率和年住院率指标,可以计算 1 年门诊需要量、住院需要量及病床需要量,这些数据既是规划各种卫生服务需要量的依据,也是进一步测算卫生人力需要量和其他各种资源需要量不可或缺的基础数据。

二、推动医疗保障制度的发展

中国卫生服务研究是与医疗保障制度同步发展的。自从 20 世纪 80 年代开展城乡卫生服务调查,一直到连续 4 次的全国卫生服务总调查,自始至终都在监测中国城乡医疗保障制度的演变。在农村合作医疗经历了马鞍形的演变后,农村合作医疗覆盖率低至 8%的年代,兰德公司在四川眉山、简阳进行合作医疗试点,提出合作医疗费用的测算方法;世界银行国际卫生政策项目(IHPP)和加拿大国际发展研究中心(IDRC)与原上海医科大学合作,在贵州、广西和陕西 3 省合作研究农村合作医疗试点;Ford 基金会在云南进行妇女保健的试点;国务院在"两江试点"(即江苏镇江、江西九江)探讨农村合作医疗制度和城镇公费医疗、劳保医疗保障制度一体化改革的经验。通过一系列研究,中共中央国务院已经将中国人群医疗保障覆盖率提高到95%的情况下,卫生服务研究中倡导的一系列研究内容和方法,如医疗需要量测定,门诊、住院、预防保健服务量测定,医疗费用测算及分担方法,筹资渠道及分配途径等,都对医疗保障制度科学管理提供了重要依据。大量事实说明,医疗保障制度的建立和常规运行,都离不开家庭健康调查制度的信息支持。

三、为卫生资源配置提供依据

卫生资源分配取决于健康需要,而不是医疗需求,这是一个合理分配卫生资源的经典命题,也是卫生事业体现公平精神的重要标志。人力、物力和财力配置,应该以满足人群健康需要为前提,是社会公平的体现;卫生资源配置联系它所转化成相应的服务量,可以体现卫生事业的效益,追求公平和效益,都与卫生服务研究提供的理念与方法密切相关。上海市卫生局在制订卫生事业规划课题中进行病床需要量预测,根据(人口数×住院率×平均住院日)/一张病床年开放床日数的公式,得出病床需要量预测数,通过健康询问调查,在得出 1 年每千人口住院率的基础上,可以预测今后 15 年内住院率变化趋势;再分析可能影响住院率的各种因素,如老龄化、疾病谱变化等,可以预测目标年度病床设置的阈值。

WHO 倡导的卫生人力需要量预测方法中,最重要的一种方法是健康需要法,这种预测方法已经在农村卫生人力开发项目中得到推广应用。根据这一原理,通过对妇产科医师服务量计算,提出上海市妇产科医师需要量的结果;联系妇产科医师供应量,得出上海市妇产科医师供不应求的结论。上述案例叙述的原理,同样可以应用于各类医师需要量的预测。

第五节　卫生服务研究在医疗卫生体制改革中的作用

2009 年,中共中央、国务院《关于深化医疗卫生体制改革的意见》文件公布,预示着中国新一轮医疗卫生体制改革拉开序幕。卫生改革的核心内容是要建立覆盖城乡居民的基本医疗卫生制度,即建立公共卫生服务体系、医疗服务体系、医疗保障体系和药品供应保障体系。从医疗卫生改革方案酝酿立项、公布实施和监测评价都和国家卫生服务调查紧密相关。卫生服务研究倡导的卫生系统研究理念和方法对医疗卫生改革的启动、实施和评价同样发挥着重要作用。

一、启动医疗卫生体制改革

第四次全国卫生服务调查发现,由于医疗保健覆盖不完全、医疗需求不满足,以及未就诊率居高不下,导致"看病难,看病贵"现象成为推动中国医疗卫生体制改革的原动力之一。"看病乱"是导致"看病难,看病贵"的又一个助推器。在全国卫生服务总调查设计内容中,有一个问卷是询问就诊和住院地点分布,在城市,大约 1/3 患者在一级医疗机构,2/3 在二、三级医疗机构,住院率倒置现象更为严重。这种现象与目前普遍存在的基层医疗机构诊疗量不足与三级医疗机构人满为患现象是一致的。WHO 倡导 80%居民的基本医疗应该在一级医疗机构解决,中国目前存在"看病乱"现象是指就诊和住院地点不合理成为"看病难,看病贵"的又一个驱动力。

二、监测评价的框架设计

医疗卫生体制改革的重点是 4 个"基本",即基本医疗保障、基本医疗体系、基本预防保健服务体系和基本药物保障供应。了解和掌握医疗卫生改革取得的成效和结果是医改监测和评价关心的课题,参照国际卫生服务系统倡导的框架结构,包含投入、过程、产出、结果和影响的基本框架模式,结合医疗卫生体制改革的实际情况,初步设计医改监测与评估的框架(图 2-1)。

三、监测评价指标设计

根据医改监测评价框架确定的指标体系,主要有产出指标、结果指标和影响指标 3 类。对每一个指标的名称、界定及来源,分别举例于表 2-1,表 2-2 和表 2-3。

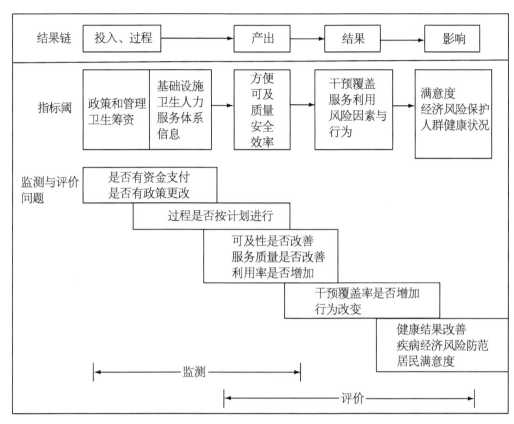

图 2-1　医改监测与评价指标的框架设计

表 2-1　医改监测与评价指标设计之一 ——产出指标

指标	界定	来源
服务可及性		
社会医疗保险覆盖	每百名调查人口中参加社会医疗保险的人口数。社会医疗保险主要包括城镇职工基本医疗保险、城镇居民基本医疗保险、公费医疗、新型农村合作医疗等	国家卫生服务调查（NHSS）
对卫生机构的物理可及性	以容易获得的最快方式到达最近医疗机构<15分钟的调查家庭比例	NHSS
可负担性成本		
因为费用问题应住院而未住院	是指患者经医生判断需要住院而因经济原因实际未能住院者占需要住院人口总数的百分率	NHSS
因经济原因提前出院患者比例	住院者中因经济困难或感觉花费太多自己要求提前出院的比例	NHSS
住院服务费用/支出	平均每例住院患者住院期间医疗费用	NHSS
门诊服务费用/支出	平均每例门诊患者就诊医疗费用	NHSS

续表

指标	界定	来源
服务利用		
两周就诊率	是指在每百名被调查的人群中,两周内因病、伤、保健等健康方面的原因去医疗卫生机构就诊的人次	NHSS
住院率	是指自调查之日前 12 个月(或某一年)内每千被调查者中住院人次	NHSS
质量		
高血压患者规范管理率	每百名高血压患者得到规范管理的例数。规范管理定义为:高血压患者 3 个月内既测量过血压又接受过高血压病防治健康指导	NHSS
静脉滴注管理	门诊患者接受输液治疗的比例	NHSS
剖宫产率	每百例分娩产妇剖宫产的人数	NHSS

表 2-2 医改检测与评价指标设计之二 ——结果指标

指标	界定	来源
覆盖面		
产前检查率(≥5 次)	指产前接受≥5 次产前检查的产妇人数与活产数之比	国家卫生服务调查(NHSS)
新法接生率	指住院分娩和非住院新法接生人数之和与活产数之比。新法接生是指产包、接生者的手、产妇外阴部、脐带 4 个部位消毒,并由医生、助产士和受过培训并取得《家庭接生人员合格证》的初级卫生人员和接生员接生	NHSS
住院分娩率	指在取得助产技术资质的医疗卫生机构分娩的活产数与所有活产数之比	NHSS
乙型肝炎疫苗接种率	每百名 1 岁儿童乙型肝炎疫苗全程接种的儿童数	常规卫生统计
百、白、破三联疫苗接种率	每百名 1 岁儿童百白破三联疫苗全程接种的儿童数	常规卫生统计
高血压患者血压控制率	每百例高血压患者血压得到控制的例数	NHSS

表 2-3 医改检测与评价指标设计之三 ——影响指标

指标	界定	来源
疾病经济风险保护		
个人现金卫生支出占全国卫生总费用的比例	个人现金卫生支出是指城乡居民在接受各类医疗卫生服务时的直接现金支付,包括享受各类医疗保险制度的居民就医时的自负费用。	卫生总费用核算
卫生支出占家庭总收入的比例	家庭在卫生保健方面的支出占家庭总收入的比例	NHSS
灾难性卫生支出家庭比例	灾难性卫生支出是指家庭现金支付的医疗卫生费用占家庭总消费性支出的比例超过一定的界定标准。灾难性卫生支出的发生率是指被界定为灾难性卫生支出的家庭占全部样本家庭的百分率。根据国际经验和中国的实际情况,将灾难性卫生支出界定标准设为 40%	NHSS

续表

指标	界定	来源
就医花费致贫率	非贫困家庭因医疗支出导致家庭经济水平低于贫困线的比例	NHSS
健康改善		
孕产妇死亡率	年度内孕产妇死亡人数与当地年内活产数之比,用10万分率表示	常规卫生统计
婴儿死亡率	年度内未满1岁婴儿死亡人数与当地年内活产数之比,用千分率表示	常规卫生统计
结核发病率	年度内每10万人口中结核病新发病例数	常规卫生统计
居民满意度		
门诊服务满意度	门诊患者对就诊单位满意的比例	NHSS
住院服务满意度	住院患者对住院医疗机构满意的比例	NHSS

第六节　健康中国 2030 规划纲要

一、总体战略目标

到 2020 年,建立覆盖城乡居民的中国特色基本医疗卫生制度,健康素养水平持续提高,健康服务体系完善高效,人人享有基本医疗卫生服务和基本体育健身服务,基本形成内涵丰富、结构合理的健康产业体系,主要健康指标居于中高收入国家前列。

到 2030 年,促进全民健康的制度体系更加完善,健康领域发展更加协调,健康生活方式得到普及,健康服务质量和健康保障水平不断提高,健康产业繁荣发展,基本实现健康公平,主要健康指标进入高收入国家行列。

二、普及健康生活

（一）加强健康教育

1. 提高全民健康素养　推进全民健康生活方式行动,强化家庭和高危个体健康生活方式指导及干预,到 2030 年基本实现以县(市、区)为单位全覆盖。

2. 加大学校健康教育力度　将健康教育纳入国民教育体系,把健康教育作为所有教育阶段素质教育的重要内容。

（二）塑造自主自律的健康行为

1. 引导合理膳食　制订实施国民营养计划;建立健全居民营养监测制度,实施临床营养干预。加强对学校、幼儿园、养老机构等营养健康工作的指导等。到 2030 年,居民营养知识素养明显提高,营养缺乏疾病发生率显著下降,全国人均每日食盐摄入量降低 20%,超重、肥胖人口增长速度明显放缓。

2. 开展控烟限酒　全面推进控烟履约,加大控烟力度,运用价格、税收、法律等手段提高控烟成效。深入开展控烟宣传教育,强化公共场所控烟监督执法,逐步实现室内公共场所全面禁烟。到2030年,15岁以上人群吸烟率降低至20%。加强限酒健康教育,控制酒精过度使用,减少酗酒;加强有害使用酒精监测。

3. 促进心理健康　加强心理健康服务体系建设和规范化管理,加大全民心理健康科普宣传力度;加强对抑郁症、焦虑症等常见精神障碍和心理行为问题的干预,加大对重点人群心理问题早期发现和及时干预力度等。到2030年,常见精神障碍防治和心理行为问题识别干预水平显著提高。

4. 减少不安全性行为和毒品危害　强化社会综合治理,以青少年、育龄妇女及流动人群为重点,开展性道德、性健康和性安全宣传教育和干预;加强对性传播高危行为人群的综合干预,减少意外妊娠和性相关疾病传播。大力普及有关毒品危害、应对措施和治疗途径等知识,加强全国戒毒医疗服务体系建设,早发现、早治疗成瘾者,最大限度减少毒品社会危害。

（三）提高全民身体素质

1. 完善全民健身公共服务体系　统筹建设全民健身公共设施。到2030年,基本建成县、乡、村三级公共体育设施网络,推行公共体育设施免费或低收费开放,确保公共体育场地设施和符合开放条件的企事业单位体育场地设施全部向社会开放。加强全民健身组织网络建设,扶持和引导基层体育社会组织发展。

2. 广泛开展全民健身运动　继续制订实施全民健身计划,普及科学健身知识和健身方法,推动全民健身生活化。

3. 加强体医融合和非医疗健康干预　发布体育健身活动指南,建立完善针对不同人群、不同环境、不同身体状况的运动处方库,推动形成体医结合的疾病管理与健康服务模式。加强全民健身科技创新平台和科学健身指导服务站点建设。开展国民体质测试,完善体质健康监测体系,开发应用国民体质健康监测大数据,开展运动风险评估。

4. 促进重点人群体育活动　制订实施青少年、妇女、老年人、职业群体及残疾人等特殊群体的体质健康干预计划。到2030年,学校体育场地设施与器材配置达标率达到100%,青少年学生每周参与体育活动达到中等强度3次以上,国家学生体质健康标准达标优秀率25%以上。

三、优化健康服务

（一）强化覆盖全民的公共卫生服务

1. 防治重大疾病　实施慢性病综合防控战略,加强国家慢性病综合防控示范区建设。到2030年,实现全人群、全生命周期的慢性病健康管理,总体癌症5年生存率提高15%。加强口腔卫生,12岁儿童患龋率控制在25%以内。加强重大传染病防控。完善传染病监测预警机制,继续实施扩大国家免疫规划。

2. 完善计划生育服务管理　健全人口与发展的综合决策体制机制,完善有利于人口均衡发展的政策体系。到2030年,全国出生人口性别比实现自然平衡。

3. 推进基本公共卫生服务均等化　继续实施完善国家基本公共卫生服务项目和重大公共卫生服务项目;加强疾病经济负担研究,适时调整项目经费标准;不断丰富和拓展服务内容,提高服务质量,使城乡居民享有均等化的基本公共卫生服务,做好流动人口基本公共卫生和计生服务均等化工作。

（二）提供优质高效的医疗服务

1. 完善医疗卫生服务体系　全面建成体系完整、分工明确、功能互补、密切协作、运行高效的整合型医疗卫生服务体系。到 2030 年，15 分钟基本医疗卫生服务圈基本形成，每千常住人口注册护士数达到 4.7 人。

2. 创新医疗卫生服务供给模式　建立专业公共卫生机构、综合和专科医院、基层医疗卫生机构"三位一体"的重大疾病防控机制，建立信息共享、互联互通机制，推进慢性病防、治、管整体融合发展，实现医防结合。

3. 提升医疗服务水平和质量　建立与国际接轨、体现中国特色的医疗质量管理与控制体系，基本健全覆盖主要专业的国家、省、市三级医疗质量控制组织，推出一批国际化标准规范。

（三）充分发挥中医药独特优势

1. 提高中医药服务能力　实施中医临床优势培育工程，强化中医药防治优势病种研究，加强中西医结合，提高重大疑难病、危急重症临床疗效。到 2030 年，中医药在治未病中的主导作用、在重大疾病治疗中的协同作用、在疾病康复中的核心作用得到充分发挥。

2. 发展中医养生保健治未病服务　实施中医治未病健康工程，将中医药优势与健康管理结合，探索融健康文化、健康管理、健康保险为一体的中医健康保障模式。

3. 推进中医药继承创新　实施中医药传承创新工程，重视中医药经典医籍研读及挖掘，全面系统继承历代各家学术理论、流派及学说，不断弘扬当代名老中医药专家学术思想和临床诊疗经验，挖掘民间诊疗技术和方药，推进中医药文化传承与发展。

（四）加强重点人群健康服务

1. 提高妇幼健康水平　实施母婴安全计划，健康儿童计划、妇幼健康和计划生育服务保障工程等。加强出生缺陷综合防治，提高妇女常见病筛查率和早诊早治率。

2. 促进健康老龄化　推进老年医疗卫生服务体系建设，推动医疗卫生服务延伸至社区、家庭。健全医疗卫生机构与养老机构合作机制，支持养老机构开展医疗服务。推进中医药与养老融合发展，推动医养结合，促进慢性病全程防治管理服务同居家、社区、机构养老紧密结合。

3. 维护残疾人健康　制定与实施残疾预防和残疾人康复条例。加大符合条件的低收入残疾人医疗救助力度，将符合条件的残疾人医疗康复项目按规定纳入基本医疗保险支付范围。建立残疾儿童康复救助制度，完善医疗机构无障碍设施，改善残疾人医疗服务。

四、完善健康保障

（一）健全医疗保障体系

1. 完善全民医保体系　健全以基本医疗保障为主体、其他多种形式补充保险和商业健康保险为补充的多层次医疗保障体系。到 2030 年，全民医保体系成熟定型。

2. 健全医保管理服务体系　严格落实医疗保险基金预算管理。全面推进医保支付方式改革，加快推进基本医保异地就医结算，全面实现医保智能监控，逐步引入社会力量参与医保经办。加强医疗保险基础标准建设和应用。到2030年,全民医保管理服务体系完善高效。

3. 积极发展商业健康保险 落实税收等优惠政策,鼓励企业、个人参加商业健康保险及多种形式的补充保险。丰富健康保险产品,促进商业保险公司与医疗、体检、护理等机构合作,发展健康管理组织等新型组织形式。到2030年,现代商业健康保险服务业进一步发展,商业健康保险赔付支出占卫生总费用比重显著提高。

(二)完善药品供应保障体系

1. 深化药品、医疗器械流通体制改革 推进药品、医疗器械流通企业向供应链上下游延伸开展服务,形成现代流通新体系。规范医药电子商务,丰富药品流通渠道和发展模式。推广应用现代物流管理与技术,健全中药材现代流通网络与追溯体系。落实医疗机构药品、耗材采购主体地位,鼓励联合采购等。

2. 完善国家药物政策 巩固完善国家基本药物制度,推进特殊人群基本药物保障。完善现有免费治疗药品政策,增加艾滋病防治等特殊药物免费供给,保障儿童用药。完善罕见病用药保障政策等。

五、建设健康环境

(一)深入开展爱国卫生运动

1. 加强城乡环境卫生综合整治 实施农村饮水安全巩固提升工程,推动城镇供水设施向农村延伸。加快无害化卫生厕所建设,力争到2030年,全国农村居民基本都能用上无害化卫生厕所。实施以环境治理为主的病媒生物综合预防控制策略。深入推进国家卫生城镇创建,力争到2030年,国家卫生城市数量提高到全国城市总数的50%,有条件的省(自治区、直辖市)实现全覆盖。

2. 建设健康城市和健康村镇 把健康城市和健康村镇建设作为推进健康中国建设的重要抓手,保障与健康相关的公共设施用地需求;完善相关公共设施体系、布局和标准,把健康融入城乡规划、建设、治理的全过程,促进城市与人民健康协调发展。到2030年,建成一批健康城市、健康村镇建设的示范市和示范村镇。

(二)加强影响健康的环境问题治理

1. 深入开展大气、水、土壤等污染防治 以提高环境质量为核心,推进联防联控和流域共治,实行环境质量目标考核,实施最严格的环境保护制度,切实解决影响广大人民群众健康的突出环境问题。

2. 实施工业污染源全面达标排放计划 全面实施工业污染源排污许可管理,推动企业开展自行监测和信息公开,建立排污台账,实现持证按证排污。加快淘汰高污染、高环境风险的工艺、设备与产品,开展工业集聚区污染专项治理,以钢铁、水泥、石化等行业为重点,推进行业达标排放改造。

3. 建立健全环境与健康监测、调查和风险评估制度 逐步建立健全环境与健康管理制度。开展重点区域、流域、行业环境与健康调查,建立覆盖污染源监测、环境质量监测、人群暴露监测和健康效应监测的环境与健康综合监测网络及风险评估体系。

（三）保障食品药品安全

1. 加强食品安全监管　完善食品安全标准体系，实现食品安全标准与国际标准基本接轨。加强食品安全风险监测评估，到2030年，食品安全风险监测与食源性疾病报告网络实现全覆盖。

2. 强化药品安全监管　深化药品（医疗器械）审评审批制度改革，研究建立以临床疗效为导向的审批制度，提高药品（医疗器械）审批标准。加快创新药（医疗器械）和临床急需新药（医疗器械）的审评审批，推进仿制药质量和疗效一致性评价。

（四）完善公共安全体系

1. 强化安全生产和职业健康　加强安全生产，加快构建风险等级管控、隐患排查治理两条防线，切实降低重特大事故发生频次和危害后果。强化行业自律和监督管理职责，推动企业落实主体责任，推进职业病危害源头治理，强化矿山、危险化学品等重点行业领域安全生产监管。

2. 促进道路交通安全　加强道路交通安全设施设计、规划和建设，组织实施公路安全生命防护工程，治理公路安全隐患。严格道路运输安全管理，提升企业安全自律意识，落实运输企业安全生产主体责任。到2030年，力争实现道路交通万车死亡率下降30%。

3. 预防和减少伤害　建立伤害综合监测体系，开发重点伤害干预技术指南和标准。加强儿童和老年人伤害预防和干预，减少儿童交通伤害、溺水和老年人意外跌落，提高儿童玩具和用品安全标准。

4. 提高突发事件应急处置能力　加强全民安全意识教育。建立健全城乡公共消防设施建设和维护管理责任机制，到2030年，城乡公共消防设施基本实现全覆盖。提高防灾减灾和应急处置能力。完善突发事件卫生应急体系，到2030年，建立起覆盖全国、较为完善的紧急医学救援网络，突发事件卫生应急处置能力和紧急医学救援能力达到发达国家水平。进一步健全医疗急救体系，提高救治效率。到2030年，力争将道路交通事故死伤比基本降低到中等发达国家水平。

5. 健全口岸公共卫生体系　建立全球传染病疫情信息智能监测预警、口岸精准检疫的口岸传染病预防控制体系和种类齐全的现代口岸核生化有害因子防控体系，建立基于源头防控、境内外联防联控的口岸突发公共卫生事件应对机制，健全口岸病媒生物及各类重大传染病监测控制机制，主动预防、控制和应对境外突发公共卫生事件。提高动植物疫情疫病防控能力。

六、发展健康产业

（一）优化多元办医格局

进一步优化政策环境，优先支持社会力量举办非营利性医疗机构，推进和实现非营利性民营医院与公立医院同等待遇。鼓励医师利用业余时间、退休医师到基层医疗卫生机构执业或开设工作室。个体诊所设置不受规划布局限制。破除社会力量进入医疗领域的不合理限制和隐性壁垒。逐步扩大外资兴办医疗机构的范围。

（二）发展健康服务新业态

积极促进健康与养老、旅游、互联网、健身休闲、食品融合，催生健康新产业、新业态、新模式。发展基于互联网的健康服务,促进个性化健康管理服务发展,培育一批有特色的健康管理服务产业,探索推进可穿戴设备、智能健康电子产品和健康医疗移动应用服务等发展,引导发展专业的医学检验中心、医疗影像中心、病理诊断中心和血液透析中心等,支持发展第三方医疗服务评价、健康管理服务评价,以及健康市场调查和咨询服务。

（三）积极发展健身休闲运动产业

进一步优化市场环境,培育多元主体,引导社会力量参与健身休闲设施建设运营。推动体育项目协会改革和体育场馆资源所有权、经营权分离改革,加快开放体育资源,创新健身休闲运动项目推广普及方式,进一步健全政府购买体育公共服务的体制机制,打造健身休闲综合服务体。

（四）促进医药产业发展

1. 加强医药技术创新　完善政、产、学、研、用协同创新体系,推动医药创新和转型升级。加强专利药、中药新药、新型制剂、高端医疗器械等创新能力建设,推动治疗重大疾病的专利到期药物实现仿制上市。

2. 提升产业发展水平　发展专业医药园区,支持组建产业联盟或联合体,构建创新驱动、绿色低碳、智能高效的先进制造体系,提高产业集中度,增强中高端产品供给能力。大力发展医疗健康服务贸易,推动医药企业走出去和国际产业合作,提高国际竞争力。到2030年,具有自主知识产权新药和诊疗装备国际市场份额大幅提高,高端医疗设备市场国产化率大幅提高,实现医药工业中高速发展和向中高端迈进,跨入世界制药强国行列。

（王　伟　侯志远　龚幼龙）

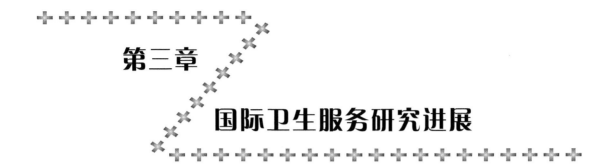

第三章
国际卫生服务研究进展

第一节 概　　述

卫生服务研究的内容包括服务覆盖面、人群健康需要和需求、服务利用和卫生资源配置，以及4个方面的相互关系。应用系统的观点从供需双方研究服务供应与改善人群健康状况之间的关系，研究提供卫生资源与改善卫生服务功能和卫生服务的效益，最终实现提高健康水平与改善生活质量的目的。

比较不同学科研究的重点可以发现，卫生服务研究的重点是"系统"，应用系统研究的原理和系统分析方法探讨卫生服务供给与需求两个方面的相互关系是这一学科的规律。生物医学研究的重点是分子、细胞及组织，临床医学研究的重点是病人，预防医学研究的重点是人群和社区，卫生服务研究的重点是卫生系统，即采用系统研究的方法，从公平、效益和效果3个方面评价卫生服务系统应该实现的满意境界。公平可从社会经济、资源分配、服务供给和健康状况的四维角度体现公平程度的基本内涵；效益是从卫生系统能够以较少的投入取得较大的产出，使有限的卫生资源能够取得较好的经济效益；效果是从人群接受卫生服务提高健康水平的程度。图3-1叙述了卫生服务从供给与需求双方来探讨公平、效益和效果的联系，供方联系效益研究，需方关心效果，而实现公平和提高健康和生活质量是供需双方共同努力实现的目标，即应用投入、产出和结果的卫生服务系统模式阐述卫生服务系统的目的。政策分析在卫生服务系统研究中发挥主导作用，通过政策调整达到提高公平性，实现效益和效果的统一。

这一章介绍了国际卫生服务研究近10年来的关键主题，简述发展中国家（以印度为例）和发达国家（以美国、英国为例）的卫生服务体系特点，便于了解国际卫生服务研究的动态和不同卫生系统特点。

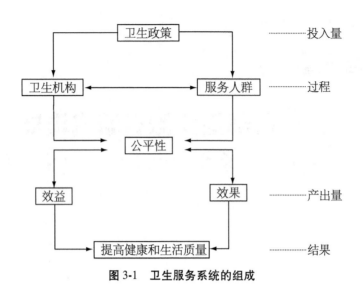

图 3-1   卫生服务系统的组成

第二节   全民健康覆盖

一、全民健康覆盖的全球背景

2005 年世界卫生大会 58.33 号决议指出:"人人都应该能够获得卫生服务,同时不因为支付卫生服务费用而遭受经济困难"。世界各国距离实现这两点还有很大差距。

一些健康服务的覆盖面差距巨大。例如,专业卫生人员接生比例最低的一些国家只有 10%,而在一些孕产妇死亡率最低的国家,这一比例接近 100%。在同一国家内,这种差别同样存在。人群中最富裕的 20% 女性由专业卫生人员接生的比例比贫穷女性高 20 倍。另一方面,当人们利用卫生服务时,通常需要为接受的服务支付很高,甚至有时是灾难性的支出。从全球来看,每年有约 1.5 亿人遭受灾难性支出,其中有 1 亿人因此被推向贫困线以下。

但是,收入并不是影响卫生服务覆盖率的唯一因素。在许多情况下,移民(或外来务工人员)、少数民族及偏远地区人群享受卫生服务都远低于其他人群,尽管他们的健康需要可能更高。

由于认识到卫生服务覆盖和经济公平性的差距,WHO 的成员国于 2005 年承诺建立本国的卫生筹资体系,改善卫生服务可获得性和质量,保证其国民能够获取包括健康促进、预防保健、医疗、康复在内的有效卫生服务,同时不会因为支付这些卫生服务费用而遭受经济困难。这一目标被定义为全民健康覆盖(universal health coverage,UHC)。因此,全民健康覆盖包括一个综合而覆盖广泛的卫生服务体系和一个公平而有效的卫生筹资体系。

目前,全球正在向 2015 年后的"后千年发展目标"(post-millennium development goal)即可持续发展目标(sustainable development goal,SDG),全民健康覆盖无疑将是其中不可小视的一部分。

二、UHC 的含义

(一) UHC 的内涵

UHC 就是要建立公平的卫生筹资体系,改善卫生服务可获得性和质量,保证其国民能够获取包括健康促进、预防保健、医疗、康复在内的有效卫生服务,同时不会因为支付这些卫生服务费用而遭受经济困难。从 UHC 的定义可以发现,UHC 包含有以下 3 个方面的目标。

(1) 卫生服务获取的公平性(equity in access to health services):有健康需要的人都能够获得卫生服务,而不只是那些有能力支付的人。

(2) 卫生服务质量(the quality of health services):所获得的卫生服务能够真正改善服务接受者的健康。

(3) 经济风险保护(financial-risk protection):保证为卫生服务支付的费用不会让服务接受者陷入经济困难。

(二) UHC 与卫生系统

《世界卫生报告 2000》定义卫生系统(health system)的目标为:通过良好反应性的卫生服务,在公平的筹资体系内,高效利用卫生资源,达成良好的公平的健康水平。简言之,良好而公平的健康水平(good and equitable health)、反应性(responsiveness)、公平的筹资(fair financing)、效率(efficiency)。或者也可以将目标分为健康水平、反应性、筹资三块,并分别从公平性(equity)、效率、效果(effectiveness) 3 个维度来评价。服务覆盖(coverage)、服务获得(access)、质量和安全是中间环节的目标(图 3-2)。

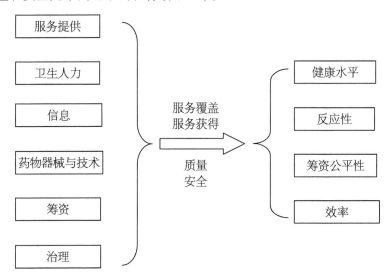

图 3-2　WHO 卫生体系模块与目标

作为整个卫生服务体系的目标,UHC 的实现需要卫生服务体系各方面的配合。根据 WHO 在 2007 年提出的卫生体系 6 大模块和 3 个目标,必须加强卫生服务体系的各个模块以及不同模块的协作,才能有效推动 UHC。这个强化卫生服务全系统 6 个模块及模块之间内互动合作的行动就是"卫生系统强化",也是卫生系统内实现 UHC 的主要策略。它既需要专业技术的知识和实践,也需要管理的、政治的洞见和务实行动。

三、UHC 的促进措施

对应 UHC3 个方面的目标,有 3 个最基本的相互关联的问题限制了各国实现全民覆盖,即卫生服务获得、筹资和质量。因此,要实现 UHC 就要从以下 3 个问题入手,提出促进措施。

（一）可获得卫生服务的不公平

由于卫生资源分布的不均衡,在某些地区,尤其是偏远贫困地区、弱势人群的聚居地,卫生服务的可获得性远远落后于发达的富裕地区。这就造成同样的健康需要无法获得同等的健康服务,结果就产生了健康水平的不公平。这显然有悖于卫生系统的目标和全民健康覆盖的理念。因此,首先要实现公平的卫生服务获得(equity of access to health services)。

公平的卫生服务获得是根据实际的健康需要,而不只是服务的平等。它也不只是卫生服务理论上能够被不同人群获得,而是实际上不同人群在有健康需要时能够真正接受所需要的服务。实现卫生服务获得的公平性,可以借鉴以下几种经验。

(1) 设置统一无歧视的基本医疗卫生服务资源,使不同人群都有同样资格获得同样服务。这是可及性(availability)的一个基本要求,可及性是可获得性的结构基础。

(2) 对不同人群,在不同地区按照收入水平收取费用。这是对可负担性的要求,可负担性主要在公平的筹资中得以解决。

(3) 增加服务的实际可获得性,如尽量减少交通、等候时间。这不仅要求优化卫生服务资源的地域布局和医疗卫生机构内部服务流程,也要求提高初级卫生服务与社区人群生活的贴近度。例如 WHO 提出,在卫生资源缺乏的社区使用《综合社区案例管理》(integrated community case management, iCCM)加强对社区卫生工作者的培训和督导,提高服务及时性,鼓励适当的家庭照顾,增加随访,促进家长的卫生服务利用意识,并及时转诊。

(4) 尽量增加服务信息的传播,使得不同地区不同人群能了解可以获得的服务。不同人群,尤其是贫困地区和弱势人群,应该获得卫生服务信息,保障他们对卫生服务的知情权利。

(5) 资源和政策向健康弱势人群倾斜。越是贫困的地方,健康需要越大,而卫生服务资源却越是稀缺,即服务倒置定律(the inverse care law)。在发展中国家,5 岁以下儿童的服务获得水平非常低:只有 39% 的儿童得到了正确的腹泻治疗,有 30% 的疑似肺炎儿童能获得抗菌药。

(6) 加强对弱势人群的健康教育,增强卫生服务利用意识。卫生服务的获得不仅取决于卫生服务资源分布的可及性和卫生服务信息的透明度,也取决于人群获取卫生服务的意识,包括是否意识到自己有健康需要,以及是否希望通过卫生服务来改善健康。

(7) 增加卫生服务的社会、文化可接受性。可接受性包括但不限于伦理习俗方面、健康亚文化方面和社会结构方面。人群对疾病严重性、病因、处理方式、转归的认知,以及对卫生服务的期望都属于健康亚文化。如很多中国人会认为年纪大了健忘是一件自然发生的事,于是忽略了阿尔兹海默症的及早发现。因此,早期诊断老年痴呆就不是很受欢迎的服务项目。所以,健康教育也要改进人群的健康亚文化,从而增加他们对合理的卫生服务的接受度。

（二）过度依赖自付费用

自费方式阻碍了数百万人在需要卫生服务时对服务的利用,导致那些必须治疗患有大病的人群遭受经济困难,甚至贫穷。因此,要实现公平的筹资。

当前,国际上面临的卫生筹资总量不足和资金筹措渠道的障碍,还有筹资公平性和资金使用的问题。首先,某些地区和国家的卫生经费总量不足。很多低收入国家自身没有能力在国内筹集足够的资金,中国的贫困地区也是如此。其次,卫生筹资渠道不畅通。有些国家和地区的卫生部门发现难以从财政部门争取到更多的卫生经费,用于覆盖低收入人群的卫生服务支出。从外部的基金会、国际组织等资助方获得的资金有量少、缺乏长期稳定性、针对某个专门用途的特点,也起不到普遍的持久作用。第三,筹资不公平。富人和穷人为同样的卫生服务,支付了同样的费用,导致富人和穷人的经济压力差距悬殊,也减少了穷人的卫生服务利用。因此,要充分发挥保险、税收等手段的筹资作用,从不同收入人群中纵向公平地筹集资金,再用于补偿卫生服务成本,减少自付费用(out-of-pocket payment)比例。第四,资金使用效率低,存在大量浪费。很多卫生服务或药物并非是患者需要的,有些虽然是患者需要的,健康效果并不是最好的;筹资和支付体系的漏洞有时也在激励人们使用过量的或者不需要的卫生服务,这些都造成了有限卫生资金的低效使用。第五,卫生资金使用的监管不严。成本核算、预算、财务管理、支出核查的体系不严格,导致在政府、机构的各层面可追责性(accountability)和透明度都很有限,以至于不合理支出、资金的流失普遍存在。

根据以上问题,改善卫生筹资体系,可以从4个方面入手:①扩大资金总量;②资金聚合、风险共担,增强公平性;③服务提供和使用的质量和效率;④加强财务管理,避免滥用。根据每个国家和地区卫生服务管理的现实情况和传统的不同,可以在这4个方面设置不同的策略。

(三)卫生服务的有效性问题

UHC概念提到要使人群享受到足够质量的有效服务。服务的有效性(effectiveness)需要对管理、服务方式优化,这首先取决于服务提供者对健康需要、卫生服务健康产出信息的掌握,这些都需要基于人群的大量准确的证据。因此,我们提倡循证的卫生服务研究和卫生服务提供。

当然,卫生服务的有效性还取决于良好的管理。在很多国家,卫生服务体系是处于公共管理范畴内,主要由政府管理甚至提供服务。公共管理的旧模式,即科层制和中心化的公共管理越来越被认为是低效的。因此引入了新公共管理模式(new public management),主张在公共服务领域也要引入竞争,建立激励机制,关注个体行为的重要性。很多国家的卫生服务改革都采用了这种新公共管理模式,以期提高效率和质量。当然,也必须指出,公共管理的理论都是由欧洲、北美提出的,反映的是当地的组织文化实践和概念。

第三节 全球健康与全球健康治理

全民健康覆盖是卫生领域的目标,而全球健康是一个更加广泛、多学科的健康理念。促进和维持健康很多时候并非卫生部门的事务。"人们生长、生活、工作以及变老的环境"对人们的生死状况有着非常大的影响,教育、住房、食物以及就业等问题都会对健康产生影响,解决这些方面的不公平将会相应减少健康的不公平。我们更需要政府多部门及全社会的努力,实施全球健康治理策略来有效推动健康改善。

一、全球健康与全球健康治理的概念

(一)全球健康的概念

在全球健康(global health)的概念流行之前,人们所关注的世界性健康理念是"国际健康"(international health)。而国际健康是从公共卫生,以及更久远的卫生(hygiene)、热带医学(tropical medicine)发展而来。国际健康与全球健康的区别主要在以下几点:①健康问题的类型和地域;②卫生合作的方向;③多学科应用的态度。

首先,国际健康关注发展中国家的健康问题,所以主要是传染病、孕产妇保健、儿童营养、儿科疾病等困扰发展中国家的问题。全球健康既关注这些发展中国家的传染病疾病问题,也重视控烟、肥胖、营养过剩、缺乏运动、意外伤害、心理健康等非传染性的发达国家也存在的健康问题,甚至关注生活方式、文化传播、人口迁移、环境和气候变化等广泛的健康影响因素。因此,全球健康的关注面更加综合、更加广泛。

其次,国际健康的合作更多的是从发达国家到发展中国家的援助和指导,侧重于单向性。全球健康则认为先进的理念和做法并非只能由发达国家垄断。比如在饮食结构、生活方式、替代性医疗技术(alternative medicine)等方面,发展中国家拥有丰富经验和优秀理论。

最后,国际健康应用了卫生领域的医疗、公共卫生等学科知识和经验,但对卫生领域之外的学科没有强烈的学科合作意识。全球健康则包含了明确的多学科合作态度,法学、环境科学、生物化学、地球地理信息系统等知识都可以给全球健康作出贡献;而且在健康观念和健康哲学上将健康放在卫生系统之外更宏观的视野之中(下文的多元健康视角将详细叙述)。

综上所述,全球健康是以促进全球人类健康和健康公平性为首要任务的,将研究与实践相结合的社会领域。它注重国际间的疾病和健康影响因素及其解决方法,包含卫生部门内外多学科的合作,是人群健康和个体医疗方法的综合。

(二)全球健康治理的概念

全球治理的目的是处理世界性议题,它不仅涉及政府组织,而且是在全球层面对各类组织,包括政府、非政府组织(NGO)和政府间组织(intergovernmental organization,IGO)等的关系作协调处理,包括身份与角色确定、创制规章条例、资源筹集和分配、权利义务的规范、决策的方式等秩序的制定和维护,以期凭共同努力达成全球性的人类发展目标。全球健康治理的参与方和使用的治理方法可以是正式的也可以是非正式的。

全球健康治理就是在人类发展议题(如环境和健康问题)迅速全球化的时代中,以全球健康理念为指导,在地方(subnational)、国家(national)、区域(regional)、全球等多层面,尤其是全球层面,通过治理结构的调整,鼓励公民社会(civil society)、私人部门和政府、政府间组织等不同参与者之间的合作,整合政治、经济、科技、环境、卫生等多学科的力量,实现全球普遍的健康提升。

二、多元视角——健康、生态环境与经济发展

在全球化的时代,全球健康与生态环境既有直接的联系,也通过经济发展、现代生活方式

等中间变量紧密关联。经济发展决定了健康的社会影响因素,健康支持了经济的发展,而生态环境是良好健康的基石(图3-3)。

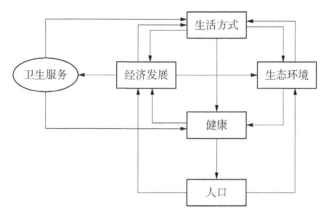

图3-3 健康的多元视角

（一）环境对健康有直接的影响

生态圈的生物物理系统(biophysical system)有自己的边界,一旦超过这个边界,生态系统将以指数方式恶化,其进程不可逆转,人类也将失去赖以生存的自然环境。生态研究认为,在9大生态边界中有3个已经被突破(表3-1)。如果这些生物物理系统的平衡被扰动,将对健康产生直接和间接的影响。

表3-1 已突破的3个生态边界及对健康的影响

生态变化	原因	估计边界	当前水平	潜在的健康影响
气候变化	温室气体积累(二氧化碳、甲烷、氧化二氮)	$350/10^6$	$393.87/10^6$ (2012年3月)	热浪频次和强度上升,引发暑热相关的死亡人数增加;贫困脆弱地区食物产量下降,引发营养不良人数增加;极端气候灾害如洪水和旱灾引发更多腹泻病例;媒介传染病的分布和发病率改变
生物多样性的下降率	气候变化、人类对土地的使用和改造	10种/(百万种·年)	>100种/(百万种·年)	森林砍伐导致病媒生物的分布变化,可能引起媒介传染病变化;有药用价值的植物减少;鱼类减少,引发某些地区的饮食和营养变化
氮循环改变	空气中的氮被用于各种用途	35(百万吨/年)	121(百万吨/年)	水中氮富集可增加结肠癌发病率,尤其对蔬果摄入少的人群;超量氮引起淡水富营养化,藻类猛增后释放毒素,可能有健康危害,但致病机制尚未清楚

（二）经济对健康的影响

经济发展影响社会的方方面面,也通过其他因素如生态环境、生活方式、卫生服务,影响人的健康。

1. 经济对环境的影响 工业生产的发展提高了人类对自然资源的利用,也造成了生存环境的恶化,例如垃圾围城、空气和水土的污染。规模化的农业工业化生产偏好单一物种、大面积、快速的种植和畜牧业,使得农田和牧场蚕食了原有自然生态丰富多样的植被。这些生产方式使得某些地区砍伐自然植被,种植经济作物,毁林开荒,从而改变了我们的生活环境。

2. 经济发展的不公平也影响环境 经济不平等的持续存在加速了中低收入国家生态环境的继续恶化。因为低收入国家需要为以开采自然资源、制造业为主要经济来源,前者如伐木、采矿,直接破坏了生态环境,后者会排出废气废料和温室气体。

3. 经济发展的不公平也影响生活方式和健康 在美国,领食品券的低收入人群喜欢购买碳酸饮料和薯片,因为那些食物更便宜,这种饮食习惯增加了穷人的肥胖概率。在发展中国家,低收入人群的家里冬天使用不充分燃烧的火炉取暖,增加了室内空气污染和一氧化碳中毒的概率。

4. 经济发展水平影响生活方式,进而影响环境和健康 便利的交通提高了生产效率,但也改变了人的生活方式,人们越来越多地使用汽车、电梯等代步工具,更少运动,使慢性病如心血管疾病患病率上升。车辆的尾气排放了温室气体和细微悬浮颗粒,制造了空气污染,使得人们的鼻咽部、支气管和肺部疾病发病率上升。跨地区的交通也引起人口的大规模、快速流动,使疾病传播更加迅速广泛,也更容易造成新的疾病。

5. 生活方式与工业生产互动,进而影响环境 我们的生活方式要求食品工业大量生产精炼加工、高热量的精细食物。与传统食物相比,这些食物的生产过程更加复杂,消耗了更多的水资源。例如,150 g 汉堡可能消耗 2 400 L 内含水(embedded water,即每个产品生产过程中消耗的水)。这种生活方式和生产工艺对环境和自然资源造成了更大压力。而精细食物中的粗纤维更少,也影响了人类胃肠道疾病的发病率。

6. 经济发展通过卫生服务影响健康 如经济的发展有助于提高卫生服务技术,进而影响健康。此外,一个经济体的财政收入也决定了它能够为人群提供的卫生筹资金额。经济发展的不公平,导致低收入国家难以自给自足地为其公民提供足够的卫生资金,从而影响公民获得所需要的卫生服务,增加人群因病致贫的可能性。

三、全球健康治理

(一) 全球健康治理的发展

全球健康作为一个全球性的行动指导贯彻在很多区域性或一些具体健康问题(如疟疾、脊髓灰质炎、艾滋病、妇幼保健等)的规划之中。比如美国建立了以美国卫生部(HHS)为主要领导的"全球健康战略(2011—2015)"。这个战略以美国人民的健康为目的,也广泛开展与其他部门和国家的紧密合作,联合了国内其他部门战略如"国家安全战略"和"反生物威胁国家战略",以及国际上 WHO 的全球健康行动(global health initiative)。可见,健康问题必须与其他领域和各个地域层次的组织(地方的、国家的、区域的、全球的)合作才能有效处理。

在这些全球健康项目的实践中,人们也意识到要在这样大范围多水平的合作中达成有效的健康促进功能,必须有全球性的治理策略,从而提出了全球健康治理(global health governance)。全球健康治理要达到的目标是转换不健康的、不可持续的生活方式和消费方式,改变不可持续的生产方式,应对人口持续增长带来的环境、资源和健康挑战。

（二）多部门多专业的协作

大部分的健康影响因素并不是在卫生部门,而是在其他社会部门。因此,全球健康的治理并不只是卫生部门内的系统协作,而是需要全球各有关部门的共识和协作,需要多专业的视野整合来看待全球健康问题。

首先,卫生部门内部要加强整合。公共卫生与医疗服务之间在共同促进健康上应更加紧密合作。其次,健康相关部门如卫生部门、食品药品管理部门、环境部门之间的合作;再次,全政府合作,即政府所有部门之间,如经济、交通、教育、能源等共同合作,促进健康和可持续发展;之后,在政府部门和私人部门、第三部门之间的合作,社区参与健康促进,非营利组织发挥跨界联络、促进合作、功能补充、促进创新的作用;最后,在跨地区或跨国层面的合作。总体上,形成全政府和全社会(whole government and whole society)的健康和可持续发展的行动网络。

（三）参与者的变化

全球健康各项行动的资金来源颇为广泛,有来自于政府的(美国的 PEPFAR 和 USAID),有来自于发达国家的 NGO 组织、国际性慈善基金会。我们发现各国越来越意识到健康不仅是一个好听的、人道主义的词汇,而是影响国家经济、关乎国家地位的软实力(soft power)和智实力(smart power)。因此,不仅美国这样的全球大国在大力投入全球健康项目,还有中国、巴西等新兴国家也越来越重视全球健康行动。

目前的全球健康治理主要投资人还是政府和政府间组织,NGO 组织如各类慈善基金会也在迎头赶上。在众多参与者中,也形成了一种新的合作方式,即是全球公私合作(global public-private partnership)。

第四节　卫生系统强化

如果说全民健康覆盖和全球健康都是指导性策略,那么卫生系统强化(health system strengthening, HSS)则是更加工具性的策略。它的目的是通过增强卫生系统的整体能力,帮助特定健康问题的卫生服务项目发挥最好效果。

一、卫生系统强化的提出

国际上开展了众多单个健康问题如艾滋病、结核病、疟疾等的解决项目。虽然这些项目是在全球层面筹资、统筹和推进的,但必须要落实到具体国家和地区的人群中。近年来,国际健康界在处理这些特定疾病上取得了一些进步,但是在某些地区和疾病领域进展停滞,而且有所逆转。其原因就在于这些项目所专注的弱势人群所在的国家和地区的卫生系统往往是低效而能力不足的。例如,仅仅加强免疫项目是不足以提高免疫接种覆盖率的。因为不可预测的经费、薄弱的运输、劣质的外展工作、缺少能干的人力资源等卫生系统的各种弱点都能成为扩大免疫规划覆盖的障碍。

2007 年,WHO 的《WHO 行动框架》中正式提出了"卫生系统强化"。

二、卫生系统强化的内涵

(一) HSS 的定义

WHO 对 HSS 的定义如下:①为了更好地应对健康问题和卫生系统的挑战,确认并执行卫生系统政策革新、实践改善的过程;②为了改进卫生系统某方面的功能而提出的一系列行动和策略,从而改善卫生服务的获得、覆盖、质量、效率,进而实现更好的健康。

这里所谓的"卫生系统某方面的功能"就是指 WHO 2007 年所提出的卫生系统"六大模块"(详见本章第二节相关内容)。卫生系统强化就是以此概念框架为基础进行的。

(二) HSS 的原则

1. 联系的重要性　卫生系统的 6 个模块,单独并不能完成任何健康工作,是"各个模块之间多样关系和互相作用形成了卫生系统"。因此,卫生系统强化也不只是针对各个模块,更重要的是建设它们之间的联系和互动关系,让部分连接成为有机整体。

2. 整体评价维度　卫生系统强化不仅要关注每个模块的功能,更重要的是整体功能的评价。WHO 也提供了评价整体功能的几个维度,即公平、效率、获得(access)、覆盖(coverage)、质量(包括安全)和可持续。尤其是一个卫生系统能否将服务送达到边缘人群、贫困乡村地区,是反映卫生系统绩效的一个重要方面。

3. 情境决定方法　卫生系统的功能增强选择什么方法,必须考虑到情境因素(contextual factor)。卫生系统并非是同质性的、静止的、可以照搬照抄的系统,而是与各地的社会经济、政治文化因素具有莫大的关系。当然,为了全球合作、经验交流,也应尽量寻求一个比较一致的卫生系统结构和功能。

三、卫生系统的参与方

卫生系统的参与方也是多样性的,主要包括 3 个部分:公共部门(包括政府和政府的卫生服务机构)、私人部门(包括非营利机构、宗教组织和营利机构)、需方(包括社区、患者等利益相关者)。尤其是社区和患者提供了需方的视角,补充了卫生系统从供方出发的立场。

(一) 增强参与方内部和参与方之间的联系,有助于强化卫生系统

每一个参与者都能够帮助强化卫生系统某个模块的功能,增强不同参与者之间的交流互动也总是能够促进卫生系统的绩效。参与方之间互相交流、互相支持、各种交叉联系越多,系统透明度越高,也越能够增强整体能力。例如,社区动员是一种非常有效的增强社区居民联络的方法。如果社区有健康支持组织,可以鼓励居民多利用卫生服务,也可以通过选出的居民代表与卫生服务方沟通,这样就能增强卫生服务信息的透明度,以及卫生服务提供方的可追责性(accountability)。当然,社区的动员机制也需要整个卫生系统内部的合作沟通机制加以配合。如果仅在社区有动员机制,那社区健康的沟通功能也会被整个卫生系统的沉默所压抑。

此外,国际上非营利组织(NPO)对卫生系统的监管和倡导(advocacy)机制,比如国际治疗倡导联盟(international treatment preparedness coalition),也拓宽了社会与卫生决策者之间的交流渠道,增强了卫生系统的反应性和可追责性。

（二）非正规医学与替代性医学的服务提供者

健康服务还可以分为正规医学和非正规医学。非正规医学治疗者包括一些地区的没有在卫生行政系统注册的土医生、接生婆，他们也是卫生系统的参与者，而且在某些乡村和欠发达地区还是卫生服务的重要提供者。

替代性医学，是除目前国际主导的西方医学之外的各地传统医学，如中医、蒙医、藏医等。这些传统医学也有自己系统性的知识和技艺，有自己的卫生服务系统。我们并不能忽略他们自身的体系，将之粗暴地纳入卫生系统中。相反，我们必须考虑替代性医学的本土功能，加强其与现代医学的联系和交流。

四、对卫生系统强化的批判与建议

（一）模型的局限性

卫生系统强化以 WHO 的卫生系统模块框架为基础。但这个理论框架也是有缺陷的，如模块本身没有考虑情境因素，忽略多部门参与方的角色和作用，也缺乏需方视角。因此，这个系统模型是局限于卫生服务提供方的，虽然准确，但与全球健康等更多元更广泛的健康理念并非一致。

除 WHO 的"六大模块"系统模型之外，还有其他的卫生系统框架，也可以用来作为卫生系统强化的基础理论。例如 Roberts，Hsiao 等于 2004 年提出的"5 个控制节点"（5 control knobs），即筹资、支付、组织、规制、行为，用来确认卫生系统中的问题并实行改革。

（二）缺乏针对系统整体的策略

虽然 HSS 瞄准了国内卫生系统，并以卫生系统理论框架为基础，但缺乏具体的策略。正因为没有明确的策略和定义，有批评认为，是否 HSS 被当作一个篮子，什么健康行动可以往里面放呢？HSS 是否仅仅为一个说辞而已？虽然各个国际健康项目都有提到 HSS，但都是为了特定健康项目的实现，并没有真正从卫生系统本身出发解决卫生系统治理的弱点，故对卫生系统的改善还是非常微弱的。

因此，为了使卫生系统强化更加有效，有以下 3 点建议：①全球健康行动者（global health actor）应该更加注重不同健康问题项目之间的横向联系和合作，加强整个卫生系统的服务效能，而不只是特定疾病的条线效能；②除了针对具体健康问题的项目之外，应该倡导和资助国家卫生系统治理本身的改善，设立一系列的管理创新资助项目，并加强各国之间的经验交流；③明确卫生系统强化的具体目标和策略，避免分散和泛泛而论。

目前，已有的卫生系统强化的具体策略和工具，如 USAID 的"卫生系统评估"（health system assessment）设立了卫生系统评估指标和过程，用于诊断卫生系统的优点和缺点，明确卫生系统可以强化的优先领域，并在 2012 年对 25 个国家的评估经验作了总结。还有 USAID 的"人力资源评估"（human resource assessment）工具，以及用于研究筹资的国家卫生费用核算制度（national health accounts）和用于调查服务提供的"服务提供评估调查"（service provision assessment survey）。

这里提供 WHO"卫生系统监管"中认为各国都可以使用的核心指标（表 3-2），并按 6 个模块排列（指标的详细说明请阅读参考文献 Monitoring the building blocks of health systems：a handbook of indicators and their measurement strategies)。

表 3-2　WHO 建议的核心指标列表

模块及指标	数据收集方法和数据来源
(1) 卫生服务提供	
每万人口卫生服务机构数量和分布	国家或地区的卫生机构数据库(私人部门机构可能需要专门的了解)
每万人口住院病床数和分布	
每万人口每年门诊人次数	卫生机构常规报告、人群调查
卫生机构全科服务就绪分数	卫生机构调查
专科卫生机构比例	
每万人口专科卫生机构数和分布	
卫生机构专科服务就绪分数	
(2) 卫生人力资源	
每万人口卫生工作者数量	常规行政报告,并由国家人群调查数据和机构调查数据定期修正
卫生工作者的专业、地区、职位、性别分布	
卫生教育机构每年毕业人数/万人及其专业和学历分布	教育培训机构的常规行政记录,也可由职业资格认定部门修正数据
(3) 卫生信息	
卫生信息系统绩效指数(详见参考文献)	国家卫生信息系统的评审
(4) 基本药物	
已选 14 种基本药物在私人和公共机构的可及性	使用 WHO 和国际卫生行动组织(Health Action International)研制的标准方法开展国家或地方的药物价格和可及性调查
已选 14 种基本药物在私人和公共机构的消费者价格比的中位数	
(5) 卫生筹资	
卫生服务总费用	国家卫生费用核算制度(national health accounts)
财政卫生支出占财政总支出比例	
家庭自费卫生支出占卫生总支出比例	家庭开支和使用(utilization)调查
(6) 领导与治理	
政策指数(详见参考文献)	对不同卫生领域国家卫生政策的评审(如国家基本药物制度、结核病、疟疾、艾滋病、孕产妇保健、儿童健康和免疫等)

第五节　美国卫生服务系统

　　美国的卫生体系体现了其特有的美国文化背景和社会状况。它的商业化医疗保险模式与采用社会医疗保险的多数发达国家具有显著差别,是对比研究不同模式卫生服务体系的极好案例。

一、美国卫生服务体系的框架

美国并不存在单一的卫生体系,是由复杂的服务系统交互影响并组成完整框架。早期美国卫生系统的特征是私有化,以开业医师为主体,形成看病付费的基本形式,国家并不承担职能。自 20 世纪初期,州(市)和地方政府开设了各自的医院,成为非营利的慈善性质的医院,向辖区内贫困居民提供基本医疗,包括门急诊及住院服务;每一个州都设立精神病医院,性质与州医院相似。第二次世界大战后美国形成了独立的军队卫生服务系统,负责现役军人和退伍军人的医疗保健职能。综合卫生服务系统的组成有以下 4 个部分。

（一）职工、参加保险者、中等收入者的连续保险计划

美国并不存在一个完整的卫生系统向这些人群提供专门服务,它的特征是依据各个家庭自愿选择参与不同保险计划而接受千变万化的服务内容。首先由私人开业医师接诊并负责协调各种连续服务,卫生费用建立在私人付费并以参加保险形式进行结算。

对这些人群提供服务的特征是以私人开业医师和私人保险公司为主体的服务模式;政府对公共预防承担职能外,个体预防和医疗全部通过个人自费或通过参加保险由第三方付费形式;政府及公立机构都不承担医疗费用的付费机制。个人和家庭有权选择自己喜爱的开业医师、医院和需要的服务项目,也可自由选择保险公司。由于对中产阶层人群提供服务的无组织,缺乏协调,没有集中的监督控制机制,自由竞争和无序市场机制导致过度卫生服务利用,浪费卫生资源。每一个对象可能接受高质量的医疗服务,但是它的效果和效益往往是不一致的。

（二）失业者、无保险者和少数民族的保险计划

中产阶层和参加保险者代表美国最良好的保险计划,而失业者、无保险者、城市贫民和少数民族代表着美国最差的保险计划。它的特征是:①没有固定私人开业医师与服务对象签约,而是由州、市、县政府机构设立的公立医院提供门诊、急诊和住院服务;②在全国范围内同样缺乏一个系统的卫生服务系统向这些人群服务,缺乏连续、系统的服务提供者,这是缺乏服务优越性的重要标志之一;③医院急诊室是贫困者第一个就诊的医疗点,通过急诊室转诊至专科门诊或住院医疗;④慈善医院、非营利的社区医院和教学医院往往是向贫困者提供住院服务的主要场所,这类医院能提供免费或部分免费的住院服务,当然服务质量无法与营利性质的私立医院比拟;⑤自 1965 年起推行的医疗救济制度,即对收入低于贫困线标准者有资格享受部分免费的医疗制度。

（三）部队卫生服务系统

首先,该系统是专门为陆、海、空军部队现役军人设立的卫生服务系统,它是一个独立、免费、高质量的服务系统,负责向全体现役军人提供全方位服务;第二个特征是,部队卫生服务能按需要供给,无论是预防或治疗服务,还是门诊或住院服务,只要医师认为需要时都能够获得必要的服务;第三个特征是,部队卫生服务强调预防为主,保持部队指战员健康,因此定期体格检查、预防接种、减少意外伤害及预防地方病和传染病成为部队卫生服务系统的重要内容。

(四) 退伍军人卫生服务系统

该系统是独立于地方卫生系统和部队卫生系统以外的第四个单独的卫生服务系统。服务内容以住院、精神卫生和慢性疾病为主要任务的疗养康复服务为主,由于退伍军人以老年、男性占绝对多数,因此老年慢性病预防及精神卫生成为主要服务内容。退伍军人的医疗保险往往伴随其他多种福利计划,如国家向这些特殊人群提供教育、就业、伤残补偿等多种福利计划。

除了上述 4 种卫生服务系统外,还有具有特色的农村卫生服务系统和为印第安人服务的卫生系统。处于有利地位的中产阶层和保险者,军队卫生服务系统和退伍军人卫生服务系统,它们占有资源的份额、提供服务质量,以及可及性和覆盖率都要明显优越于其他 3 种卫生服务系统,即贫困者和无保险者、印第安人和农村卫生服务系统。剧烈的市场竞争导致不同卫生系统间进行无序竞争,重复设置机构和浪费资源是不可避免的。除了经济效益外,质量、可及性和公平性在各种卫生系统之间差别悬殊。美国卫生改革试图缓解卫生系统之间的差别,但进程艰难。

三、美国卫生服务体系分析

美国的卫生服务体系并不是一个全局策划的结果。由于美国在价值观上注重自由市场,警惕政府扩权,因此历史上长期不重视公共卫生服务体系的设立。卫生服务体系是被动地用一小块一小块的法令逐步累加起来"打满补丁"的体系。

从 1930 年,罗斯福总统否定了"全民卫生保健"提案后,商业资本就不断开拓营利性医疗保险市场,逐步培养起了一个非常庞大的医疗保健产业。这个产业在日后一再成为美国卫生服务体系改革的强大敌人。

历史上,美国政治家多次提出要设立一个全民覆盖的医保体系,例如 1945 年杜鲁门总统和 1993 年克林顿的卫生保健法案,都因为利益集团以自由主义价值观为名的阻挠而流产。至今,美国是发达国家中唯一没有全民覆盖医疗保健计划的成员。因此也造成了美国卫生服务体系的总体特点是公平性差、费用高、产业发达、创新性强。

(一) 美国卫生体系的漏洞

有人称美国的卫生系统是一个过与不及兼具的"怪物"。总体上而言,美国的卫生经费超过了地球上其他任何国家,2014 年有 3 万亿美元投入卫生领域,占美国 GDP 的 18%。同时,有将近 17%,约 5 100 万美国人长期没有医疗保险;另外,有 2 500 万人是低医保,即保险程度不足以减少他们的疾病经济负担。美国的卫生服务绩效排序是 37 位,卫生总体质量排序是72 位,远远落后于一般的发达国家。

1. 卫生经费庞大的原因

(1) 过度的医疗诉讼:美国医生和医院的医疗诉讼也非常多。美国卫生部的一个调查显示,76%的医生担心医疗诉讼会让他们不能以病人为中心提供高品质的医疗服务。为了降低自己的经济损失,医生们投保了逐年昂贵的医疗诉讼保险。而在这方面付出的成本,医生也很有可能要从病人身上得到补偿。并且,为了减少被医疗诉讼的可能,医生们更多选择了全面而不必要的保护性医疗,由此推高了医疗费用和保险费用。

(2) 商业医疗保险的管理费用高企:Medicare 的管理费用约占总支出的 3%,而商业保险公司的管理费用占总支出的12.8%。众多的医疗保险公司之间会开展激烈的市场竞争,他们需要支付广告宣传费用、需要考虑病人遴选等,这些都推高了管理成本。

(3)过多使用高新技术导致医疗费用上升:2013年美国医疗卫生领域科研经费达1350亿美元,其中350亿流入医药工业,100亿流入医疗技术领域。更多更新的医疗技术产品涌向市场,一方面提高了医疗服务的品质,另一方面都需要消费者去支付,因此也拉高了医疗费用。

2. 卫生公平性差　美国不公平的卫生服务主要是由于卫生经费的分布不公平。少数民族和低经济阶层中低保险和无保险人群数量巨大。目前美国存在两层卫生体系,即高端化的私立医疗和供给不足的公立医疗。CONCORD调查发现白种人妇女的乳腺癌5年生存率(84.7%)和黑种人妇女的(70.9%)差异巨大。这说明美国总体健康水平较高的背后,存在着显著的人群间的健康不公平。

3. 难以提供连续性以预防为主的医疗卫生服务　由于缺乏统一的医疗保险体系,因此消费者经常在不同保险公司之间跳跃。保险公司所做的外部性较大的预防保健服务对于该公司是没有成本效益的。因此,碎片化的、投保者变动性大的医疗保险体系,也导致了保险公司没有动力为投保者提供初级保健和以预防为主的医疗服务,也在总体上助推了医疗费用的上升。

(二)美国卫生系统的政治背景

美国卫生服务体系的不公平性,主要来源于分散的、过度自由的医疗服务、医疗保险体系,并植根于美国的社会背景。

1. 利益集团纠结　每年美国投入卫生领域的几万亿美元维系着医疗诉讼、医疗器械、医疗保险、医药生产与研发、医疗服务,包括周边的营销宣传、原材料等行业的发展。美国卫生改革要降低医疗费用、增强医疗公平性,必然会增加社会化医疗保险,减少私营医保市场,降低医疗费用,因此受到了强势利益集团的阻挠。而卫生改革所利于的人群是那些低保的弱势人群,他们在政治话语体系里是缺乏影响力的。因此,卫生改革困难多、阻力大。

2. 权力分散制衡　权力在不同政治角色中的分散制衡是美国政治的核心特点。国会成员经常持有与总统相反的观点,他们每个人并不一定与自己的党派保持一致。参议院与众议院内都有不同委员会各执己见,参议院与众议院之间也难以达成一致。因此,宏观卫生政策的改革困难重重,历来各位总统前仆后继提出的卫生政策改革方案都葬身在"国会墓地"。

3. 政治观念　美国是一个非常注重"个人选择"的社会,因此他们担心一个全民医疗保险会限制他们的个人选择机会。他们相信"市场竞争"带来效率和效果。美国也非常"警惕行政干涉",因此英国式的国家卫生服务是不可能受欢迎的。

从20世纪初开始讨论"国家卫生保健"以来,利益集团反复宣扬这种国家计划是不符合美国传统的,是"社会主义的",会造成"政府扩张"。实际上,美国人普遍认为健康服务是一项基本人权,当话题被引到政治哲学、政治文化和意识形态就容易被当成不理智的武器。

(三)奥巴马2010年医改法案

美国卫生改革步履艰难。直到2010年3月,奥巴马政府终于立法通过了《2010患者保护和可负担的医疗保健法案》(2010 Patient Protection and Affordable Care Act)。这个历史性的医改法案从2014年开始全面实施。该法案以增强医疗服务公平性为主旨,扩大已有的医疗保险,如Medicaid和商业保险的覆盖面,预计将减少1500万的无医保人群。法案主要内容如下。

(1)对同样年龄、性别、地域的人收取同样额度保险金,不管之前健康状况如何。

(2)引入最低量的保险额度,取消所有年度和终生的保险报销额度上限(coverage cap)。

(3)规定某些医疗服务项目必须报销,不得共付。

(4)要求所有个人(除特别规定外)都购买医疗保险,否则必须支付罚金用于医保基金,避免个人只在得病后才加入医疗保险。

(5)扩大各个州的 Medicaid,包含所有个人或家庭收入在贫困线133%以下的群体。

(6)所有州都必须建立医疗保险交易网(insurance exchange)。该网站为中低收入者和小企业购买保险服务,类似于购买飞机票的在线购物网站,可以比较不同保险(包括 Medicaid 和商业保险)收益包及其价格,从而促进医保信息透明化,促进医保竞争,降低价格。同时,也对中低收入者(4 倍贫困线以下)的医保补贴也在医疗保险交易中使用。

(7)提高长者医疗保险(Medicare)的处方药报销额度。

(8)如果雇主(除小企业)不给员工提供医疗保险,则必须付出税收罚金。小企业如果给雇员提供医疗保险,则有税收优惠。

同时,医药公司和商业保险公司也是这个法案的赢家。这当然也是前述利益集团与公共利益的一个妥协结果,若非如此该法案也无法通过立法。法案的内容也利于商业保险的营利。法令规定大部分人群尤其是很多年轻健康的人群也必须购买医保,这给商业保险公司带来了更多客户。因此,美国民主的政治博弈就是尽量争取化敌为友,才能艰难地迈向公众利益。

(四)美国医疗体系创新

美国充满市场竞争和自由选择的医疗服务体系产生了很多值得其他国家借鉴的创新,这里只介绍管理型保健和医疗信息公开的 leapfrog(蛙跳项目)作为案例。

1. 管理型保健(managed care)　传统医疗保险只发挥了风险承担的作用,只是在服务提供完后替需方支付一定的费用。医疗服务是按服务项目收费的。为了减少医疗费用支出,保险公司就会提高起付线,或者提高共付比例,或者先垫付后报销以增加需方的额外成本。但保险公司很少对医疗服务提供者做出约束和激励。

而在管理型保健中,医保增强了自己的作用,不仅仅是支付者,而且是一个医疗服务的管理者。它不仅仅约束需方的消费行为,还引导供方的服务行为。医疗保险变成了贯通筹资、支付、服务提供的一体化功能。

比如健康维护组织(Health Maintenance Organization, HMO)整合了从初级卫生服务到三级专科卫生服务的服务体系,为投保者提供完整的医疗卫生服务。这时,医疗保险就不仅仅是支付方,它可以约束、引导、控制医疗服务提供者的行为,甚至拥有很多服务提供者。

管理型保健的成本控制、服务激励的工具,对每个国家都有一定的借鉴意义。比如按人头付费、医保通过支付考核约束医疗行为、病种管理等。

2. 公开医疗信息　医疗信息一度是局限在医疗行业内的,但是 Leapfrog 项目有效推动了医疗信息的公开化,从而掌握了医疗服务质量信息的需方在医疗服务购买中的地位有了一定提升,某种程度上改变了供需双方不平等格局,促使了医院在需方的监督激励下更有动力去提升医疗安全和医疗质量。

Leapfrog(www. leapfroggroup. org)创办于 2000 年,是由私营和公共领域的 160 家雇主机构共同发起的一个志愿项目。这些雇主们追问为什么自己为员工花了很多钱购买医疗保险却无法得知和无法改善医疗服务,于是设立该项目来了解、公布医疗服务信息和奖励医疗服务质量的进步。2009 年,Leapfrog 开展了"Leapfrog 医院调查"(Leapfrog hospital survey),评价和比较医院的医疗安全、服务质量和效率。

总之,美国的卫生服务体系以深度的商业化为特点,产生了巨大的不公平问题。同时,市场竞争也演化众多创新,如增强医疗服务信息透明度、医疗服务质量的公开评价、购买者对医疗服务质量的监督。这些创新逐渐弥补了医疗行业本身的信息不对等的缺陷,某种程度由市场本身纠正了卫生服务的市场失灵问题。因此,在高效市场化的基础上,如果能够增强医疗保险的社会化和公平性,美国卫生系统总体的成本效益和健康效果就能进一步提高。

第六节　英国国家卫生服务制

英国卫生系统传统上实行严格的计划体制,卫生经费绝大部分来自税收。医疗卫生机构主体实行国有化,全国95%以上的医院为国立医院,医务人员绝大部分是国家工作人员,全民实行免费医疗制度,称为国家卫生服务制(national health services, NHS)。1980 年代开始 NHS 进入了持续 30 多年的改革,不断引入市场机制。由于 NHS 一直处于持续改革中,管理结构不断变化,本节介绍 2006~2010 年的 NHS。

一、NHS 简介

(一) NHS 基本情况

英国的卫生服务体系是以政府提供卫生服务的 NHS 为绝对主体。同时,私营医疗卫生服务和商业保险与 NHS 并立,但大概只有 8% 的人口会使用商业医疗服务。目前,NHS 已经由政府提供服务向政府购买服务转变,效果尚待评估。

NHS 设立的意图是实现卫生公平性和福利性。其核心目的是给有健康需要的人提供可及的连续整体的服务,给相同的健康需要以相同的健康服务,服务的利用免费。英国的 NHS 分为 4 个部分,即英格兰、苏格兰、威尔士和北爱尔兰各自的 NHS。下文主要描述英格兰的 NHS。NHS 提供的卫生服务只要是英国居民,使用时几乎都是免费的。但牙医的服务需要自费,在医院停车也要收钱,处方也是需要掏腰包的。

1. NHS 结构　管理 NHS 的行政机构是卫生部,卫生部负责人称为卫生事务大臣。议会将 NHS 管理权下放给 10 个 战略卫生局(SHA),SHA 监管所有的服务提供者联合集团的服务,尤其是初级卫生保健联合集团(primary care trusts, PCT)。

PCT 负责提供初级卫生保健和公共卫生服务,PCT 占用了 80% 的 NHS 费用。2006 年 10 月之后,PCT 从 203 个合并为 152 个,从而强化服务管理和减少费用。PCT 共管理着 29 000 名全科医生,18 000 名牙医。PCT 除了委托全科医生提供初级卫生保健服务,也向 NHS 其他的托拉斯(TRUST)或私人部门委托,外包初级卫生保健服务、二级医疗服务、免疫接种及流行病控制。

各类 NHS 托拉斯提供不同类型的卫生服务。医院组成医院托拉斯/联合集团(hospital trust),一个医院托拉斯下属 2~8 个医院,统一管理并接受 PCT 的委托提供医疗服务,受 SHA 监管。服务优异的医院进入国家卫生服务制信托基金会(NHS foundation trusts),获得更大的独立于 SHA 的管理和财务自主权。另外,还有 NHS 保健联合集团(care trusts)、NHS 急救服务联合集团(ambulance services trusts)、NHS 精神卫生服务联合集团(mental health services trusts),分别管理和提供专门的卫生服务。

全科医生和牙医是个体的,他们通过 PCT 与 NHS 签合同,提供服务。他们互相合作,有自己的诊所,可以雇用其他医生。只有在没有足够的私人全科医生时,NHS 才会自己雇医生和机构。NHS 的员工和全科医生都可以参加 2008 年后启动的 NHS 养老金计划(pension scheme),退休后可以有定额收入。

2. NHS 经费 1948 年 NHS 刚成立时的年预算是 4.37 亿英镑(折现为 90 亿英镑),2009 年时为 1 000 亿英镑,60 年增长了 10 倍左右,平均每年增长 4%。2012~2013 财年,英国政对 NHS 的投入预算是 1 089 亿英镑(约合 1 万亿元人民币),占英国 GDP 的 9.4%,之前该比例一直低于其他欧洲发达国家。

(二) NHS 资源配置

在计划体制内如何分配资源是英国 NHS 的关键问题。1962 年前,区域卫生行政部门资金分配依据之一是人口,按人口测算该财政年度运行的固定资产项目运转费用;二是现有服务项目的维持费用。1962 年以来,卫生费用分配是根据床位与人口比例为依据,卫生费用的增量是以固定资产投入计划为依据。

1976 年公布了资源分配工作小组(resource allocation working party, RAWP)按公式进行资源分配。这是一个确保区域公平性的资源分配方式,主要是依据当地居民的医疗卫生需要为原则。例如,对医院和社区卫生服务需要,用一般医疗服务、急诊服务、精神卫生服务来反映;人口组成和不同年龄结构是应该考虑的第二个要素;还有不同地区有提供服务的差异,如土地、房屋及人员成本等。自 1992 年以来,NHS 不断完善 RAWP 制度,集中在需要、供给和利用三者的关系,按利用配置地区间的卫生资源。RAWP 能够恰当反映"具有相同健康需要的人群应具有相同卫生服务可及性"的基本原则。

1. RAWP 构成 RAWP 是作为衡量人群健康相对值的一种方法而提出的,它包含 5 个基本要素:①人口总量;②人口构成指标;③标准化死亡率比(SMR);④费用加权指标,也称市场力量因素,表示在不同地区由于物价水平、劳动力成本、经济状况等因素不同,同一种疾病治疗成本存在差别;⑤病人交叉流动,通过对地区间病人流动进行校正,以消除由于地区间病人流动对资源配置带来的影响。

RAWP 的基本公式:

$$\left[\frac{\sum_i \sum_j \sum_k RP_{jk} \dfrac{NB_{ijk}}{NP_{jk}} SMR_{jk}}{\sum_r \sum_i \sum_j \sum_k RP_{jk} \dfrac{NB_{ijk}}{NP_{jk}} SMR_{jk}} \right] \times \left[\sum \sum \sum RP_{rjk} \right]$$

式中,RP 为地区人口数;NP 为全国人口数;NB 为全国病床使用天数;i 为疾病分类(ICD);j 为年龄组,分为 9 个组,分别为 0～、5～、15～、25～、35～、45～、55～、65～、75～;SMR 为标准化死亡率比;r 为区域;k 为性别。

在基本公式中使用了人口规模、年龄、性别、病种和标准化死亡率比、床位使用状况,由于对各地区人口数进行加权,求出加权人口数。从国家分配资源到各区域,使用 RAWP 公式,从区域到社区同样使用本公式,有些社区可根据具体情况对个别参数作适当修正。

2. RAWP 演变　1986 年,英国卫生和社会保障部对 RAWP 公式提出一系列修改意见,主要是:①采用总的 SMR,不再对其进行年龄和性别疾病死亡率比分组计算;②SMR 与资源需要量的弹性系数由原来的 1.0 改为 0.04;③引入 75 岁以上人群的 SMR 作为主要健康需要指标;④由于健康需要受许多社会经济变量的影响,如生活环境、营养、生活习惯等,因而引入"优惠地区系数"(UPA_8)变量。它是由 8 名通科医师反映通科医师工作压力指标加权和,权重由通科医师回答调查后得出。改进的 RAWP 公式:

$$NEED_{si} = K \cdot SMR_{75i}^{0.44} e^{0.0026} \cdot UPA_{8i}$$

式中,$NEED_{si}$ 为 i 区域卫生资源相对需要量;$SMR_{75i}^{0.44}$ 为 i 区域 75 岁以上人口的 SMR;UPA_{8i} 为 i 区域优惠地区系数。

1996 年卫生资源配置的特点:①使用更加灵敏的年龄费用加权系数;②对健康需要量衡量方法,将健康需要分为急性病服务和非急性病服务需要两类,同时根据国家卫生服务制执行的经验,将总资源量分别以 64%、12% 和 24% 的权重分配给急性病服务、非急性病服务和无需要加权的服务 3 个领域;③加入了市场力量因素(market forces factor,MFF),考虑不同地区间由于市场力量因素的影响而造成成本的差别,来计算卫生技术人员工资投入,避免因为收入与人力资源市场有落差引起人员不足,服务质量下降。

RAWP 的计算参数后来又加入了发病率、失业率、居家老人比例、民族、社会经济地位等。而在公式计算决定地区资源分配之后,又有一个"拉平"(level up)过程,再分配一些额外的资源给那些公式分配不够的地区。

3. 启示

(1) 英国国家卫生服务制建立的早期配置资源缺乏客观依据,采用床位和人员为依据的资源配置方式,形成以供方为导向的资源分配模式,产生的缺陷与弊病也是我国卫生系统在计划经济年代能深刻感受的。

(2) NHS 实施以需要为导向的资源配置模式,测定相对需要量是关键,精确测量尤为必要。自 1971 年起,英国推行家庭基本状况调查,每年在全国人口中抽样 1.2 万户家庭共 3.2 万人口进行有关社会经济、人口、婚姻、生育、疾病、卫生服务利用和卫生费用的调查。调查结果的一个重要用途是为 RAWP 公式计算相对需要量提供重要参数。目前,随着病历电子化,也有数百万的病历支撑着资源分配计划。

二、NHS 改革历程

从 1979 年撒切尔夫人执政开始至今 34 年,NHS 处于持续的改革中。按首相的执政分期,分为撒切尔时期(1979～1990)、梅杰时期(1990～1997)、布莱尔时期(1997～2007)、布朗时期

(2007~2010)、卡梅伦时期(2007)、特雷莎·梅时期(2016年至今)。

（一）NHS改革的动机

20世纪70年代,英国NHS是国家所有的计划体制,虽然能够较好体现社会公平的目标,但是具有计划经济根深蒂固的弊病,如效率低下、浪费严重、质量不高等缺陷。20世纪80年代的NHS面临预算不断超支、健康需求增加、效率低下等问题。人口结构变化使纳税人越来越少,老年人越来越多,这给卫生系统带来巨大的服务压力。另外,这个庞大无比的指令系统,需要为每个细小部分的运转提供管理和规则,实施了上百个互相牵连的专项,过于复杂的行政系统让管理人员和卫生技术人员的工作进度非常缓慢。保障病人选择权也是改革的一个价值导向。因此,为了保障病人选择权必须引入多元的服务提供者,增加同行竞争。现在,医院要转诊病人时,也会给病人提供4~5个医院作为选择。总之,改革的动力是降低成本、改善服务质量、优化管理、提升病人选择权。

（二）改革历程

1. 撒切尔至布莱尔时期

（1）管理体制改革:1979年撒切尔夫人上台前的NHS是单一的中央集权的行政系统,大部分医院和服务提供者都隶属于NHS,NHS之外的私立医生也有部分是NHS合同工。服务提供者和政府管理者的关系被形容为是计划指令式的。

全英格兰有14个区域卫生局(regional health authority),按人口和死亡率的权重得到人头卫生经费。14个区域再细分为更小的地域范围,从而将卫生经费从中央层层下拨到地方。

1）科层制管理:20世纪80年代,撒切尔政府将NHS的管理方式从合议管理(consensus management)改为科层制的总体管理(general management),设立总经理(general manager)。卫生行政部门层级原为中央-区域-地区-区(central-regional-area-district)4级,为了减少官僚作风,撒切尔时期取消了地区(area)一级卫生行政机构;梅杰政府时期,又取消了区域卫生行政机构(regional health authority)的层级,因而只剩下了中央-区(district)两级。在布莱尔的第一个任期内,再度改革地方卫生行政部门设置,取消了区卫生局(district health authority),改为28个战略卫生局(strategic health authority, SHA)。2006年,SHA缩减合并为10个。政府机构SHA的作用就是监管卫生服务,尤其是初级卫生保健联合集团(primary care trusts, PCT)提供和购买的服务。

2）增强公立医院自主性:公立医院从政府所有制变为非营利的、半独立机构,并联合起来组成了托拉斯(公立医院集团)。布莱尔时期成立的信托基金会(foundation trust)也是旨在提高公立医院的自治权。

（2）服务提供模式的改革:20世纪70年代,区域卫生局管理各类医疗服务,着力提高资金效率。到了20世纪80年代,认识到当时的NHS的模式总是存在资金短缺和服务无法快速更新的事实。当时的两个NHS白皮书,即 Working for Patients 和 Caring for People,宣布了内部市场的改革。主要通过购买服务的方式,引入市场竞争。

20世纪90年代实行管办分开,卫生局只负责监管,不再举办医院,而是购买服务。购买者有两类,分别外包不同的卫生服务:①地区卫生局,每个卫生局管理20万人的健康;②当地持有基金的全科医生,每个全科医生管理约1万人的健康。到1996年,约一半的全科医生是基金持有者。1990 年代末，全科医生、护士等初级保健提供者，以及利益相关者组成了独立的托拉斯，即初级卫生保健联合集团（primary care trust，PCT）。自 2004 年开始 PCT 全面运作，负责提供卫生服务和组织卫生服务的委托，每个 PCT 负责 17 万人。可以说，PCT 总体负责了居民的健康，也因此整合了各类卫生服务。

由于一直以来 NHS 包揽绝大多数卫生服务，私立医院数量极少。为了利于多元服务提供者的竞争，自 1990 年开始梅杰政府设立私人融资计划（private finance initiative）项目。该项目在布莱尔时期得到加强，其目的是增加私立医院，并与他们建立长期合同关系。为了鼓励多元竞争，PCT 设立的目标是外包 15% 的初级卫生保健给私营部门（营利或非营利）。

2002 年，医疗联合集团信托基金会（foundation trust，FT）成立，至 2012 年底共有 114 家 FT。它们是独立于 NHS 的服务提供者组织，由专门的独立监管者（monitor）监管 FT 的服务。FT 的特点是引入了公众参与管理（patient and public involvement，PPI），由病人、职工和公众参与对医疗联合集团的监督管理。每个 FT 都是立足于地方，努力增强对当地卫生需求的反应性。

2. 卡梅伦联合政府时期　自 2013 年 4 月，卡梅伦联合政府实施了争议甚广的"2012 卫生和社会保健行动"（the health and social care act 2012）。151 个 SHA 和 PCT 被取消，211 个临床委任组（clinical commissioning groups，CCG）作为服务外包系统，英格兰全科医生获得了更全面的委托健康服务的权力。CCGs 由全科医生与医院医生、护士一起运作，向外委托大部分的卫生服务，如二级医疗服务、社区卫生服务、康复、急诊等，并支付报酬。CCG 掌管 650 亿英镑的预算，而官方机构 NHS 英格兰（NHS England，前身是国家卫生服务制委任委员会，the NHS Commissioning Board）掌管剩下的 300 亿英镑，委托其他特定服务。

目前，英国的卫生部已经脱离了对 NHS 的直接管理或者服务提供，只负责对健康服务和社会服务的战略领导。英格兰的卫生服务大部分并非由 NHS 提供，而是通过 CCG 以合同购买的方式由不同类型的医院和全科医生提供。NHS 英格兰是卫生部之外独立的半官方公共组织，负责监督考核 CCG 卫生服务质量和效率，分配卫生资源，向外委托服务。不管公立、私立，营利、非营利，服务提供者只要服务能力、服务质量、安全性、价格等方面符合 NHS 的标准，都可以竞争得到服务委托合同，参与服务提供。

公共卫生方面，本次改革新成立了英格兰公共卫生机构（public health england），作为卫生部的一个执行机构，与 NHS 合作促进人群健康。其主要职能是鼓励和支持地方政府有关公共健康的卫生项目，开展公共卫生研究，并分享信息，支持地方政府和 NHS 建立公共卫生服务体系。

服务监管和规范方面，主要机构有保健质量委员会（The Care Quality Commission，CQC），监督（monitor）、健康观察（health watch）、国家卫生服务制信托发展局（NHS trust development authority，NHS TDA）、国家医疗卫生质量标准署（the National Institute for Clinical Excellence，NICE）。其中健康观察是需方的社会监督组织，代表公众对医疗服务和社会服务的观点，努力使公众意见能影响卫生服务决策。NICE 设定服务规范，评价各类卫生服务是否有成本效果，是否规范，是否应该由 NHS 提供。CQC 成立于 2009 年，属于英国事业单位（non-departmental public body），依法负责规范和监管卫生服务及社会服务。社会服务和卫生服务提供者开业前必须在 CQC 注册。

虽然服务外包的方式增强了卫生服务能力和供给量，也增强了政府对卫生服务成本和质量的控制力，然而很多人担忧私立服务会突然涌入，公益性难以保障。政府声称改革的意图并非私有化,而是让私立服务提供者与公立医院一起竞争,通过外包服务,提高政府对费用的控制能力,彻底改变原有的 NHS 预算外费用难以控制的局面。

该法案的另外一个改革动向是社会服务和卫生服务的一体化,作为卡梅伦首相"Big Society"改革的一部分。因为医疗服务和其他社会服务都是结果导向的(民众的健康和幸福),而不应该用服务的领域来分割。地方政府设立卫生和福利委员会(Health and Wellbeing Boards),让医疗和社会服务的提供者及利益相关者都参与进来,促进公共卫生服务、医疗服务、社会服务、儿童服务等公共服务的整合,并鼓励社会参与管理。这样才能在整体上解决吸毒、肥胖、吸烟、酗酒等健康和社会问题。

医院的收费方式从按服务项目收费变为了按卫生服务包收费(healthcare resource group, HRG),每个服务包的价格在国内都是一样的,医院要以质量和成本取胜。当然这个收费方式要起到规范服务、激励质量提升的作用,必须先要有一个有竞争的服务市场。在科层制行政主导的卫生服务体系内,无法起到作用。实际上,在科层制体系内,其激励措施非常有限,找不到一个良好的质量提升和成本约束的解决方案。科层制行政体系的最大特点是稳定和普遍覆盖性,它只适合提供一些规范化的非常固定的服务。相比之下,以市场竞争为基础的服务提供领域,积累了非常丰富的各种管理和激励方法。这也是为什么英国要引入新公共管理、引入多元的服务提供者、扩大合同购买范围的根本原因。

到目前为止,NHS 改革的主要内容是服务提供者的组织方式,以及监管者、提供者、购买者的角色定位。筹资方面从中央到地方的经费拨付方式并没有改变。对公众来说,改革内容都在后台,前台的服务过程也没有太多改变,依然是预约全科医生、开处方,或者转诊到专科医生,服务依然保持了基本免费。

三、NHS 改革的评价

NHS 是英国人的骄傲,也成了不可被摧毁的政治象征。NHS 税收支撑、单一系统、免费服务的基本原则,体现了英国卫生服务的社会主义性质,也是难以撼动的 NHS 基石。所以,当 NHS 面临效率和质量等问题时只能选择改革,却不可能放弃 NHS。

(一) NHS 的改革方向

当然,NHS 的改革依然是大胆而深刻的。NHS 由原本单一、政府提供卫生服务的行政系统,不断引入市场机制,30 年来一再重塑管理体制。不过,剧烈的改革也被指责为折腾和耗费资源。NHS 的改革经历了多次管理机构和服务提供者组织的重组,很多机构或项目建立几年又撤销,整个卫生系统一直处于震荡之中。

NHS 的改革遵循了这样的基本方向:保持 NHS 一贯的公平和免费的基本原则,在此基础上注重病人选择权、效率和质量。改革主要有两个方面:①根据新公共管理理论,改革管理体制,去除行政官僚色彩,减少管理层级,厘清政府职能,强化监管,下放权力(devolution);②利用市场机制,改革服务体系和服务模式,通过服务购买合同引入多元的服务提供者参与竞争。

目前,NHS 的职能已经从提供服务,转变为管理服务、促进改善。服务提供体系已经改为委托服务的模式,由大量非 NHS 的医疗服务托拉斯签订服务契约;从一个筹资、服务、管理一体化的庞大组织,转变为类似于社会保险的支付方和健康战略决策者。不变的是,NHS 的资源分配依然由中央下拨到地方,可能难以妥善照顾到各地的健康需求。

全科医生在这次改革中被赋予全新功能,他们从单纯的服务提供者,变为居民的健康管理者。卫生服务从提供碎片化的服务项目,变为以人为中心的整体健康管理。一个全科医生手上持有上万人的卫生经费,可以向各类卫生服务提供者委托服务。这也是 NHS 改革权力下放的真实反映。

在卡梅伦的"大社会"(big society)里,不仅健康服务要整合,健康服务管理也要由政府、服务提供者、民众共同参与,甚至社会服务与卫生服务也应该以人的健康幸福(well-being)为核心进行整合。

(二)政府与市场的反思

当前,卫生服务的一些价值原则已经得到公认,如公平、可及、高效率、高质量、全面覆盖,同时以公共卫生和初级卫生保健为重点卫生服务内容。因此,关键问题是怎样设计一个卫生服务系统才能达成基于这种价值观的卫生服务愿景。

英国政府相信在全民覆盖基础上的多元竞争和公私合作有助于卫生服务价值的实现。公私合作的核心难题是如何设计卫生服务体系的规则,既允许私营服务提供者以营利为目的,又保证卫生服务体系整体的公益性。这就需要公私合作有一些比较明确的规定,保证私营提供者的可问责性(accountability)。

反过来看,英国政府已经认识到如果全部由公立机构提供服务,卫生系统将会遇到费用不断上涨、效率降低等问题。并且,因为规则制定者和服务者的利益连为一体,从公众利益出发对卫生体系进行改革将会遇到巨大阻力,改革的执行力也会涣散。

从政府包揽到多元整合,英国 NHS 的改革将给中国卫生改革甚至社会改革提供非常多的借鉴,提醒我们以更加开放的眼光审视政府、社会与市场的角色如何竞争和合作。

第七节　印度卫生系统和卫生改革

要了解印度的卫生系统,必须先了解印度的基本国情。印度被认为是一个矛盾的国家。它有 13.53 亿人口(2018 年),有约 29% 的贫困人口。它的民族成分复杂,种姓制度影响深远。与中国一样,也是农业大国,农民医疗问题是印度的重要健康议题。它有非常高端的医疗科技,每年吸引全球的病人到印度做"医疗旅游",也有数以亿计的穷人只能选择简陋的私人诊所看病。

近 100 年的英国殖民统治也给印度带去了资本主义现代文明。在 1947 年从英国人手中取得独立后,印度沿袭了英国的一些行政体系,包括卫生制度。印度也是一个联邦制国家,中央政府的权力较小,具体行政权力落在邦政府手中。与中国一样,印度也存在南北贫富差距,总体而言南方比较富裕。因此,不同邦政府之间在卫生经费、健康水平上可能表现迥异。

一、基本卫生制度

下面介绍印度卫生系统的一些特点。

1. 西方医学与传统医学共同发展　印度除了西方医学体系,还有多个印度本土传统医学,包括自然疗法(naturopathy)、阿育吠陀(ayurveda)、瑜伽(yoga)、悉达(siddha)、顺势疗法(homoeopathy)、尤那尼(unani)等。尤其是低收入人群,经常求助于更为方便廉价的传统医学。

2. 基本医疗卫生体系　印度的行政区划在中央以下分为邦与属地(states and union territories)、县(district)、乡(subdivision,block,subdistrict)及村,共4级。与中国一样,印度医疗卫生体系也与行政区划基本对应。印度的政府医疗体系分为国家级医院、邦级医院、专区级(division)医院、县级医院和乡级医院,共5个层次。专区级大医院技术发达,但数量少,常常人满为患;县级及以下为基本医疗卫生服务体系。

印度的基本医疗卫生机构免费为公众提供医疗服务,免费项目包括挂号费、检查费、住院费、治疗费、急诊抢救的一切费用。农村基本医疗卫生体系分为社区卫生中心(community health center, CHC)、初级卫生中心(primary health center, PHC)、初级卫生站(subcenter, SC)3级。在这3级之上还有乡(subdistrict)医院,病床设立31~100张;县(district)医院,病床为100张以上,这几个层级的卫生机构病床数逐级递增(表3-3)。关于这3级基本医疗卫生体系的标准,印度开发了印度公共卫生标准(Indian public health standards, IPHS)加以具体阐述。这套标准明确而详细地设置了印度基本医疗卫生体系的配置和服务,起到了提升服务质量的有效指导作用。

(1) 社区卫生中心:在乡行政层级上,既是行政管理机构也是卫生服务机构,提供专科服务。

(2) 初级卫生中心:在村一级,关注预防和健康促进服务。

(3) 初级卫生站:是最边缘地区的第一级卫生服务机构。

表3-3　3级机构的人口和地区分布标准表

分级	平原地区(人)	山地/部落/贫困地区(人)	病床	所辖机构
初级卫生站	5 000	3 000	无	
初级卫生中心	30 000	20 000	6张观察病床	管辖6个SC
社区卫生中心	120 000	80 000	30张病床	管辖4个PHC

(资料来源:IPHS)

印度的卫生站一般有2名工作人员,一名女性卫生保健工作者和一名男性卫生保健工作者。女性卫生保健工作者主要负责母婴健康、计划生育和预防接种,也发放一些基本的药品。人员经费由政府提供。每个初级卫生中心接受保健站转诊来的常见病住院病人,病情严重者则向社区医院或专科医院转诊。

3. 中央和邦的责任划分　由于印度宪法认为卫生事业首先是邦政府的责任,因此主要由邦政府负责邦内卫生事业的筹资和发展。但中央政府对邦政府的财政转移也具有重要影响,邦政府承担卫生公共经费的64%,中央政府承担36%的比例。中央政府主要在资金筹措和宏观卫生政策上负责,邦政府有灵活执行和调整中央卫生政策的权力。

4. 印度的医疗保险　印度医疗保险市场构成中,社会强制性保险约占3%,雇主保险占2.8%~4.7%,自愿(商业)保险约占1%,非政府组织或团体保险基金2.8%~4.7%,其余约

90%的人没有医疗保险,但他们都可以享受免费医疗。

5. 私立医疗部门的蓬勃发展　印度有众多人口支撑起巨大的健康需求市场,而政府专注于公共卫生和初级卫生服务,加上本来就数量不足的公立医院,使得专科医疗和三级医疗服务供不应求。此外,从1990年以来,印度以小政府和自由市场的理念推行对私立医疗服务的鼓励政策。这些因素联合起来,使得印度的私立医疗卫生部门迅猛发展。刺激政策如降低医疗器械进口税的措施、为非印度居民的医生如美国和英国人在印行医简化手续、5年的税收减免期等。印度也引入了国外先进的医疗保险管理经验,政府开始推行管理型保健。

二、卫生系统的得失

(一)卫生系统的优势

印度卫生系统的优势主要在于通过一个架构优良、目标清晰的卫生服务体系,将少量的卫生财政支出用在了健康需要最迫切的人群和项目上,保护了健康公平的底线,也保持了对基本医疗和公共卫生的重视。因此,虽然其卫生支出占GDP的比重很低,但筹资公平性却排名靠前。

1. 政府重视公共卫生工作　印度政府一向以健康公平性为自己的价值目标,因此其着重建立的3级基本医疗卫生体系在SC与PHC是以孕产妇保健、生殖健康等公共卫生服务为主要内容的。

2. 卫生行政管理效率较高　印度将卫生与计划生育合署为一个部门,即卫生和家庭福利部(ministry of health and family welfare, MOHFW),下面设立相对独立的卫生与家庭福利管理局和传统医药管理局。印度的医学教育也由卫生部门管理,这些措施增强了卫生部门的协调能力。卫生行政人员分为政治家、文职官员和技术官员。这种划分能很好利用卫生技术人员在系统管理上的作用,同时增强了文职官员的专业性和政治家的政治责任。此外,印度的中央政府与邦政府之间在健康事业上也有比较明确的责任分工。

3. 财政投入保护了健康公平性的网底　印度在基层设立的3级基本医疗卫生网络提供了免费的基本医疗卫生服务,同时城市公立医院90%以上的运行经费由政府承担,提供廉价或免费的医疗服务,减轻了患者的经济负担,有利于健康公平。

4. 公立和私立部门均得到发展　印度在20世纪90年代后实行自由主义市场经济,充分放开私立医疗机构的发展,各种医疗水平和收费水平的私人诊所都能繁荣发展。同时,公立医院提供廉价或免费的医疗服务。因此,公立与私立能够公平发展,互相弥补,使各类收入人群均能有适合自己的医疗服务提供者。印度卫生系统对公立医院公益性的重视、财政对初级卫生保健体系的绝对支持和公私协调发展的宏观政策都是值得中国学习的。

(二)目前的卫生系统缺陷

印度存在中低收入国家共同的一些发展困境,也值得中国借鉴。

(1)人均公共卫生经费低,导致高自费比例。2005年,印度卫生总费用占GDP的6%左右,与邻国如泰国、中国都相差不远。但2004~2005年公共财政对卫生的支出只占了GDP的0.94%,导致自费比例占全国卫生总费用的78%。自掏腰包的卫生筹资现状导致了严重的因病致贫。2004~2005财年,政府支出占卫生总费用的19.67%,而家庭自费占了71.13%;2016

年,政府支出占卫生总费用的25%,家庭自费占65%。

(2)公共财政投入不足,导致印度公共的初级医疗卫生机构基础设施简陋、人力资源缺乏,机构数量不足,致使41%以上的居民不满意基层的卫生服务,30%的农村居民和26%的城镇居民认为可及性较差。

(3)正因为公立医疗机构服务供给少,不能满足需求。因此,大部分医疗服务都是在私人部门获得的,增加了穷人的支出风险。

(4)私人卫生机构尤其是在农村,医疗质量难以保证,甚至是无权威认证而行医的。国家对医疗质量的监管不够严格。

(5)公立卫生部门存在低效率。由于公立医院医生是政府雇员,他们对于服务供给的高效缺乏动机。虽然理论上有公平的基本医疗卫生服务体系,但很多PHC和SC都不是全天营业,经常只营业半天时间。而且,还受政府提供的各种医疗服务的限制,因此很多人宁愿去找反应性更好的私立诊所,即使他们的质量没有公立的卫生机构好。

(6)医疗保险覆盖率低,印度大部分民众缺乏针对医疗支出的经济保护。在2005~2006财年,印度所有家庭中仅10%受到医疗保险的覆盖;在2014年,印度所有家庭17%受到医疗保险覆盖。其中一个原因是医疗保险首先覆盖政府部门、大型工业和金融企业部门等正规部门,而印度有大量无组织的非正规部门从业人员,这些人群包括农业务工者、渔民、卖艺人,以及小企业工人,他们工作流动性大、收入不稳定,向他们的家庭征收保险费难度大。

(7)财政直接补偿公立医院的服务供给,导致富人对廉价公立医院医疗服务的利用高于穷人。因为供方补偿,使得所有人对于医疗服务的可及性(availability)是一样的。由于廉价的医疗服务依然存在一定的经济风险,因此穷人实际服务获得还是少于富人。

三、卫生系统改革策略

1. 国家农村健康计划(national rural health mission, NRHM) NRHM是印度政府在2005年启动的农村卫生项目,其目的是通过建立社区所有、分散化(decentralized)、功能完整的卫生服务供给体系,以公共卫生系统强化、降低发病率和死亡率为关注点,为农村地区尤其是偏远地区提供可得的(accessible)、可负担的和责任明确的(accountable)高品质卫生服务。NRHM也力求传统医学融入公共卫生之中,以及融合营养、清洁卫生、饮水安全等健康相关因素。

2. 印度公共卫生标准(Indian Public Health Standards) 是在NRHM支持下,于2007年首次开发出来的作为基层医疗卫生质量标杆和评价基础的一套机构基础设施配备和服务标准。一个值得借鉴的细节是,IPHS在统一之中的灵活。虽然IPHS为全印度统一了基本医疗卫生机构标准,但它本身考虑到不同地区的差别,卫生站、初级卫生中心都分为两个类型设定,而且不同地区也可以根据人口和健康水平将PHC提升为CHC标准。

3. 针对卫生服务系统目前的漏洞,印度主要卫生改革方向

(1)提高政府财政责任。印度政府承诺在未来几年将公共财政的卫生支出从GDP1%提升到3%,解决上述的公共财政对公立医院和医疗保险的投入不足问题。

(2)改善中央和邦之间的财政责任。邦政府往往不愿意在健康上投入更多经费。中央政府转移卫生经费的用途主要是基层的基础设施建设和某些疾病专项资金,但设施的维护、运行和人员配备就要由邦政府来承担,这部分费用经常得不到充分拨付。目前的政策正在扭转这

个弊端。2012 年后,NRHM 的额外经费将更大程度由邦政府支出,同时中央资金直接拨付部分经费作为维护和运行费用,以及设备和人员添置。

莫迪政府于 2018 年 9 月 23 日宣布,推出"国家健康保障计划",让贫困线以下的人口(占据 40% 的印度国民)不能因为医疗支出而陷入更深的债务。这次推出的全民医疗保障计划可以让很多人拥有去私立医院治疗的机会。如果能够有效的推广,新的医保可以改变印度很多人的生活现状。但是,这项计划也需要庞大的开支,每年支出将近甚至超过 1 000 亿卢布。这项由莫迪倾力推动的医保计划在广度和深度上前所未有,因此也被类比美国早先推出的"奥巴马医保"(Obamacare),被称为"莫迪医保"(Modicare)。

(3)增强公立医疗机构的服务动机,提高对服务质量的监管。

(张明吉　严　非)

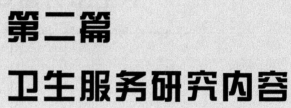

第二篇
卫生服务研究内容

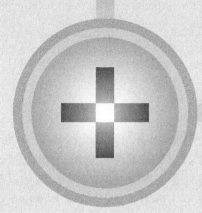

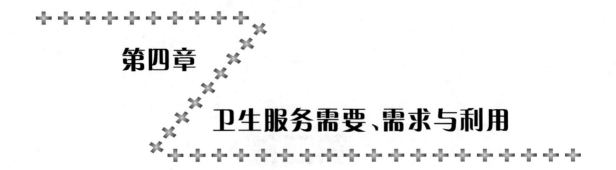

第四章

卫生服务需要、需求与利用

卫生服务研究的根本目的是为了科学合理组织卫生事业,以有限的卫生人力、物力、财力、技术和信息等资源,尽可能地满足广大居民对医疗、预防、保健、康复等方面的卫生服务需要、需求和利用,从而提高居民的健康水平和生活质量,改善社会卫生状况。20多年来,为反映居民对卫生服务的需要、需求、利用水平与变动趋势,确定卫生改革重点,适应城乡健康保障制度、卫生管理体制和运行机制的改革,以及制订区域性卫生发展规划与评价的需要,中国在城市和农村地区进行了不少较大规模的卫生服务抽样调查,特别是在 1993、1998、2003、2008 和 2013 年进行的 5 次国家卫生服务调查,收集并分析了大量有关城乡居民卫生服务需要量、需求量、利用量、医疗保健费用、卫生资源配置及其利用效率的资料。

卫生服务需要量是居民健康状况的实际反映,通常是根据居民患病频率、疾病对健康的危害及在人群中的分布而提出的对各种卫生服务的客观需要量;卫生服务需求量是居民愿意利用而且有费用支付能力的卫生服务需要量;卫生服务利用则是居民实际利用卫生服务的数量。

通过收集相关资料,研究居民健康状况,以及卫生服务需要量、需求量、利用量与卫生资源配置及其相互联系,分析居民卫生服务需要量、需求量、利用量的满足程度及其影响因素,是合理组织卫生服务、科学评价卫生系统工作效率和潜力、解决卫生服务供需矛盾、提高卫生事业社会效益和经济效益而常用的、有效的方法和手段,也是科学制订卫生事业发展规划和卫生资源配置计划不可缺少的内容和重要依据。

第一节　相关的基本概念

一、健康

随着社会经济发展、科学技术进步、居民生活及文化水平提高,人们对健康(health)的认识在不断深化和发展。WHO《宪章》中对健康所下的定义是指身体、心理和社会适应能力的协调与完好,而不仅仅是“没有疾病或身体的虚弱”。这种从多维角度对健康的认识,已被大多数学者所接受。在 21 世纪初,WHO 又提出了衡量健康的 10 项具体标志:①精力充沛,能从容不迫地工作和应付日常生活事件;②处事乐观,态度积极,勇于承担责任;③睡眠良好,休息充分;④应变能力强,能良好地适应各种环境变化;⑤对一般感冒和传染病具有一定抵抗力;⑥体重适当,体形匀称,工作协调;⑦视力良好,反应敏锐;⑧牙齿与牙龈无缺损、无病变;⑨头发光泽,无头屑;⑩肌肉与皮肤具有一定弹性,行走轻便。

二、卫生服务要求

卫生服务要求(health services want),是指反映居民要求预防保健、增进健康、摆脱疾病、减少致残的主观愿望,不完全是由自身的实际健康状况所决定。居民的卫生服务要求可以从两个方面来体现:一是公众对政府卫生、环保等相关部门和机构的希望、要求和建议等。例如,在报刊杂志、广播电视节目中经常看到和听到公众对改进社会卫生状况的呼声、反映和关注的焦点问题。二是可以在专门组织的健康询问调查中收集居民的卫生服务要求。例如,在一项农村卫生服务抽样调查中所收集到的 19 万多居民意见中,有 43%的居民呼吁要求降低医疗费用,11%希望增添医疗设备、提高技术水平,6%要求向农村输送高质量的医疗卫生人员,4%希望卫生部门改善服务态度。农村居民的意见集中反映了他们希望能够得到经济、有效、高质量医疗卫生服务的意愿。

三、卫生服务需要

卫生服务需要(health services need)主要取决于居民的自身健康状况,是依据人们的实际健康状况与"理想健康状态"之间存在的差距而提出的对医疗、预防、保健、康复等卫生服务的客观需要,包括个人觉察的需要(perceived need)和由医疗卫生专业人员判定的需要,两者有时是一致的,有时是不一致的。只有当一个人觉察有卫生服务需要时,才有可能去寻求利用卫生服务。如某个人实际存在健康问题或患有疾病,但尚未被察觉,通常就不会发生寻求卫生服务的行为,这种情况对其健康是极为不利的。发现未觉察的卫生服务需要,最有效的方法是进行人群健康筛检,以确定哪些是已经发现了的需要,哪些是还没有被觉察的潜在需要(potential need),这无论对于医疗服务还是预防保健工作都具有积极的意义。

四、卫生服务需求

卫生服务需求(health services demand)是从经济和价值观念出发,在一定时期内、一定价格水平上人们愿意而且有能力消费的卫生服务量。一般可分为以下两类。

1. 由需要转化而来的需求　人们的卫生服务需要只有转化为需求,才有可能去利用医疗卫生服务。但在现实生活中,并不是人们所有的卫生服务需要都能转化为需求。需要能否转化为需求,除了与居民本身是否觉察有某些卫生服务需要外,还与其收入水平、社会地位、享有的健康保障制度、交通便利程度、风俗习惯、健康意识,以及卫生机构提供的服务类型和质量等多种因素有关。例如,某个人由于未觉察自己已存在异常或患病,就不会有求医的行为发生,需要不可能转化为需求;或者一个患者由于收入低、支付不起医药费用,或者虽有支付能力,但由于交通不便、医疗卫生人员服务态度差、质量差等原因不愿意去看病而得不到所需的服务,此时需要难以转化为需求。在中国农村地区,尤其是在一些老、少、边、穷地区,大量的卫生服务需要不能或难以转化为需求。

2. 没有需要的需求 通常是由不良的就医行为和行医行为所造成。一方面,有时居民提出的一些卫生服务需求,可能经医学专家按诊疗服务规范判定后认为是不必要的或是过分的需求。例如,有些公费医疗者就医时要求医生多开药、开高价药、延长住院时间等,过度利用了卫生服务。另一方面,在不规范的卫生服务市场条件下,由医疗卫生服务人员诱导的需求。例如,受经济利益驱动给患者提供不必要的检查、治疗和开大处方等。上述"求非所需"和"供非所求"的情况均可导致没有需要的需求量增加,这类没有需要的需求者又常常与真正需要卫生服务的人竞争有限的卫生资源,造成卫生资源的浪费和短缺。

五、卫生服务利用

卫生服务利用(health services utilization)是需求者实际利用卫生服务的数量(即有效需求量),是人群卫生服务需要量和卫生资源供给量相互制约的结果,直接反映了卫生系统为居民健康提供卫生服务的数量和工作效率,间接反映了卫生系统通过卫生服务对居民健康状况的影响,但不能直接用于评估卫生服务的效果。

六、卫生服务需要、需求、利用之间的联系

卫生服务需求是由需要转化而来。理论上讲,如果人们的卫生服务需要都能转化为需求,需求就有可能通过对卫生服务的实际利用得到满足。但是,现实情况并非如此。一方面,人们可能由于前述的种种主观和客观原因,不能或没能使需要转化为需求而未去寻求卫生服务利用;另一方面,由于卫生资源有限、配置不合理,以及存在服务质量差、效率低的现象,导致卫生服务需求难以得到完全满足,实际满足与否及其满足程度取决于卫生服务的供给量。当供给量大于需求量(供大于求)时,需求将会得到满足;但供大于求时往往会导致卫生资源利用不足,如人员、床位、医疗仪器设备等闲置造成的利用效率低下。当供给量小于需求量(供不应求)时,需求不可能得到全部满足,就会出现等待就诊、等待住院及得不到规范服务的现象。

为了改善广大居民卫生服务利用的能力和公平性,需要政府及有关职能部门在发展整个社会经济的同时,采取建立适宜的健康保障制度、合理配置卫生资源、控制医疗卫生服务价格、提高服务效率和质量、杜绝不良的就医和行医行为、开展公众健康教育和健康促进活动等措施和方法,使人们合理的卫生服务需要能更多地转化为需求,才能在卫生资源投入不变的前提下最大限度地满足人们的需求。

第二节　卫生服务需要的测量与分析

卫生服务需要是居民实际健康状况的客观反映。通常可以通过对人群健康状况的测量来掌握人群的卫生服务需要,包括需要量水平、范围和类型等。反映人群健康状况的指标很多,包括疾病指标、死亡及其构成指标、残疾指标、营养与生长发育指标、心理指标、社会指标,以及由这些指标派生出来的复合指标,如生存质量指数、健康期望寿命、无残疾期望寿命、伤残调整生命年等。目前,常用疾病指标和死亡指标来反映人群的卫生服务需要。

在死亡指标中,婴儿死亡率、孕产妇死亡率和平均期望寿命是综合反映社会发展水平、居民健康水平,以及医疗卫生保健水平的敏感指标,因而常用这 3 项指标反映一个国家或地区居民的卫生服务需要量水平。如果某个地区婴儿死亡率和孕产妇死亡率高,平均期望寿命低,说明该地区居民的健康状况差,保健水平低,卫生服务需要量大。此外,死因顺位及构成也是反映居民卫生服务需要量的重要指标。通过对死因顺位及构成的分析,可以找出危害居民健康的主要疾病和卫生问题,从而确定居民的主要卫生服务需要。当然,还可以结合居民的死亡年龄、性别、职业、享有的医疗保障制度、受教育程度等进行单因素和多因素的深入分析。

与疾病指标相比,死亡指标比较稳定、可靠,资料也比较容易通过常规登记报告或死因监测系统收集,并且可获得连续性资料。但是,死亡是疾病或损伤对健康的影响达到最严重时的结局,因而用死亡指标反映居民健康问题不敏感,还需要结合疾病指标进行分析,特别是在了解人群对医疗、预防、护理、康复、健康教育与咨询等卫生服务需要中消耗资源最多的医疗服务需要时,疾病指标就显得更为重要。

反映居民医疗服务需要量和疾病负担的指标,主要由疾病发生的频率(度)指标和严重程度两类指标组成,通常需通过调查方能得到,如家庭健康询问抽样调查。

一、疾病频率(度)指标

家庭健康询问调查所定义的"患病"是从居民的卫生服务需要角度考虑,并非严格意义上的"患病",主要依据被调查者的自身感受和经培训的调查员的客观判断综合确定。常用的指标如下。

1. 两周患病率　两周患病率=调查前两周内患病人(次)数/调查人数×100%。中国 4 次卫生服务抽样调查将"患病"的概念定义为:①自觉身体不适,曾去医疗卫生单位就诊、治疗;②自觉身体不适,未去医疗卫生单位诊治,但采取了自服药物或一些辅助疗法,如推拿按摩等;③自觉身体不适,未去就诊治疗,也未采取任何自我医疗措施,而有休工、休学或卧床 1 天及以上者。上述 3 种情况有其一者为"患病"。

2. 慢性病患病率　慢性病患病率=调查前半年内患慢性病人(次)数/调查人数×100%。中国 4 次卫生服务抽样调查将"慢性病"的概念定义为:①被调查者在调查的前半年内经过医务人员明确诊断有慢性病;②半年前经医生诊断有慢性病,在调查的前半年内时有发作并采取了治疗措施,如服药、理疗等。两者有其一者为患"慢性病"。

3. 健康者占总人口百分率　即调查人口中健康者所占的百分率。"健康者"是指在调查期间无急、慢性疾病、外伤和心理障碍,无因病卧床及正常活动受限制,无眼病和牙病等情况的人。

二、疾病严重程度指标

居民的医疗服务需要不仅反映患病频率的高低,同时还表现在所患疾病的严重程度。通常家庭健康询问调查了解的疾病严重程度并不是临床医学的概念,而是通过询问被调查者在过去的某一个时期内患病(伤)持续天数和因病(伤)卧床、休工、休学天数来间接了解疾病的严重程度和对劳动生产力的影响,以及推算因病(伤)所造成的经济损失。常用的指标如下。

1. 两周卧床率　两周卧床率=调查前两周内卧床人(次)数/调查人数×100%。

2. 两周活动受限率　两周活动受限率=调查前两周内活动受限人(次)数/调查人数

×100%。

3. 两周休工(学)率 两周休工(学)率=调查前两周内因病休工(学)人(次)数/调查人数×100%。

4. 两周患病天数 两周患病天数=调查前两周内患病总天数/调查人数。

5. 其他 失能率、残障率、两周卧床天数、活动受限天数、休工天数、休学天数等。

从 1993、1998、2003、2008、2013 年中国卫生服务抽样调查中的城乡居民卫生服务需要量指标(表 4-1)可见,5 次调查的城市居民两周患病率、慢性病患病率、人均年患病天数均高于农村居民,基本上呈现上升趋势,而人均年休工天数、休学天数和卧床天数也基本上低于农村居民。

表 4-1 中国城乡居民医疗服务需要量指标

指标	1993 年		1998 年		2003 年		2008 年		2013 年	
	农村	城市	农村	城市	农村	城市	农村	城市	农村	城市
两周患病率(%)	12.8	17.5	13.7	18.7	14.0	15.3	17.7	22.2	20.2	28.2
慢性病患病率(%)	16.5	31.5	15.5	32.1	15.3	27.7	21.0	32.0	29.5	36.7
人均年患病天数	25.7	38.9	29.3	42.8	27.1	32.2	37.2	47.9	48.5	68.3
人均年休工天数	6.8	4.5	9.0	4.0	5.7	2.2	2.5	1.5	4.6	2.4
人均年休学天数	2.1	3.0	2.5	1.8	1.4	0.9	1.2	0.8	0.8	0.5
人均年卧床天数	3.2	3.2	3.1	2.5	4.4	4.6	5.0	4.3	4.7	4.1

(资料来源:1993~2013 年国家卫生服务调查分析报告)

对于预防保健的需要量,通常可用传染病的发病率来反映。一般来说,传染病发病率高的地区居民对预防保健的需要量也是高的;反之则低。传染病发病资料一般可以通过疾病登记获得。

第三节 卫生服务利用的测量与分析

卫生服务利用的资料主要来源于常规的卫生工作登记和报表,这类资料通常较易收集、长期积累、系统观察。但由于居民常常在不同的地点利用卫生服务,仅仅根据卫生部门登记和报告的资料不易判断人群利用卫生服务的全貌。家庭抽样询问调查可以比较全面地了解与掌握人群健康和卫生服务利用的状况。现阶段,卫生服务要取得满意的效果,除了社会经济大环境的改善之外,还需要依靠医疗卫生人员和群众两个方面的主动性。医疗服务的主动性主要在于患者,预防保健服务的主动性主要在于医疗卫生人员。

卫生服务利用可分为医疗服务(包括门诊服务和住院服务)利用、预防保健服务利用及康复服务利用等。

一、门诊服务利用

掌握居民就诊的水平、流向和特点,分析其影响因素,可以为合理组织门诊服务提供重要依据。居民门诊服务利用的指标主要有两周就诊率、两周就诊人次数或人均年就诊次数(可根据两周就诊人次数推算得到)、患者就诊率及患者未就诊率(反映就诊状况的负向指标)等,用来反映居民对门诊服务的需求水平和满足程度。

1. 两周就诊率 两周就诊率=调查前两周内就诊人(次)数/调查人数×100%。

2. 两周患者就诊率 两周患者就诊率=前两周内患者就诊人(次)数/两周患者总例数×100%。

3. 两周患者未就诊率 两周患者未就诊率=调查前两周内患者未就诊人(次)数/两周患者总例数×100%。

二、住院服务利用

反映住院服务利用的指标主要有住院率、住院天数及未住院率,可用于了解居民对住院服务的利用程度,还可以分析住院原因、住院医疗机构与科别、辅助诊断利用、病房陪住率及需住院而未住院的原因等,从而为确定医疗卫生机构布局、制订相应的病床发展和卫生人力规划提供依据。

1. 住院率 住院率=调查前1年内住院人(次)数/调查人数×100%。

2. 人均住院天数 人均住院天数=1年内总住院天数/总住院人(次)数。

3. 未住院率 未住院率=需住院而未住院患者数/需住院患者数×100%。

表4-2列出了1993、1998、2003、2008、2013年中国卫生服务抽样调查中有关城乡居民医疗服务利用量。通过调查结果比较和分析可以发现:①总的来看,城乡居民的两周就诊率都有不同程度的下降;与2008年相比,2013年城市两周就诊率上升4.7%,但是农村两周就诊率下降15.8%。②城乡居民两周患者未就诊率除2008年两者很接近外,均是城市高于农村;与2003年相比,2008年虽均有较明显的减少,但无论城市还是农村仍有1/3以上患者因种种原因未去看病。③与2008年相比,2013年城乡居民年住院率分别增加了28.2%和32.4%。④住院患者平均住院天数呈现减少趋势,且农村明显少于城市,已分别由1993年的14天和30天明显减少至2008年的10.1天和16.6天,但在2013年农村平均住院天数略有回升,为10.7天,城市则继续下降,为12.5天。⑤农村居民需住院而未能住院的比例由1993年的40.6%下降至2013年的16.7%,1993~2008年每5年约下降5个百分点,2013年则大幅下降32.4%;城市1993~2008年则变化不大,为26%~28%,2013年也大幅下降32.3%。

表4-2 中国城乡居民医疗服务利用量

指标	1993年		1998年		2003年		2008年		2013年	
	农村	城市	农村	城市	农村	城市	农村	城市	农村	城市
两周就诊率(%)	16.0	19.9	16.5	16.2	13.9	11.8	15.2	12.7	12.8	13.3
两周患者未就诊率(%)	33.7	42.4	33.2	49.9	45.8	57.0	37.8	37.3	—	—
年住院率(%)	3.1	5.0	3.1	4.8	3.4	4.2	6.8	7.1	9.0	9.1
住院者平均住院天数	14.0	30.0	12.6	22.7	10.2	18.1	10.1	16.6	10.7	12.5
需住院而未住院率(%)	40.6	26.2	34.5	27.5	30.3	27.8	24.7	26.0	16.7	17.6

(资料来源:1993~2013年国家卫生服务调查分析报告)

对 2008 年调查的两周患病未治疗原因进行分析，其主要原因为自感病轻和经济困难，分别占 45.5% 和 29.2%；城市自感病轻比例高于农村，分别为 49.8% 和 44.5%，而经济困难比例低于农村，分别为 23.2% 和 30.6%。其他原因是无有效医疗措施、无时间、交通不便等，但所占比例不大。与 2003 年调查结果相比，无论城市还是农村，未采取任何治疗措施的患者比例有所下降，分别有 9.7% 和 14.4%。2013 年未住院原因分析的结果表明，城乡居民需住院者由于经济困难而未能住院的比例最高，分别占 41.1% 和 44.9%；与 2013 年相比，该比例在城市下降 26.4 个百分点，在农村下降 26.5 个百分点。

值得注意的是，在 2008 年调查的出院患者中，有 36.8%（城市 29.6%、农村 39.3%）的出院者是自己要求出院的，其中又有 54.5%（城市 52.40%、农村 55.1%）的出院者是由于经济困难或花费太多的原因，反映城乡地区无钱看病住院的情况仍较为严重。

三、预防保健服务利用

预防保健服务包括计划免疫、健康教育、传染病控制、妇幼保健等。与医疗服务相比，测量预防保健服务利用比较复杂困难。预防服务利用常常发生在现场，资料登记收集有一定困难。有些预防保健服务利用率低，且又有一定的季节性，对少数人群进行一次性横段面调查常常不易获得满意的结果。一般采取卫生机构登记报告和家庭询问调查相结合的方法收集资料，通过比较居民实际接受的服务与按计划目标应提供的服务量进行测量与评价。例如，1 名产妇应接受 8 次产前检查，结合某地孕产妇实际接受的产前检查次数，可以评价这一地区围生期保健工作的质量。以 5 次中国卫生服务抽样调查中获得的部分妇幼卫生服务利用指标为例说明中国城乡妇幼保健服务的一般特征。从表 4-3 可以看出，除了 1993 年农村妇女产后访视率高于城市和低出生体重儿比例低于城市外，城市妇科病检查率、孕产妇产前检查率及平均产前检查次数、孕早期检查率、住院分娩率、产后访视率、婴儿出生体重，以及儿童有计划免疫接种卡比例等指标都明显优于农村，表明城乡妇幼卫生服务存在明显差异。

表 4-3　中国城乡居民妇幼卫生服务利用

指标	1993 年		1998 年		2003 年		2008 年		2013 年	
	农村	城市	农村	城市	农村	城市	农村	城市	农村	城市
妇科检查率(%)	16.4	47.7	—	—	29.8	48.9	43.3	56.6	42.8	51.4
产前检查率(%)	60.3	95.6	77.6	86.8	85.6	96.4	93.7	97.7	97.3	98.4
平均产前检查次数	1.6	6.3	3.2	6.4	3.8	7.8	4.5	8.1	5.4	7.4
孕早期检查率(%)	24.2	63.5	50.9	70.2	54.7	69.9	63.2	73.8	—	—
住院分娩率(%)	21.7	87.3	41.3	92.4	62.0	92.6	87.1	95.1	95.7	96.8
在家分娩率(%)	76.6	10.7	55.9	6.5	33.9	4.2	9.9	1.2	1.6	0.8
产后访视率(%)	48.3	39.6	50.2	61.4	51.7	59.6	54.3	61.0	63.5	64.9
婴儿出生体重(g)	3 180	3 214	3 270	3 319	3 293	3 345	3 284	3 366	3 313	3 322
低出生体重率(%)	3.3	3.8	3.7	3.4	3.8	3.1	2.8	2.1	3.3	3.4
儿童预防接种建卡率(%)	56.0	89.2	91.8	97.3	87.3	94.7	97.8	98.4	99.4	99.4

（资料来源：1993~2013 年国家卫生服务调查分析报告）

家庭健康询问调查中有关预防保健服务的利用,通常询问一定时期内接受服务的种类和数量。如果服务项目是在全年内经常开展的工作,如计划生育、妇女保健、儿童保健、健康教育和家庭访视等,以询问两周(或 1 个月或半年)的结果来推算全年是可行的。预防接种、妇女病普查和某些传染病防治服务等只发生在 1 年中特定的若干月份,这时应询问在 1 年或若干年内接受服务的次数,而不宜询问在某个短时期内接受服务的次数,这一点在调查设计时应引起注意。

第四节 卫生服务需要与利用指标的应用

一、测算目标人群卫生服务需要量和利用量

假设两周内一次性横断面抽样调查的结果对全年有代表性,通过采用两周指标平均值乘 26(1 年按 52 周计),再除以调查人数,就可得出全年患病、休工(学)及卧床人数或天数,因病伤门诊和住院人次数,以及医药费用等。两周抽样调查结果从时间上延长,可以测算全年卫生服务需要量和利用量,从调查人群可以推论一个区域总人群的卫生服务概貌(以 2003 年卫生服务调查数据为例,见表 4-4)。但是,由于疾病与就诊指标存在明显的季节性变动,用两周抽样调查结果来推算居民全年疾病发生的频率、严重程度及医疗卫生服务利用情况会存在一定偏差。如果能够在 1 年内抽样调查若干次或采用连续性抽样调查方法,1 年内由调查员连续进行资料收集并计算居民卫生服务需要量和利用量指标,就更能准确地测算全年目标人群卫生服务需要量和利用量的水平及其变动规律。

表 4-4 2003 年中国居民卫生服务需要量、利用量和费用主要指标的测算

指标	测算程式	测算结果
卫生服务需要量		
年患病人次数	13×0.143×1.05×26	50.8 亿
年患慢性病人数	13×0.1233	1.6 亿
年患病总天数	13×28.42×1.05	387.9 亿
劳动力人口年休工总天数	13×0.700×5.0×1.05	47.8 亿
学生年休学总天数	13×0.1797×1.3×1.05	3.2 亿
居民年卧床总天数	13×4.42×1.05	60.3 亿
卫生服务利用量		
年因病伤就诊人次数	13×0.1338×26×1.05	47.5 亿
其中:各级各类医院	47.48×0.529	25.1 亿
基层医疗卫生机构	47.48×0.471	22.4 亿
患者中:未就诊人次数	50.76×0.489	24.8 亿
自我医疗人次数	50.76×0.357	18.1 亿

指标	测算程式	测算结果
年住院人次数	13×0.036	0.47 亿
年住院手术人数	0.47×0.314	1 476 万
需住院而未能住院人次数	13×0.0152	1 976 万
因经济困难未能住院的人数	1976×0.700	1 383 万
住院者住院总天数	0.47×12.6	5.9 亿
卫生服务费用		
居民年支付医疗保健费用	13×288	3 744 亿元
年患者门诊就诊总费用*	47.48×37.0	1 756 亿元
年住院者住院总费用	0.47×3544	1 666 亿元

* 测算门诊就诊总费用时用的是对数均数。

二、为合理配置卫生资源提供依据

根据患病人数可以估算门诊服务需要量,根据因病(伤)休工及卧床人数可以推测需住院人数,为分析医疗服务需要量提供依据。人群患病率、休工率及卧床率指标不仅可以计算医疗服务需要量,还可以计算病床需要量和医务人员需要量,作为设置病床、配备人员和分配经费的依据。

三、计算疾病造成的间接经济损失

每人每年因病(伤)休工天数乘以人均产值或利税,再乘以该地区总人口数,可以得出因病休工而引起的间接经济损失数。

需要指出的是:现阶段在制订卫生规划时应同时考虑需要和需求,对不同地区、不同时期、不同领域,以及不同类型和层次的卫生服务应区别对待。既要保证城乡居民获得基本的卫生保健服务,满足他们的基本需要,以体现社会公平;又要适当地引入市场机制,提高卫生资源的配置效率和效益,兼顾需求。例如,对于基本医疗卫生服务,在农村地区尤其是贫困地区,群众支付能力较差,需要难以转变为需求,主要靠国家提供保障,在制定卫生规划时要更多地考虑需要;对于超出基本医疗卫生服务的一些特殊服务,完全可以依据需求制定卫生规划。此外,制订不同时期卫生规划的依据也应有所侧重。一般来说,短期卫生发展规划可相对多地考虑需求,而长期卫生发展规划则应更多地考虑需要。

第五节　影响卫生服务需要与利用的因素

研究影响卫生服务需要与利用的因素对于发现高危人群(包括病人)、确定疾病防治重点、有针对性开展健康教育和健康促进活动、合理组织卫生服务、有效发挥卫生资源的作用、提高卫生服务社会公平性具有重要意义,居民自身的健康状况是影响卫生服务需要与利用的决定因素。凡是影响居民健康和社会卫生状况的各种因素,都可直接或间接地影响居民的卫生服务需要和利用,主要影响因素如下。

一、人口数量及年龄、性别构成

在其他因素不变的情况下,服务人口数越多,卫生服务需要量和利用量越大。一般来说,老年人的患病率高,卫生服务利用量也大;由于女性有月经期、孕期、产褥期、哺乳期和更年期等特殊生理需要,女性对卫生服务需要的时间跨度,以及对门诊和住院的利用量要多于男性。按年龄组来看(表 4-5),无论城市还是农村,两周患病率和两周就诊率都随年龄的增加呈现减少再增高趋势,且低龄组和高龄组的两周患病率和两周就诊率都较高,15~24 岁年龄组最低。

表 4-5　2013 年中国城乡居民年龄别两周患病率和两周就诊率

年龄组(岁)	两周患病率(%)		两周就诊率(%)	
	农村	城市	农村	城市
0~	9.9	11.5	14.1	15.3
5~	5.0	5.7	6.1	6.3
15~	3.3	4.2	3.5	3.3
25~	5.3	5.9	4.5	4.9
35~	12.0	12.9	8.9	8.0
45~	22.5	26.3	14.1	13.2
55~	17.0	47.0	20.4	19.1
≥65	48.8	73.6	24.8	27.8

二、社会和经济因素

社会和经济因素不仅可以直接影响居民健康状况,而且还可以通过卫生服务间接地对居民的健康产生影响,不同的社会和经济发展水平是造成不同国家或地区居民健康水平差异的重要原因。第 4 次国家卫生服务抽样调查结果表明,无论城市还是农村,两周就诊率和年住院率均随居民收入的增加而增高。可见随着社会经济发展和生活水平的提高,人们对卫生服务的需要量和利用量会有明显增加,并会提出新的需求。从第 4 次国家卫生服务抽样调查的结果也可发现,城市居民主要的卫生服务需要量和利用量指标都高于农村居民,而农村居民对卫生服务的利用相对不足,经济较发达的东部沿海地区明显高于西部贫困地区。

三、文化教育

受教育程度高者的预防保健意识、疾病自我认识能力,以及有病早治的愿望要强于受教育程度低者。从短期看,这会增加卫生服务需要,但是最终仍将会降低卫生服务需要和利用。在家庭健康询问调查中,城市居民自报的患病率往往高于农村居民,这与城市居民的受教育程度相对较高、对疾病的自我认识能力相对较强有关。

四、卫生服务质量及设施

提高卫生服务质量可以缩短医疗时间,提高治愈率,进而减少患者对卫生服务的需要和利用。积极开展预防保健服务的成效在短期内可能不会明显改变人群总的卫生服务需要量,但从长远来看,预防保健工作奏效了,疾病得到控制或减少了,就势必会减少卫生服务需要量和利用量。此外,在一个缺医少药的落后地区,居民获得规范的卫生服务量势必也是较低的。

五、医疗保健制度

国内许多研究结果表明,享受不同程度医药费减免者在利用医疗卫生机构级别及其利用量方面存在明显不同,医保者利用较高级别医疗卫生机构服务的比例、就诊率、住院率、住院天数,以及医药费用均明显高于自费医疗者,而且医保者能够获得定期的免费健康检查或疾病普查的机会,有助于及时发现潜在的不良健康问题,从而认识到有卫生服务需要。中国有 3 类基本医疗保险制度,分别是城镇职工基本医疗保险、城镇居民基本医疗保险、新型农村合作医疗。按照不同医疗保险类型分析,由患病率所测量的认识到的卫生服务需要从职工医保、居民医保和新农合依次递减;住院率职工医保最高,居民医保最低;选择较低级别医疗卫生机构进行门诊和住院的比例从职工医保、居民医保和新农合依次递增,次均住院费用依次递减(表 4-6)。

表 4-6 2013 年中国不同医疗保险覆盖居民的卫生服务需要和利用

医保类型	两周患病率(%)	两周就诊率(%)	基层医疗机构就诊比例(%)	住院率(%)	县级及以下医疗机构住院比例(%)	次均住院费用(元)
职工医保	38.3	13.4	54.4	11.2	53.9	12 467
居民医保	23.6	12.4	65.7	7.1	68.1	10 013
新型农村合作医疗	19.7	13.3	81.3	9.0	86.3	6 638

(资料来源:2013 年国家卫生服务调查分析报告)

六、气候地理条件

某些疾病的好发往往具有明显的季节性和地域性,从而影响居民的卫生服务需要与利用。例如,夏秋季易发消化系统疾病,冬春季多发呼吸系统疾病和心脑血管疾病,克山病、甲状腺肿、血吸虫病、龋齿等地方病和寄生虫病也只有在特定的气候地理条件下易于发生。

七、行为心理

行为心理因素对疾病的发生发展及转归有明显作用,吸烟、饮酒是两个最为突出的实例。同样,行为心理因素对就诊、住院也有影响。

八、婚姻与家庭

有配偶者对医疗服务的需求少于独身、寡鳏及离婚者,即使患病住院,有配偶者可以减少住院次数或缩短住院时间。有时家庭的护理照料可以代替部分医院治疗,多人口家庭可以减少医疗服务需求,特别对缩短住院天数更为明显。

当然,影响卫生服务需要与利用的因素远非以上所述,还包括生物学遗传、职业、社会地位、卫生政策、人口流动、交通便利程度、宗教信仰、风俗习惯、生活方式等众多因素。恰当运用多因素分析方法,将有助于从众多可能的影响因素中找出主要因素,认识其内在的多元性联系,从而实施有效的干预措施,改善卫生服务状况。

（侯志远 冯学山）

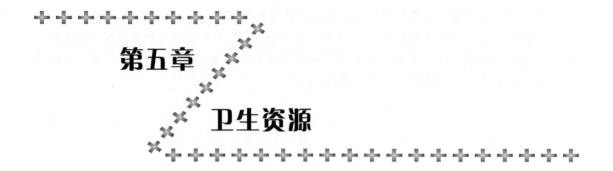

第五章

卫生资源

卫生资源(health resource)是指社会在提供卫生服务的过程中占用或消耗的各种生产要素的总称。卫生资源在卫生事业发展中发挥最基础和最重要的作用。卫生资源一般包括卫生人力资源、卫生费用、卫生设施设备、药品资源和卫生信息资源等。

第一节　卫生人力资源

一、卫生人力资源概述

人力资源是指能够推动国民经济和社会发展,具有智力劳动和体力劳动能力的人们的总和。人力资源是生产活动中最活跃的因素,也是一切资源中最重要的资源。由于人力资源的特殊性和重要性,它被经济学家称为第一资源。

（一）定义

卫生人力资源是以提高人民健康水平、改善人体素质和延长寿命为目标的国家卫生服务系统多资源中的一种最重要的资源,包含已经在卫生服务岗位上工作的人员和正在接受训练的人员。卫生人力资源必须与提供服务及改善健康这个根本目的相联系。通常,卫生人力资源包括在卫生部门和单位从事和提供卫生服务和与之相关的一切人员,主要分为管理、专业技术和工勤3类。卫生人力资源从人员类别上包含以下一些概念。

1. **卫生人员**　是指在医疗、预防保健、医学科研和在职教育等卫生机构工作的职工,包括卫生技术人员、乡村医生和卫生员、其他技术人员、管理人员和工勤人员等。一律按支付年底工资的在岗职工统计,包括各类聘任人员(含合同工)及返聘本单位半年以上人员,不包括临时工、离退休人员、退职人员、离开本单位仍保留劳动关系人员和返聘本单位不足半年人员。

2. **卫生技术人员**　包括执业医师、执业助理医师、注册护士、药师(士)、检验技师(士)、影像技师(士)、卫生监督员和见习医(药、护、技)师(士)等卫生专业人员。不包括从事管理工作的卫生技术人员(如院长、副院长、党委书记等)。

3. 执业医师　是指《医师执业证》的级别为"执业医师"且实际从事医疗预防保健工作的人员,不包括实际从事管理工作的执业医师。执业医师类别分为临床、中医、口腔和公共卫生4类。

4. 执业助理医师　是指《医师执业证》的级别为"执业助理医师"且实际从事医疗、预防保健工作的人员,不包括实际从事管理工作的执业助理医师。执业助理医师类别分为临床、中医、口腔和公共卫生4类。

5. 见习医师　是指毕业于高等院校医学专业、尚未取得医师执业证书的医师。

6. 注册护士　是指具有注册护士证书且实际从事护理工作的人员,不包括从事管理工作的护士。

7. 药剂师(士)　包括主任药师、副主任药师、主管药师、药师、药士,不包括药剂员。

8. 技师(士)　是指检验技师(士)和影像技师(士),包括主任技师、副主任技师、主管技师、技师、技士。

9. 检验师(士)　包括主任检验技师、副主任检验技师、主管检验技师、检验技师、检验技士,不包括检验员。

10. 其他卫生技术人员　包括见习医(药、护、技)师(士)等卫生专业人员,不包括药剂员、检验员、护理员等。

11. 其他技术人员　是指从事医疗器械修配、卫生宣传、科研、教学等技术工作的非卫生专业人员。

12. 管理人员　是指担负领导职责或管理任务的工作人员,包括从事医疗保健、疾病控制、卫生监督、医学科研与教学等业务管理工作的人员;主要从事党政、人事、财务、信息、安全保卫等行政管理工作的人员。

13. 工勤技能人员　是指承担技能操作和维护、后勤保障服务等职责的工作人员。工勤技能人员分为技术工和普通工。技术工包括护理员(工)、药剂员(工)、检验员、收费员、挂号员等,但不包括实验员、技术员、研究实习员(计入其他技术人员),也不包括经济员、会计员和统计员等(这些计入管理人员)。

14. 卫生监督员　是指卫生机构中领取卫生监督员证书且实际从事卫生监督工作的人员,不包括从事管理工作的卫生监督员,不包括公务员中取得卫生监督员证书的人数。

15. 乡村医生　是指在村卫生室工作并且取得乡村医生证书的人员。

16. 卫生员　是指在村卫生室工作但未取得乡村医生证书的人员。

(二) 特点

卫生人力资源承担着提高全体人民健康水平、延长健康寿命和提高生活质量的任务。一般来说,卫生人力资源除了具有人力资源能动性、时效性、再生性、社会性等一般特征外,还具有以下一些特点。

1. 培养周期长　通常中国医科院校本科学制为5年,一个本科临床医学专业的人员在结束本科学习后,需要在工作后的第2年考取执业医师资格证书,才具备执业资格。自2010年起,上海市探索住院医师规范化培养制度,即对2010年后在医学高等院校学习临床医学专业的本科毕业生,要留在上海从事医疗工作的,需进入上海市卫生局认定的住院医师培养基地,继续培训 3 年,方可自主择业到医疗机构从事医疗工作。自 2016 年起,全国全面实施住院医师规范化培养制度。与其他专业的人力资源相比,卫生人力资源培养周期要长 1~4 年。

2. **专业性强** 卫生专业技术人员以研究生命科学为主。生命科学是一门研究生命现象、生命活动的本质、特征和发生、发展规律,以及各种生物之间和生物与环境之间相互关系的科学。它本身具有涉及面广、研究微观、个体差异大等特性。随着社会的进步、科学技术的发展,医学模式也由过去单纯的生物-医学模式转化为现在的生物-心理-社会医学模式,这不仅要求卫生专业技术人员掌握生命科学方面的知识,同时也需要懂得心理学、社会医学、环境学等方面的知识。

3. **培养和管理复杂** 卫生人力资源是针对卫生行业内部而言的,卫生人力资源的培养和管理必须受到卫生行业特殊性的限制和影响。卫生人力资源的培养和管理包括卫生人力的培养、分配、考核、晋升、继续教育、职业发展和奖惩制度等,其中某一环节出现问题都会影响卫生人力资源的开发和利用。

(三)研究要素

研究卫生人力资源,重点要把握好对数量、结构、分布 3 个要素的分析。

1. **数量** 卫生人力资源的数量,可以用绝对数、相对数和平均数来表达。如 2018 年,在全国 100 万个医疗卫生机构中,共计有卫生人员 1 230 万人,其中卫生专业技术人员 953 万,卫生管理人员 52.9 万,工勤人员 85.8 万;全国每千人口卫生人员为 8.82 人,卫生技术人员为 6.83 人,执业(助理)医师 2.59 人,护士 2.94 人。

2. **结构** 研究卫生人力资源的结构可以从专业、职称、学历、年龄等方面着手。

(1) 专业结构:可以分为医生、护士、药剂、检验,影像及其他等,可以用医护比、床护比等指标研究卫生人力资源的配备情况。

(2) 职称结构:可分为初级、中级、高级,可以用高级、中级、初级人员比例等指标研究卫生人力资源配置及可持续发展情况。

(3) 学历结构:可分为本科及以上、大专、高中及中专、初中及以下等层次。

(4) 年龄结构:可以通过分析不同年龄段的人员数量,预测卫生人力资源的更替情况。

上述这些研究指标也可以结合起来综合分析,如制作学历专业交叉表,可以分析不同专业人员的学历情况,进而加强对某低学历层次专业人员的培养培训;制作年龄专业交叉表,可以分析不同专业人员的年龄分布,进而及时充实年龄老化专业人员队伍;制作职称专业交叉表,可以分析不同专业人员的职称分布,从而进一步优化不同专业人员队伍。

3. **分布** 卫生人力资源的分布情况,从宏观来讲,主要是研究城乡分布、部门分布、专业分布等。例如,2018 年中国卫生技术人员中城市占 54.5%,农村占 45.5%;与 1998 年农村卫生专业技术人员仅占 36.5% 来看,近 20 年来农村卫生专业技术人员数量有了较大提升。但从每千人口卫生技术人员数量来看,2018 年城市为 10.9 人,农村为 4.6 人,显示农村卫生专业技术人员短缺现象仍不容忽视。

(四)卫生人力资源常用研究指标

1. **每千人口卫生技术人员数** 即卫生技术人员数/人口数×1 000。人口数系公安部户籍人口。该指标反映某一地区卫生专业技术人员的配备情况。

2. 每千人口医生 即医生数/人口数×1 000。人口数系公安部户籍人口。

3. 医护比 即医生和护士的人数之比。

4. 床护比 即护士人数和核定床位数之比。

5. 高、中、初级人员比例 即拥有高级、中级、初级专业技术人员的比例。

二、卫生人力规划

卫生人力资源规划（health human resources planning，HHRP）是指与国家、区域的卫生规划的目的和所承担的义务相适应，通过培训卫生人力来满足不同的卫生需要的规划，是对未来卫生人力资源的需求量、供给量和供需关系，以及卫生人力的数量、知识和技能类型进行预测，制定卫生人力计划的过程。卫生人力规划的最终目的就是在满足被服务人群需要的前提下获得"正确"的工作人员数，并达到"正确"的专业人员组合。因为卫生人员的需求受社会、经济、管理、组织机构等多种因素的影响，所以想要获得绝对"正确"的工作人员数和绝对"正确"的专业人员组合很难。用于卫生人力资源规划的方法很多，但相对而言，基于需要法和基于有效需求法等方法易于理解，容易接受。

（一）卫生人力规划的战略

卫生人力规划的战略详见图 5-1。

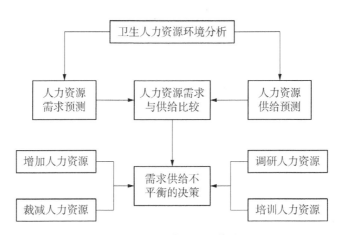

图 5-1 卫生人力规划战略

（二）卫生人力规划的步骤

1. 准备阶段 组织卫生人力规划小组。规划小组成员在规划前应充分认识国家的政策方向和长期的社会发展重点。搞清有关社会和卫生方面的政策和问题，重点了解政府在以下这些关键问题上的态度：长期的人口规划、卫生工作的重点，以及卫生资源的发展，了解卫生人力发展过程中各种不同团体的态度。

2. 卫生人力现状报告 卫生人力现状报告应包括人口资料和经济发展资料；卫生状况和需要，以及影响卫生状况的因素分析；卫生服务的利用，一定人群卫生服务使用的数量、类型、特征和效率，使用卫生服务人口特征，没有得到所希望的卫生服务的理由；卫生人力的现状和历史变化动向，卫生人力的流动趋势和供给规律；卫生人力的管理状况和人事政策等。

3. 卫生人力需要量预测　卫生人力需要量预测是卫生人力规划最重要、最困难的步骤之一。目前预测卫生人力需要量的方法很多,如趋势外推法、专家评价法、收集管理部门意见法、标准模式单位为基础的规范化预测、数学模型法、卫生需要法、卫生需求法、服务目标法、人力与人口比值法、医院规划模型预测法和地图法等。其中,卫生需要法、卫生需求法、服务目标法和人力与人口比值法是 WHO 推荐的经典预测方法。

(1) 卫生需要法(need-based approach):指的是基于满足现在和未来人群的健康需要所计算出需要的卫生人力。其假定是:①能够满足而且应该满足所有卫生需要;②可以对 HHRP进行成本-效益分析;③不能满足人群卫生需要的唯一原因是人力资源供给不足。根据卫生需要法计算未来卫生人力需求量的公式如下:

$$未来卫生人力需求量 = \frac{PCVT}{W}$$

式中,P 为目标年期间人口数;C 为平均一年内每人患病次数;V 为一年内平均每名患者需要得到服务的次数;T 为平均每次服务需要卫生人力花费的时间;W 为一年内每名卫生人力提供服务的总时间。

采用此方法计算卫生人力需要量时,往往建立在理想条件的基础上,没有考虑患者由于经济、交通和时间等原因而没去就医的情况,计算的结果比实际需求数要高。计算过程中需要大量的资料,且统一标准,许多影响因素不易控制,因此计算出的卫生人力需要量只能做出粗略的估计。

(2) 卫生需求法:是建立在人群生物学基础上和人群的实际需求基础上,以居民对医疗卫生服务的利用为出发点,规划时要考虑潜在需求。得到的卫生人力配置数量是满足居民卫生服务需求所应达到的最低数量标准。人们常会因经济问题、时间问题、交通问题影响卫生服务的利用。根据卫生需求法计算未来卫生人力需要量的公式如下:

$$未来卫生人力需求量 = \frac{PCRT}{W}$$

式中,P、C、T、W 含义同卫生需要法;R 为一年内平均每名患者实际得到服务的次数。该方法能定量地反映促进或阻碍居民利用卫生服务的各种因素,从而能客观地预测目标年度卫生服务需要量,此种方法得到的结论比较现实和可行。

(3) 人力/人口比值法:计算公式如下:

$$未来卫生人力需要量 = 适宜的人力／人口比 × 目标年人口数$$

运用这种方法计算未来卫生人力需要量的关键问题是适宜人力与人口比值的确定。这种方法应用方便,在国际上用得较多。因为任何方法预测得到的卫生人力需要量都可换算成人力与人口比值。此方法是 20 世纪 70 年代前预测的主流方式。其缺点是未考虑卫生人力在供需之间的相互联系。由于计算过程没有引入服务的概念,所以难以了解提高服务质量、改善工作效率等在人力规划中的作用。本法更适用于结构单纯、卫生服务需求相对稳定的指标,如预防保健与卫生监督人力的配置。

(4) 服务目标法:是把卫生服务产出量目标转化为卫生资源需求量的一种方法。从卫生服务的角度确定目标值,力图在居民的需要量与需求量、医疗技术条件可能提供量、社会承担能力之间寻求平衡。

第一步,计算区域内医疗卫生服务量,如统计 2002~2009 年实际完成的医院门急诊人次和住院床日数。按照门急诊人次和住院床日数之间的换算关系(1 个住院日相当于 2.5~3 个门急诊人次)折合成工作总量。

第二步,计算规划基期年前若干工作总量的年增长率:$r=(an/a0)1/n-1$。

第三步,预测规划年的工作总量:2009 年工作总量×$(1+r)n$。

第四步,预测规划年医生需求总量:规划年的工作总量/每个全日制门诊医生年处理门诊人次数。

服务目标法进行卫生人力资源预测时,考虑了卫生资源的实际利用程度,反映了居民对卫生服务的有效需求。与卫生服务需求法相比,资料易于获取,可以节省大量的人力、物力和财力,实施难度小,方法简便易行,以历史数据为依据,具有可行性。

文献显示,服务目标法和卫生服务需求法的预测结果比较接近。

4. 卫生人力供给量预测　卫生人力供给量是指根据卫生人力产出、损失和使用,在一定的时间内,卫生人力资源真正可获得的量及其特征。

影响卫生人力供给量的主要因素包括流入因素和流出因素。其中,流入因素主要由医学院校毕业生数量、受培训的新成员数量、返回卫生专业技术岗位工作的人员数量;从外系统调入卫生系统的人员数量等决定。流出因素主要有卫生专业技术人员非正常死亡、正常退休、提前退休、离岗(残废、疾病、孕妇等),以及调出卫生系统等。通常卫生人力供给量是利用卫生人力变动率来计算的。

卫生人力变动率 = (流入卫生人力数 - 流出卫生人力数)/ 起始年卫生人力数 × 100%

根据规划年可能的卫生人力变动率来计算卫生人力供给量。

三、卫生人力现状分析

卫生人力是一个国家、地区卫生系统的重要组成部分,是卫生系统维持和强化自身功能的关键,是反映一个国家、地区卫生服务水平的重要标志,是卫生资源的基本要素。卫生人力数量是否充足、结构是否合理、分布是否平衡,不仅影响卫生事业发展,也直接影响卫生服务的质量和数量,影响国家经济发展和社会的稳定。

（一）卫生人力总量

新中国成立以来,中国卫生人力队伍发展迅速,尤其是改革开放后中国医院各类人员不断增加。2018 年,在全国 100 万个卫生机构中,有卫生人员共计 1 230 万人,卫生技术人员为 953 万人。执业(助理)医师共有 361 万,其中执业医师 301 万,注册护士 410 万。全国每千人口中卫生人员为 8.82 人,卫生技术人员为 6.83 人,执业(助理)医师为 2.59 人,医师为 2.16 人,护士为 2.94 人。

（二）卫生人力分布

中国卫生人力资源表现为地区、城乡,以及不同级别医疗卫生机构间分布不平衡,主要表现在东部地区卫生人员总数明显高于西部和中部。卫生人力分布水平与经济水平有关,不同地区,每千人口拥有的执业(助理)医师数量相差较大。如2018年,北京市每千人口拥有的执业(助理)医师为4.6人,而江西地区每千人口拥有的执业(助理)医师为1.9人。同时,城市每千人口拥有的执业(助理)医师数量显著大于农村,为4.0∶1.8。另外,城乡分布不均情况已有所好转,1998年卫生技术人员及医师数量城乡比分别达1.74∶1和2.00∶1,至2018年卫生技术人员及医师数量城乡下降到比值为1.20∶1和1.12∶1。

不同级别医疗卫生机构间卫生人力分布不均衡。卫生人力较多集中在医院,2018年,全国拥有卫生技术人员953万人,执业(助理)医师361万人,注册护士410万人。其中,医院卫生技术人员占比为67.1%,基层医疗卫生机构卫生技术人员占比为28.1%;医院执业(助理)医师占比为56.8%,基层执业(助理)医师占比为36.3%;医院注册护士占比为73.7%,基层注册护士占比为20.7%。医院中卫生人力更多集中在三级医院,三级医院卫生技术人员占比为46.3%,执业(助理)医师占比为46.3%,注册护士占比为48.3%。

(三)卫生人力结构

1. 专业结构 2018年全国卫生技术人员中,执业(助理)医师占37.9%,注册护士占43.0%,药师(士)占4.9%,技师(士)占5.3%。1998年,医护比例为1.6∶1,2018年医护比例为1∶1.1,反映护士增长大于医生增长,护士短缺现象稍有缓解。距离《国务院办公厅关于印发全国医疗卫生服务体系规划纲要(2015~2020年)的通知》中提出的2020年医护比例要达到1∶1.25的目标还有较大空间需要改善。

2. 学历 2018年,全国卫生技术人员的本科及以上学历为36.2%,全国医院卫生技术人员的本科及以上学历为42.9%,乡镇卫生院卫生技术人员的本科及以上学历为5.6%,在执业(助理)医师的本科及以上学历为43%。中国医院、社区卫生服务中心,以及乡镇卫生院卫生技术人员的学历虽然均以大专为主,分别为38.1%、41%、43%,但是医院的本科及以上学历为32.9%,社区卫生服务中心的本科及以上学历为33.8%,乡镇卫生院的本科及以上学历仅为15%。卫生人员学历结构在发达国家多呈橄榄形;而中国呈宝塔形,且塔尖太小,整体学历偏低,农村比城市更差。这种学历结构配置的不合理,同样对卫生资源利用效益,以及服务质量产生影响。

3. 职称 职称结构是反映能级结构的主要指标,一般认为合理的人才层次为高、中、初级人才的比例为1∶3∶6。而中国卫生技术人员高、中、低职称的比例为1∶2.4∶3.7,说明中国卫生技术人员的职称较低,缺乏高级人才。2018年,全国卫生技术人员中级以上职称人员为27.5%,医院卫生技术人员中级以上职称为30.2%,乡镇卫生院卫生技术人员中级以上职称为15.6%;在执业(助理)医师中,中级以上职称人员为47.1%。其比例水平均不算低,但结合学历分析,存在高职称低学历现象。职称结构不合理、职称与学历不符的问题在城乡各级卫生机构中普遍存在,从而制约了服务质量的提高。

4. 年龄 2018年,全国医疗卫生机构卫生技术人员年龄集中在25~34岁,占38.8%;35~44岁年龄段次之,占26.5%,两者合计约占65.3%。其中,执业(助理)医师年龄结构以35~44岁最多,占33.9%。全国医院卫生技术人员年龄集中在25~34岁,占43.4%;35~44岁年龄段次之,占25.2%,两者合计约占68.6%。其中,执业(助理)医师年龄结构以35~44岁最多,占35.1%。社区卫生服务中心卫生技术人员年龄集中在25~34岁;占32.2%;35~44岁年龄段次之,占 31.1%,两者合计约占 63.3%。其中,执业(助理)医师年龄结构以 35~44 岁最多,占 36.8%。乡镇卫生院卫生技术人员年龄集中在 25~34 岁,占 32.8%;35~44 岁年龄段次之,占 30.8%,两者合计约占 63.6%。其中,执业(助理)医师年龄结构以 35~44 岁最多,占 37.5%。

四、卫生人力存在的问题

改革开放以来,中国卫生人力已经取得很大发展,但仍存在较多问题,归纳为:卫生人力数量不少,素质不高,结构不尽合理,分布有待完善。主要问题是:①总量不少,素质不高;②学术带头人缺乏;③管理人员素质偏低;④学业学历结构不够合理;⑤地区分布不均、发展不平衡;⑥城乡卫生人力分布有待完善;⑦工作效率低下;⑧人才流失现象有待遏制。

第二节　卫　生　费　用

卫生服务活动的过程是资金筹集、分配和使用的过程,而卫生费用是卫生资源筹集的货币表现。开展卫生费用研究,就是为了反映、分析和评价卫生资金的筹集、分配和使用,以及资金使用的效率、效果和社会影响,力求用最小的资金消耗与资金占用实现一定的卫生保健效果,或者用一定的卫生资金消耗和资金占用实现最大的卫生保健效果。通过对卫生费用的研究,能为制定卫生筹资战略、制定卫生经济政策、制定区域卫生规划、优化配置卫生资源、综合评价区域卫生社会与经济效益等方面提供参考依据。

一、相关概念及定义

(1)卫生总费用:是指一个国家或地区在一定时期内,为开展卫生服务活动从全社会筹集的卫生资源的货币总额,按来源法核算。它反映在一定经济条件下,政府、社会和居民个人对卫生保健的重视程度和费用负担水平,以及卫生筹资模式的主要特征和卫生筹资的公平性与合理性。通常用卫生总费用占国民生产总值(GNP)或卫生总费用占国内生产总值(GDP)的比重来表示卫生事业与国民经济之间的关系。

(2)政府卫生支出:是指各级政府用于医疗卫生服务、医疗保障补助以及卫生和医疗保障行政管理、人口与计划生育事务性支出等各项事业的经费。

(3)社会卫生支出:指政府支出外的社会各界对卫生事业的资金投入,包括社会医疗保障支出、商业健康保险费、社会办医支出、社会捐赠援助、行政事业性收费收入等。

(4)个人现金卫生支出:是指城乡居民在接受各类医疗卫生服务时的现金支付,包括享受各种医疗保险制度的居民就医时自付的费用,可分为城镇居民、农村居民个人现金卫生支出,反映城乡居民医疗卫生费用的负担程度。

(5)人均卫生费用:即某年卫生总费用与同期平均人口数之比。

(6)卫生总费用占 GDP 百分率:是指某年卫生总费用与同期国内生产总值(GDP)之比。是用来反映一定时期国家对卫生事业的资金投入力度,以及政府和全社会对卫生对居民健康的重视程度。

(7)卫生事业费:是指各级政府用于卫生机构的财政补助,不包括预算内卫生基建投资。

（8）总收入：是指单位为开展业务及其他活动依法取得的非偿还性资金,包括财政补助收入、上级补助收入、医疗收入、药品收入和其他收入等。

（9）财政补助收入：是指单位从主管部门或主办单位取得的财政性事业经费（包括定额和定项补助）。

（10）业务收入：包括医疗收入、药品收入和其他收入。

（11）医疗收入：是指医疗机构在开展医疗业务活动中所取得的收入,包括挂号收入、床位收入、诊察收入、检查收入、治疗收入、手术收入、检验收入、护理收入和其他收入。

（12）药品收入：是指医疗机构在开展医疗业务活动中所取得的中药和西药收入。

（13）总支出：是指单位在开展业务及其他活动中发生的资金耗费和损失,包括医疗支出、药品支出、其他支出和财政专项支出等。

（14）业务支出：医疗机构"业务支出"包括医疗支出、药品支出和其他支出。

（15）医疗支出：是指医疗机构在医疗过程中发生的支出,包括在开展医疗业务活动中的基本工资、补助工资、其他工资、职工福利费、社会保障费、公务费、业务费、卫生材料费、修缮费、设备购置费和其他费用。

（16）药品支出：是指医疗机构在药品采购、管理过程中发生的支出,包括在开展医疗业务活动中的基本工资、补助工资、其他工资、职工福利费、社会保障费、公务费、业务费、卫生材料费、修缮费、设备购置费、药品费和其他费用。

（17）人员经费支出：包括人员的基本工资、补助工资、其他工资、职工福利费、社会保障费和助学金等。

（18）门诊患者次均医疗费用：又称每诊疗人次医疗费用,即（医疗门诊收入+药品门诊收入）/总诊疗人次数。

（19）出院患者人均医疗费用：又称出院者人均医疗费用,即（医疗住院收入+药品住院收入）/出院人数。

（20）出院患者日均医疗费：即（医疗住院收入+药品住院收入）/出院者占用总床日数。

二、卫生总费用的研究意义

（1）有利于全面准确了解一个国家、一个地区卫生消费水平和结构,为评价宏观卫生政策提供依据。通过科学测算卫生总费用,可以反映全社会卫生的有效需求和供给双方的实际水平,推算总费用占国内生产总值的比重和人均卫生费用等一些主要的卫生健康指标,可揭示它与经费发展相适应的程度。卫生总费用的结构突出反映了政府、社会和个人对卫生健康的投入格局、规模及方向,显示政府卫生经济政策的合理性和对卫生事业的重视程度。同时,它还表现了政府、企业和个人卫生支出的状况,表明企事业单位和居民对卫生健康的投资状况和承受能力等。总之,卫生费用为监督卫生保健的变化提供信息,为衡量政策提供依据,由此判断宏观卫生政策的合理性及其效用。

（2）便于国际接轨,使国家与地区间卫生消费具有可比性。目前,许多国家都已开展统计和研究卫生总费用的工作,根据标准化定义和方法得到卫生总费用的信息,已形成了经济合作与发展组织（OECD,简称"经合组织"）的年度卫生总费用的数据库。在比较和借鉴中,明确中国卫生事业在国际上所处的位置和水平,以改善和发展中国的卫生事业。

（3）研究卫生总费用，使其保持适度增长，使卫生事业与国民经济协调发展。卫生总费用的增长关系到社会稳定，其增长速度要与国民经济增长保持适度比例。如果它高于经济增长速度，导致国家、社会和个人负担过重，不利于社会的稳定和发展；相反，如果有效需求不足，则易造成对卫生资源利用不足，不利于保护社会生产力和促进国民经济的健康发展。因此，要结合中国国民经费发展的实际情况，不断调整卫生政策，使卫生总费用保持适度增长，促进卫生事业与国民经济保持协调发展。

三、卫生费用的现况及其增长的主要因素

（一）卫生费用现况分析

由于各国的社会制度、经济体系、医疗保健制度、卫生费用的来源途径和分配趋向等方面存在许多差异，因而直接比较各国卫生费用需谨慎。但从各国卫生费用的变化趋势等方面，仍然可以得到一些具体共识。

1. 各国卫生总费用均有上升趋势 表现在：①卫生费用的年平均增长率。卫生费用是随着社会、经济、文化水平的发展而不断变化的。近数十年来，卫生总费用在世界范围内均表现出明显上升的趋势，而且卫生总费用的增长水平高于同期社会经济的增长水平；②卫生总费用占 GDP 的比例。从国际上其他国家卫生总费用发展水平来看，卫生总费用的绝对数不断增加，其增长速度超过了经济发展速度。随着国家经济发展水平的提高，卫生总费用占 GDP 的比例也在不断增高，其中经合组织成员国的卫生总费用占 GDP 的比例一般在 7% 以上。数据显示，2016 年，低收入国家卫生总费用占 GDP 的平均比例为 5.38%，而高收入国家为12.59%。21 世纪前，中国的卫生总费用占 GDP 比例一直在 3%～4.5% 徘徊，1980 年为3.15%，1990 年为 3.96%，1997 年为 4.01%，2000 年为 4.57%，2010 年为 4.84%；到 2018 年增长至 6.57%，但仍低于世界的平均水平，这说明中国还有相当长的增长空间。但从总体趋势来看，中国卫生总费用占 GDP 比例处于上升趋势。

2. 政府卫生支出占卫生总费用的比例出现两极分化 在工业化国家卫生总费用中公共卫生支出所占的比例较高。其中挪威最高，每年都在 95% 以上；英国也高于 80%。而相对应的，个人卫生支出逐年下降。在发展中国家，情况却截然相反，部分贫困国家个人卫生支出占卫生总费用的比例高达 70% 以上，而政府卫生支出比例少得可怜。尽管中国政府逐年增加卫生支出，但从卫生总费用的结构可见，政府卫生支出的比例在逐年减少，而居民个人卫生支出所占比例迅速上升。数据显示，1978 年中国政府预算的卫生支出占卫生总费用的比例为32.2%，1988 年为 29.8%，1998 年为 16.0%；至 2000 年下降到历史最低点，为 15.5%，2011 年又达到最高峰为 30.66%，之后稍有波动；2018 年为 27.74%。与此同时，个人卫生支出占卫生总费用的比例却从 1978 年的 20.4% 上升到 2000 年的 58.98%，之后逐渐下降，2011 年为34.8%，2018 年 28.6%。

（二）卫生费用增长的因素

1. 人口老龄化 中国人口面临迅速老龄化的局面。60 岁以上的老年人口增长速度很快。老年人群是健康方面的脆弱人群，据多次国家卫生服务调查资料显示，60 岁以上的老年人患病率、就诊率及住院率相对较高，卫生保健需求也较高。该年龄段人口患慢性非传染性疾病的

人数多、病程长、费用高,加剧了卫生费用的上涨。世界银行认为,仅人口老龄化因素一项就可使卫生费用由 1992 年约占 GDP 的 3.2% 增至 2010 年的 5%,并进一步增至 2030 年的 7%(世界银行,1992 年)。

2. 物价上涨、通货膨胀　各国的研究均证实了通货膨胀对卫生费用的影响。由于国家通货膨胀因素的影响,物价普遍上涨,导致能源、运输材料及其他卫生用品价格上扬,加速了卫生费用的上升。

3. 人口增长　由于人口绝对数的增加,即使在人均费用不变的情况下,卫生总费用也会随之而上升。

4. 高新技术的应用是卫生费用上升的重要原因　随着科学技术的进步与发展,卫生领域中新设备、新药物不断增加,许多以前被认为不可治愈的疾病通过采用高新技术和创新药物而得以治愈,随之也带来卫生费用的迅速上升。

5. 疾病谱的明显变化　由于近年来各国社会经济文化的发展,人民生活水平的提高,卫生条件的改善,加上医学技术的进步,使得由细菌和病毒引起的传染性疾病逐渐减少;另一方面伴随着工业文明的发展,城市化进程的加快,环境污染的加剧,一些慢性非传染性疾病在增加,如心脑血管疾病、糖尿病、恶性肿瘤等慢性疾病大幅度增多,这些疾病一般具有病程长、难以治愈、治疗费用高的特点。这些疾病的日益增加导致卫生费用的上升。

6. 卫生保健需求和健康意识的提高　随着国民经济的增长和收入的提高,人民的保健意识也不断增强,对卫生服务消费观念也发生了改变,对卫生服务呈现多层次的需求,对提供卫生服务质量的要求也有所提高。

7. 支付制度的不完善　由于卫生服务提供本身所具备的特殊性,加上支付制度的不完善,使得供方诱导需求行为改变,导致病人住院天数延长和就诊次数增加等。

在以上影响卫生费用上涨的因素中,有些是相对可控制的,如费用支付机制;另外一些是相对不可控的,如人口的老龄化和疾病谱的改变等。卫生费用上升的趋势是客观存在的,关键是如何抑制费用的不合理上升部分,而又不损害其合理增长的成分。这就需要对卫生费用的上升进行合理化分析,找出影响费用上升的各种因素,然后制定必要的政策及采取相应的措施去制约不合理的部分,保持其合理的部分,保持其合理的增长。如此,卫生费用才能有最佳的使用效果。

四、卫生费用的筹集、分配和使用

(一) 卫生费用的筹集

卫生费用的筹集是指货币流入卫生部门,是一个融资的过程。体现在政府、企业和个人等筹资者的支出,包括财政支出、社会卫生支出、个人医疗消费支出,也体现在医院、公共卫生单位等提供者的财务收入、上级拨款收入和业务收入。

随着中国经济体制改革,卫生总费用的内部构成也发生了变化。20 世纪后期,政府和社会筹资总额在卫生总费用中的比例越来越小,而居民个人卫生支出所占比例迅速上升,1978 年为 20.4%,2001 年达到最高峰为 60%,2018 年为 28.6%,其中城市居民卫生支出所占比例增长迅猛。这主要是因为随着国家和居民经济水平的提高,各层次人群的生活质量得到明显改善,对卫生服务需求也在不断上升。从国际情况来看,越是发达的国家,政府卫生支出所占的比例越高。如英国等福利国家,卫生总费用占国民生产总值的比重为6%~11%;而发展中国家,近半数卫生费用依赖于个人卫生支出,卫生总费用仅占国民生产总值的2%~5%。1999年,中国卫生总费用占国民生产总值的比例为4.5%;至2018年,卫生总费用仅占国民生产总值的6.57%。

（二）卫生总费用的分配和使用

卫生总费用的分配和使用是指卫生资金从进入卫生系统到流出卫生系统的过程。它反映了一个国家或地区从筹集到的卫生资金在不同部门、不同地区、不同领域和不同层次的配置和使用效果,可以为调整和制订国家或地区的卫生资源配置规划提供政策依据。

卫生总费用分配流向反映从全社会筹集来的卫生资金如何流向卫生服务各个领域和各个服务项目。对卫生费用配置的结构分析,可以帮助我们了解目前卫生总费用的现状,有助于制订卫生改革的政策。因此,研究卫生总费用的配置,首先要研究卫生总费用在部门之间、城乡之间、地区之间的分配比例结构。

根据卫生资金流向,社会卫生资金应首先进入卫生服务提供领域,表现在各级各类卫生机构收入(业务和拨款收入)按目前国内测算指标划分,卫生总费用主要流向医疗机构、公共卫生机构、卫生发展机构和其他卫生机构。

从卫生费用分配和使用上看,据《2019中国卫生统计年鉴》,2018年的各类医疗卫生机构总支出为40 006.660 3亿元。其中,医院支出总费用为31 043.577 9亿元,占卫生总费用的77.60%;专业公共卫生机构费用为2 656.521 6亿元,占卫生总费用的6.64%;基层医疗卫生费用和其他机构卫生费用为5 861.044 6亿元和445.516 2亿元,分别占卫生总费用的14.65%和1.11%。可见卫生总费用主要流向医疗机构,且是城市三级医疗机构,而对具有良好成本效果的初级保健和预防工作的投入却很少,反映了中国医疗卫生资源配置和病人就医流向欠合理。

五、卫生费用的研究分析方法

（一）卫生总费用测算方法

1. **筹资来源法** 根据卫生资金的筹集渠道与筹集方式,收集和整理卫生总费用数据,测算全社会卫生资金投入总量的方法。

（1）卫生费用筹资总额的定义及指标体系

1）定义:卫生费用筹资总额是指某地区在一定时间内(通常指1年)为开展卫生服务活动从全社会筹集卫生资源的货币综合,它是从卫生筹资来监督分析与评价卫生资金活动。卫生费用筹资总额是以卫生服务活动为主线,根据卫生资金来源进行分类,测算全社会卫生资源投入总量及其内部构成。从宏观上反映一个地区在一定时期内卫生筹资水平和主要筹资渠道,分析与评价在一定经济发展水平条件下,该地区政府、社会和居民对健康的重视程度和费用负担情况,以及卫生筹资模式的主要特征及卫生筹资的公平程度。

2）指标体系:从筹资角度看,卫生总费用指标体系分为3个部分,即政府预算卫生支出、社会卫生支出和个人现金卫生支出。

（2）卫生费用筹资总额的测算方法:卫生费用筹资总额包括政府预算卫生支出、社会卫生支出及个人现金卫生支出。筹资来源测算结果按照表5-1进行汇总。

表 5-1　卫生费用筹资总额测算结果汇总　　　　　　　　　　(单位:亿元)

项目	年份
1. 政府预算卫生支出(占卫生费用百分率)	
（1）卫生事业费	
（2）中医事业费	
（3）计划生育费	
（4）食品和药品监督管理费	
（5）预算内基本建设经费	
（6）医学科研经费	
（7）卫生行政和医疗保险管理费	
（8）行政事业单位医疗经费	
（9）基本医疗保险基金补充经费	
（10）其他	
2. 社会卫生支出(占卫生费用百分率)	
（1）社会基本医疗保险费	
（2）社会其他保险医疗卫生费	
（3）商业健康保险费	
（4）非卫生部门行政事业单位办医支出	
（5）企业医疗卫生支出	
（6）农村居民医疗保障经费	
（7）卫生预算外基本建设支出	
（8）私人开业医疗初始投资	
（9）公共卫生机构预算外资金收入	
（10）其他社会保险基金收入	
3. 个人现金卫生支出(占卫生费用百分率)	
（1）城镇居民个人现金卫生支出	
（2）农村居民个人现金卫生支出	
4. 卫生费用筹资总额	
（1）占国内生产总值百分率(%)	
（2）人均卫生总费用(元)	

注:本表按当年价格测算。

1）政府预算卫生支出:卫生事业费+中医事业费+计划生育费+食品和药品监督管理费+预算内基本建设经费+医学科研经费+卫生行政和医疗保险管理费+行政事业单位医疗经费+基本医疗保险基金补助经费+其他。

2）社会卫生支出:社会基本医疗保险费+社会其他保险医疗卫生费+商业健康保险费+非卫生部门行政事业单位办医支出+企业医疗卫生支出+农村居民医疗保险保障经费+卫生预算外基本建设支出+私人开业医疗初始投资+公共卫生机构预算外资金收入+其他社会保险基金收入+其他。

3）个人现金卫生支出:城镇居民个人现金卫生支出+农村居民个人现金卫生支出。

（3）卫生费用筹资总额的评价指标

1）总量分析指标:卫生总费用、人均卫生总费用、卫生总费用占某地区生产总值(GDP)百分率。

2）结构分析指标:政府预算卫生支出占卫生总费用百分率、社会卫生支出占卫生总费用的百分率、个人现金卫生支出占卫生总费用百分率、政府预算卫生支出占财政支出百分率、卫生事业费占财政支出百分率、政府公共预算卫生支出占卫生总费用的百分率、社会医疗保障费用占卫生总费用的百分率。

3）变化趋势分析指标：卫生总费用各年增长速度、卫生总费用年平均增长速度、卫生消费弹性系数。

2. 机构流向法　按照卫生服务机构划分，通过卫生机构的各项收入，收集和整理各级各类卫生机构的费用数据，测算卫生资金流向各类机构的费用总额，也可以理解为是对卫生费用分配总额的测算。

卫生费用分配总额测算是卫生总费用核算体系的第 2 个层次，其测算范围包括各级各类医疗机构、公共卫生机构、药品零售机构、卫生行政和医疗保险管理等机构的费用。卫生费用分配总额是测算卫生服务的最终产品价值，而医疗卫生服务的中间产品价值，如药品生产企业、医疗器械生产企业、医院的制剂部门的产品价值已经包括在最终产品价值中，在测算时不可被重复计算。

按照卫生部门提供机构进行分类，卫生费用分配总额的测算指标分为以下 6 个部分：医院费用、门诊机构费用、药品零售机构费用、公共卫生机构费用、卫生行政和医疗保险管理机构费用及其他卫生费用（表 5-2）。

表 5-2　卫生费用分配总额测算机构分类

机构分类	卫生服务提供机构
1. 医院	（1）城市医院 （2）县医院 （3）城市中医院 （4）县中医院 （5）社区卫生服务中心 （6）预算内基本建设经费 （7）医学科研经费
2. 门诊机构	（1）门诊部 （2）诊所、卫生所、医务室、护理站 （3）村卫生室
3. 药品零售机构	零售药店
4. 公共卫生机构	（1）疾病控制机构 （2）卫生监督机构 （3）妇幼保健机构 （4）食品和药品监督检验机构 （5）计划生育机构 （6）其他卫生机构
5. 公共卫生机构	（1）卫生行政管理机构 （2）社会医疗保险管理机构
6. 其他	（1）卫生机构固定资产增加值（资本形成） （2）干部培训机构费用 （3）医学科研机构费用

（1）医院费用：是指流入某地区各级各类医院的卫生资金总额，即医院费用＝城市医院费用＋县医院费用＋城市中医院费用＋县中医院费用＋社区卫生服务中心费用＋卫生院费用＋其他医院费用。

（2）门诊机构费用：是指流入某地区各级各类门诊部、诊所、护理站、医务室、村卫生室等机构的卫生资金总额,即门诊机构费用=门诊部费用+诊所费用+村卫生室费用。

(3)药品零售机构费用:是指流入某地区药品及其他医用品零售机构的卫生资金总额。

(4)公共卫生机构费用:是指流入某地区各级各类公共卫生机构的卫生资金总额,即公共卫生机构费用=疾病控制机构费用+卫生监督机构费用+妇幼保健机构费用+食品和药品监督检验机构费用+计划生育机构费用+其他卫生机构费用。

(5)卫生行政和医疗保险管理机构费用:是指流入某地区卫生行政和社会医疗保险管理部门的卫生资金总额。

(6)其他卫生费用:主要是医疗卫生机构固定资产增加值。

3. 实际使用法　根据卫生服务功能划分,通过消费者对不同卫生服务实际利用进行调查,收集和整理各类卫生服务项目的数量和费用数据,测算消费者接受卫生服务时所消耗的费用总额。

4. 间接估算法　①采用数学模型法在缺乏卫生统计信息地区,通过其他类似地区的数据和相关指标(如 GDP、人口、经济)拟合相关方程,利用该地区已获得的指标进行间接推算;②采用卫生服务调查数据估算;③采用国民收入抽样调查资料估计;④按家庭开支调查估算。

(二)分析方法

1. 分析研究的常用指标

(1)卫生总费用估计值、可比价、年增长率,卫生总费用占 GDP 或 GNP 的百分率(卫生费用占国内生产总值的比例,或国民生产总值比例),不同支出部门(如教育和卫生)之间的比例。也可根据每年情况,纵向观察卫生费用占国家财政支出比例的变化趋势。

(2)人均卫生总费用、人均公共负担的卫生费用、人均个人负担的卫生费用、人均个人直接支付的卫生费用。

(3)卫生总费用中公共支出部分(政府卫生支出和社会卫生支出)与个人支出部分各自所占的份额。

(4)卫生总费用中政府支付的比例及其构成。

(5)卫生总费用在各类卫生机构的分配及其构成,如医院费用、保健机构费用、预防机构费用等。

(6)公共卫生费用占卫生总费用的比例及其构成。公共卫生费用占一级、二级和三级卫生服务的分配比例可以作为对三级卫生服务规划的依据。历年变化可以用来检查卫生目标完成的情况和进展,进而可以进行卫生机构之间的分析,比较不同机构同类服务的成本和消耗。

(7)卫生总费用在不同使用项目的支出及构成,如人员经费、药品费、卫生材料费、手术费、计划免疫费、计划生育费等。

(8)不同特征的人群卫生费用的使用构成,如不同年龄、性别、保健制度、收入水平、城乡等人群使用卫生费用的绝对量和相对量。这样的分析可以显示出哪一个年龄组享受卫生费用较优,可作为确定卫生规划重点优先项目的基本素材。这些数据可进一步对不同年龄和特别人群组同一类服务的费用水平进行分析,还可作为地区人口构成预测的依据。

(9)某些特殊疾病或损伤卫生费用的消耗,如精神病、艾滋病、交通意外等消耗的医疗保健费用。

2. 卫生费用分析方法　国内外的实践证明,卫生总费用研究是制订卫生经济政策的一项基础性工作。开展卫生总费用分析和研究,可以反映卫生服务的完整情况,为卫生服务需求和卫生筹资能力的战略研究提供宏观经济信息,为制订卫生发展规划或计划提供必要的数据,为研究卫生事业的发展速度和比例关系提供依据。研究卫生总费用时,不仅要考虑到资金的筹集和利用,还应考虑人群健康状况的改进以及卫生服务的可及性、服务质量和效率的提高等。卫生费用分析主要有以下几种方法。

(1) 描述性分析:通过收集一系列有关卫生费用和社会经济方面的历史性资料,计算出各种能够解释研究目的的指标,对卫生总费用筹资来源和分配流向进行机构、过程、结果分析。根据发现的问题,推断将来可能的趋势,提出政策性建议。

(2) 利用分析:通过卫生投入和产出之间的关系分析卫生资源的利用程度,对资源投入与卫生服务量产出之间的关系进行比较,通常从政府、企业和个人等筹资者3个不同筹资渠道来分析卫生费用的投入。卫生费用的投入,一般按卫生总费用的估计值、卫生费用占国民生产总值的百分率或卫生费用占国内生产总值的百分率、卫生费用占国家(地方)财政支出的百分率等指标来估计卫生费用的规模和力度。如果要进行国家间或地区间的卫生费用投入的比较,则应该矫正人口因素的影响,采用人均卫生费用产出的指标(主要采用一些中间指标),如门诊次数、卫生技术人员数、病床数等效率指标。反映住院利用的指标有入院率、平均住院天数、年人均住院天数、病床使用率和周转次数。

(3) 趋势分析:①预测卫生总费用的变化情况,从宏观角度研究卫生费用发展的趋势,一般采用总体分析法。②分析不同时间、不同地区或国家人均卫生费用与人均国民生产总值或人均国内生产总值的比较,进一步分析其增长率或弹性系数。

(4) 公平性分析:分析卫生总费用在不同国家和地区、不同种族和人群之间分配的公平程度。例如,比较城乡间、年龄组或脆弱人群的人均卫生费用、卫生费用占 GNP 或 GDP 的比例、比较各类人群自付率的差异、人均卫生服务量等。对于地区之间资源分布的公平性可采用洛伦茨曲线方法进行分析。

(5) 因素分析:分析影响卫生总费用变化的主要因素及其变化规律。通常采用复杂的多元分析技术,并结合专家评价方法,找出影响卫生费用的主要因素,而后计算出各因素影响卫生费用增长(变化)的程度。

卫生费用会受到外在和内在因素的影响,外部因素如通货膨胀等,内在因素主要有卫生服务利用等。因此,在评价卫生费用增长时需要剔除一些混杂因素或对其进行校正,如卫生保健价格、人口因素、服务量、通货膨胀等,只有这样才能获得实际卫生费用的变化情况。常用的方法:①人均卫生费用,以消除人口增长对卫生总费用绝对值的影响;②消费物价指数,用来校正卫生总费用。有些国家为了更好地反映医疗卫生服务价格的变化,还进行医疗价格指数、药品价格指数等其他价格指数的研究。

(6) 卫生费用预测:一般应在因素分析的基础上选择合适的预测模型,测量将来某时期卫生费用的量或各种构成,直接服务于卫生计划与有关决策。常用的预测模型有时间序列的回归模型、时间序列的自回归模型和灰色系统模型以及经济计量模型等。

(7) 效率分析:对不同机构单位卫生资源提供的卫生服务量进行比较。花费的资源量越少,提供的卫生服务量越多,效率越高。

(8) 卫生政策分析:通过对卫生总费用的综合分析,提出卫生改革的卫生政策问题,以供决策。

(9) 其他分析:包括效益分析、效果分析、分项目经济用途等分析。

第三节 卫生设施设备

医疗卫生机构设施设备的配置是构成卫生资源的重要部分。各类医疗机构的运行需要配置与居民医疗卫生需求相适应的设施设备。国家住房和城乡建设部与国家发展和改革委员会在 2008 年出台的《综合医院建设标准》《妇幼保健院建设标准》《乡镇卫生院建设标准》《防疫站建设标准》中对各类医疗卫生单位的基本设施设备配置作了规定,2019 年国家卫健委出台的《社区卫生服务中心服务能力评价指南》,以及《乡镇卫生院服务能力评价指南》中对社区卫生服务中心和乡镇卫生院服务能力制定了评价标准。本节重点以社区卫生服务中心为例,介绍对基层医疗卫生单位基本设施设备的主要研究要素及评价指标。

一、房屋面积

(一) 定义

1. **房屋建筑面积** 是指单位购建且有产权证的房屋建筑面积,不包括租房面积。

2. **租房面积** 卫生机构使用的、无产权证的房屋建筑面积,无论其是否缴纳租金,均计入租房面积。

3. **业务用房面积** 医院包括门急诊、住院、医技科室、保障系统、行政管理和院内生活用房面积;社区卫生服务中心和卫生院包括医疗、预防保健、行政后勤保障用房面积;妇幼保健院(所、站)包括医疗、保健、医技、行政后勤保障等用房面积;专科疾病防治院(所、站)包括医疗、医技、疾病预防控制中心、行政后勤保障等用房面积;疾病预防控制中心(防疫站)包括检验、疾病控制、行政后勤保障等用房面积。

(二) 要求

国家卫健委办公厅于 2019 年印发了《社区卫生服务中心服务评价指南》(国卫办基层函〔2019〕287 号)。关于建筑面积,要求中心建筑面积应根据辖区服务人口、床位等确定标准建筑面积,1 400 m²/3 万~5 万人口,1 700 m²/5 万~7 万人口,2 000 m²/7 万~10 万人口。设病床的中心,50 张床位以下的,每增设一床位至少增加 25 m² 建筑面积;50 张床位以上的,每增设一张床位至少增加建筑面积 30 m²。社区卫生服务中心的实有建筑面积应不低于标准建筑面积,标准建筑面积(m²) = (1 400/1 700/2 000) m² + 50×25 m² + (编制床位−50)×30 m²。

二、床位

(一) 定义

一般分为核定床位数和实际开放床位数。核定床位数指由卫生行政部门根据机构等级、规模、人员编制等核准的可设置床位数。实际开放床位数指在某一时点机构实际开放使用的床位数。

（二）评价指标

评价床位的设置是否合理，常用的指标有每千人口床位数、床护比、床位使用率、床位周转次数、床位周转率等。计算公式如下。

每千人口床位数（张）＝医院床位／人口数×1 000（人口数系公安部户籍人口）

床护比＝床位数／护士数

床位使用率（%）＝实际占用的总床日数／实际开放的总床日数×100

床位周转次数（次）＝出院人数／平均开房病床数

三、设备

即单位实际拥有的、可供调配的设备。社区卫生服务中心的设备配置一般在满足基本医疗和基本公共卫生服务的前提下，根据机构的业务特色、场地大小及服务需要配置。下面将结合社区卫生服务中心的业务区域划分，具体介绍每个区域的设备配置要求。

四、业务功能区域

城市社区卫生服务中心在业务功能区域划分上主要分为健康区域、诊疗区域。

（一）健康区域

健康区域的主要功能为健康人群提供健康监测、计划免疫、儿童保健、妇幼保健等。在健康区域中需要具备的功能及配备的设备如下。

1. 基本状况测试　如身高测量仪、体重测量仪。

2. 身体功能测试　肺活量测试仪、握力测试仪、反应时测试仪、闭眼单脚站立测试仪、纵跳测试仪、坐位体前屈测试仪、俯卧撑测试仪、仰卧起坐测试仪、台阶测试测试仪。

3. 自助体检设备　动脉硬化测试分析测试仪、身体成分测试分析测试仪、心脏压力指数测试测试仪、骨密度分析测试仪、营养状况自评仪、血压测试仪、血糖测试仪。

4. 宣教室　液晶电视、宣传模具。

5. 健康教育长廊　实物模具若干、健康教育图展。

（二）诊疗区域

诊疗区域通常包括全科诊疗、中医诊疗、康复、理疗、口腔、眼防、妇女保健和计划生育指导、辅助检查科室及药械科等。

1. 全科诊疗区域　主要包括全科诊室、治疗室、换药室、抢救室、门诊小手术室、预检分诊室（台）、输液室、肌肉注射室、处置室、供应室等。全科诊室一般为 10 m²/间，治疗室为 15 m²/间，可根据服务人数配置诊室数。

2. 中医诊疗区域　主要包括中医内科、针灸、推拿、骨伤科等科室。中医药诊疗设备既包括脉枕、针灸针、磁珠（耳穴）、火罐、刮痧板凳邓传统中医诊疗器具，也可以根据床位设置和治疗需要备用常用的中医诊疗设备，包括针灸治疗床、推拿治疗床、特定电磁波治疗器（TDP）、G6805 电针仪、经络导平仪中医定向透药治疗仪等设备。

社区卫生服务中心应设立独立的中医诊疗区域，下设中医内科诊室、针、推、伤、专病治疗等诊室。诊室和治疗室分开;医务人员生活区和诊疗区分开。一人一诊室、治疗检查床设置轨道式遮隔帘。服务环境温馨，在装修装饰上体现中医药文化特色;面积应大于 $150~m^2$，每个中医诊室面积不低于 $10~m^2$。

3. 康复诊疗区域　主要包括理学疗法室(PT 室)、作业疗法室(OT 室)、感觉统合室、物理治疗室、语言治疗室等。

社区卫生服务中心应设立独立的康复诊疗区域，面积应大于 $200~m^2$。

4. 理疗区域　主要开展各种理疗服务。常用设备有:减重步态训练系统、肩关节 cpm 机、膝关节 cpm 机、肘关节 cpm 机、下肢功率车、智能训练系统、PT 训练床、电动起立床(PT 床)、抽屉式阶梯、重锤式手指肌力训练桌、股四头肌训练器、髋关节训练器、踝关节训练器、体操棒与抛接球、滚筒、平衡杠、站立架、组合皮软垫、沙袋等。

5. 辅助检查区域　主要包括检验室、B 超室、心电图室、放射诊断室等。

(1) 检验科:应包括中心实验室，其房屋面积应在 $150 \sim 200~m^2$。除中心实验室之外，还应包括临检室、生化室、二级生物实验室。

(2) B 超室:面积要求为每间机房 $\geq 12~m^2$，办公室 $\geq 10~m^2$。

(3) 放射科:面积要求为机房 $\geq 24~m^2$，办公室 $\geq 10~m^2$，控制室 $\geq 10~m^2$。

6. 药械科　主要包括门诊药房、病房药房、药库、中药室、煎药室等。药械科用房面积应为 $300~m^2$。

7. 其他　主要包括口腔卫生室、眼病防治室、妇女保健和计划生育指导室等。服务面积和设施设备应根据服务人群数及需求配置。从事母婴保健技术服务的，必须按规定经市、区(县)卫生行政部门批准，取得《母婴保健技术服务执业许可证》。

五、行政管理区域

城市社区卫生服务中心的行政管理区域主要包括办公室、人力资产管理部、质量控制部、医疗纠纷处理办公室、工会等。

六、信息化支撑部门

随着科技进步和经济发展，城市社区卫生服务中心的日常运行紧密依靠卫生信息化的支撑和保障。在越来越多的社区卫生服务中心设立了独立的信息化职能部门，有明确的信息化职责，并配备专门的信息化技术人员。

第四节　基 本 药 物

药品是医疗机构的重要资源之一。新医改以来，国家卫生行政部门发布了一系列的政策文件，从基本药物目录更新、药品采购及流通环节等提出了政策要求，以提高医疗服务质量，降低药品价格，着力解决老百姓"看病贵"的社会问题。

一、政策要求

（一）基本药物目录调整

2018 年 11 月，国家在 2012 年版的《基本药物目录》上进行调整完善，出台了 2018 年版《基本药物目录》。新版目录主要在以下几个方面作了调整：①增加了品种数量，由原来的 520 种增加到 685 种，其中西药 417 种、中成药 268 种（含民族药）；②优化了结构，突出常见病、慢性病以及负担重、危害大疾病和公共卫生等方面的基本用药需求，注重儿童等特殊人群用药，新增品种包括了肿瘤用药 12 种、临床急需儿童用药 22 种等；③进一步规范剂型、规格，685 种药品涉及剂型 1 110 余个、规格 1 810 余个，这对于指导基本药物生产流通、招标采购、合理用药、支付报销、全程监管等将具有重要意义；④继续坚持中西药并重，增加了功能主治范围，覆盖更多中医临床症候；⑤强化临床必需，这次目录调整新增的药品品种中，有 11 个药品为非医保药品，主要是临床必需、疗效确切的药品。如直接抗病毒药物索磷布韦、维帕他韦，专家一致认为可以治愈丙型肝炎，疗效确切。新版目录的实施，能够覆盖临床主要疾病病种，更好适应基本医疗卫生需求，为进一步完善基本药物制度提供基础支撑，高质量满足人民群众疾病防治基本用药需求。

（二）药品采购环节

2018 年 11 月，经国家医保局同意，《4+7 城市药品集中采购文件》在上海阳光医药采购网正式发布。随后，2019 年 2 月，国务院办公厅出台的《关于印发国家组织药品集中采购和使用试点方案的通知》（国办发〔2019〕2 号）再次强调"带量采购，以量换价"。本次试点地区为 4 个直辖市（北京、上海、天津、重庆）、7 个副省级城市（沈阳、大连、广州、深圳、厦门、成都和西安），所以此项措施被称为"4+7 带量采购"。"带量采购"指的是在试点地区公立医疗机构报送的采购量基础上，按照试点地区所有公立医疗机构年度药品总用量的 60%～70% 估算采购总量，进行带量采购、量价挂钩、以量换价，形成药品集中采购价格，试点城市公立医疗机构或其代表根据上述采购价格与生产企业签订带量购销合同。剩余用量，各公立医疗机构仍可采购省级药品集中采购的其他价格适宜的挂网品种，但是医疗卫生机构必须完成采购量。在 4+7 城市基础上，各地纷纷推广此做法。

（三）药品流通环节

国务院办公厅印发了《关于进一步改革完善药品生产流通使用政策的若干意见》（国办发〔2017〕13 号），其中对药品流通提出了采用"两票制"的措施。"两票制"是指药品从药厂卖到一级经销商开一次发票，经销商卖到医院再开一次发票，以"两票"替代目前常见的七票、八票，减少流通环节的层层盘剥，并且每个品种的一级经销商不得超过 2 个。以期进一步降低药品虚高价格，减轻群众用药负担。

（四）医疗机构药品定价环节

取消药品加成，理顺医疗服务价格。国务院办公厅印发的《关于印发深化医药卫生体制改革 2017 年重点工作任务的通知》（国办发〔2017〕37 号）指出：2017 年 9 月底前全面推开公立医院综合改革，所有公立医院全部取消药品加成（中药饮片除外），破除"以药补医"。主要内容包括以下两点。

1. 取消药品加成,改革公立医院补偿机制

(1) 取消公立医院药品加成(中药饮片除外),一律实行零差率销售,切实降低患者用药负担。

(2) 取消以药养医,改革补偿机制。三级医院按照"451"的补偿比例,即政府补助40%,医疗服务价格调整补助50%,其余10%由医院加强内部管理消化;二级及以下医院按照"541"的补偿比例,即政府补助50%,医疗服务价格调整补助40%,其余10%由医院加强内部管理消化。政府补助按照原渠道进行解决。

2. 理顺部分医疗服务价格,优化医疗服务价格结构

(1) 优化医疗服务项目价格结构。降低CT、B超等大型医用设备检查治疗和检验等价格;提高诊疗、手术等体现医务人员技术劳动价值的医疗服务价格。

(2) 对公立医院机构提供的部分特需医疗服务及其他市场竞争比较充分、个性化需求比较强的医疗服务,实行市场调节价。

(3) 优化医疗资源配置。对不同级别医院实行分级定价,不同难易程度的诊疗项目、不同专业技术中医生的诊察价格保持适当差价,促进分级诊疗。

(4) 探索按病种收费。按照"有激励、有约束"的原则,逐步对诊断明确、技术成熟、并发症少、疗效确切的病种实行最高限价管理。

(5) 调整医疗服务价格的项目按规定纳入医保支付范围。

二、对药品资源的主要研究评价指标

对药品资源的主要研究评价指标有基本药物配备率、抗生素处方比例、注射剂处方比例、药占比等。计算公式如下。

基本药物配备率(%) = 基本药物配备品规数 / 全部药物配备品规数 × 100

抗生素处方比例(%) = 含有抗生素处方数 / 抽查处方总数 × 100

注射剂处方比例(%) = 含有注射剂处方数 / 抽查处方总数 × 100

药占比(%) = 药费收入 / 医疗总收入比例 × 100

(徐 芳 李 哲 田国栋 严 非)

参 考 文 献

[1] 中华人民共和国国家卫生和计划生育委员会网站统计数据. http://www.nhfpc.gov.cn/.

[2] 上海市卫生和计划生育委员会网站统计数据. http://www.wsjsw.gov.cn/.

[3] 夏毅,金春林,丁汉升,等. 上海市卫生总费用核算研究报告. 上海:上海科学技术出版社,2009.

[4] 龚幼龙,冯学山. 卫生服务研究. 上海:复旦大学出版社,2002.

[5] 国务院深化医药卫生体制改革领导小组办公室编制. 国家基本药物制度问答. 北京:人民出版社,2010.

[6] WHO. World Health Statistics 2008. Http://www.who.int/whosis.

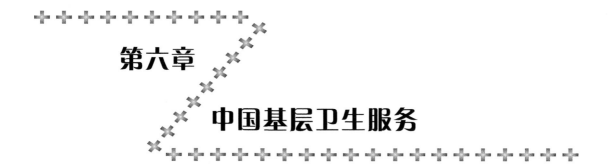

第六章

中国基层卫生服务

第一节　城市社区卫生服务体系

社区卫生服务是中国城镇医疗卫生体制改革的重要内容,是实现"人人享有初级卫生保健"目标的基础环节,是构建和谐社会的重要保证。自 1997 年《中共中央、国务院关于卫生改革与发展的决定》中提出"改革城市卫生服务体系,积极发展社区卫生服务,逐步形成功能合理、方便群众的卫生服务网络"至今,中国社区卫生服务特别是城市社区卫生服务试点工作取得重大进展。2006 年,胡锦涛总书记和温家宝总理对社区卫生工作做出了重要批示,国务院成立了城市社区卫生工作领导小组,制订了一系列指导城市社区卫生发展的文件,极大推动了社区卫生服务发展。截止到 2008 年底,全国有 98% 地级以上城市的市辖区已经开展了社区卫生服务。2009 年,中共中央国务院《关于深化医药卫生体制改革的意见》中提出:"进一步完善以社区卫生服务为基础的新型城市医疗卫生服务体系"的要点。2010～2017 年,全国的社区卫生服务中心由 6 903 个发展到 9 147 个,社区卫生服务站由 25 836 个减少到 25 505 个,中心诊疗人次由 34 700.0 万次增加到 60 700.0 万次,服务站诊疗人次由 13 700.0 万次增加到 16 000.0 万次。以社区卫生服务中心为主,社区卫生服务站为辅,医疗诊所、医务室为补充的社区卫生服务体系在大、中型城市逐步形成。

一、社区和社区卫生服务

（一）社区的概念

"社区"一词最早源于拉丁语,意思是共同的东西和亲密伙伴关系。德国社会学家 F. Tonnis 于 1881 年首次将 Gemeischaft(一般译为共同体、团体、集体、公社、社区等)用于社会学研究。后来,英国人把 Gemeischaft 翻译为 Community,该词用于"社区",意思是公社、团体、共同体。率先将 Community 译为中文的"社区"者,是 20 世纪 30 年代以费孝通为首的燕京大学学生。后来,在中国社会学界该译名被沿用下来,逐步成为社会学的一个专门概念。联合国

WHO 曾提出的社会概念是：一个有代表性的社区,其人口数约在 10 万~30 万,其面积在 5 000~50 000 km² 。从中国的实际情况看,"社区"一般是聚集在一定地域范围内的社会群体和社会组织,根据一套规范和制度结合而成的社会实体,是一地域社会生活共同体。它不是一个抽象的东西,它涵盖了地域、人口、结构、区位等诸多要素。中国的社区在城市通常是指街道、居委会,在农村是指乡镇、村。2000 年民政部《关于在全国推进城市社区建设的意见》指出:"目前城市社区的范围,一般是指经过社区体制改革后作了规模调整的居民委员会辖区"。

（二）社区卫生服务及城市社区卫生服务的概念

社区卫生服务是具有中国特色的城镇医疗服务体系的重要组成部分,也是社区工作的重要组成部分。依据卫生部等 10 部委在《关于发展城市社区卫生服务的若干意见》（1999 年）中的表述,社区卫生服务被认为是"社区建设的重要组成部分",其具体定义为"在政府领导、社区参与、上级卫生机构指导下,以基层卫生机构为主体,全科医生为骨干,合理使用社区资源和适宜技术,以人的健康为中心、家庭为单位、社区为范围、需求为导向,以妇女、儿童、老年人、慢性病人、残疾人等为重点,以解决社区主要卫生问题、满足基本卫生服务需求为目的,融预防、医疗、保健、康复、健康教育、计划生育技术服务等为一体的,有效、经济、方便、综合、连续的基层卫生服务。"

（三）城市社区卫生服务的功能定位与职责

城市社区卫生服务的功能定位在发展的过程中发生了较大变化,由原先传统的"治疗病人"向"促进健康"转变,即不仅要降低社区居民的发病率和死亡率,延长居民的平均期望寿命,而且要提高社区居民的生命质量。

按照 2019 年国家卫健委出台的《社区卫生服务中心服务能力评价指南》（2019 年版）要求,社区卫生服务中心的职责任务主要包括:①提供当地居民常见病、多发病的门诊服务;②提供适宜技术,安全使用设备和药品;③提供中医药服务;④提供基本公共卫生服务及有关重大公共卫生服务;⑤提供计划生育技术服务;⑥提供转诊服务,接收转诊病人;⑦提供一定的急诊急救服务;⑧负责社区卫生服务站业务和技术管理;⑨提供住院服务;⑩提供康复服务;⑪提供居家护理服务;⑫提供家庭病床服务。

二、我国城市社区卫生服务的发展历程

WHO 在总结英国等国家开展社区卫生服务经验的基础上于 20 世纪 70 年代末提出了卫生服务的社区方向,社区卫生服务近 30 年来在世界范围内发展迅速。社区卫生服务的概念早在 20 世纪 80 年代就在中国出现,直至 10 余年后随着中国医疗制度改革的逐步实施得以不断发展。回顾发展历程,大致可以分为以下 4 个阶段。

（一）社区卫生服务概念的引进

中国社区卫生服务的雏形可以追溯到 1981 年,中、美两国专家在上海县进行的卫生服务调查。但直到 1988 年,WONCA 的 Dr. Rajakumar 建议中国开展全科医学后,中国的社区卫生服务才有了实质性的进展。

（二）城市社区卫生服务的酝酿及试点

中国城市社区卫生服务工作起步于 1996 年的全国卫生工作会议。在这次会议上,江泽民

同志作了重要讲话,特别强调"加快卫生管理体制、卫生服务体系和卫生机构运行机制的改革步伐,积极推进城镇职工医疗保障制度改革"。李鹏同志也指出:"积极发展社区卫生服务,建立功能合理、方便群众的卫生服务网络,是卫生事业发展的必然趋势。"同时要求"社区卫生服务体系的建设要纳入各级卫生行政部门的重要议事日程。"

中国上海、天津、北京、济南等大中型城市开展了以转变基层医疗机构服务模式为重点,以机构和功能转变为核心的试点工作。根据试点经验,中共中央、国务院于1997年1月在《关于卫生改革与发展的决定》中作出了"改革城市卫生服务体系,积极发展社区卫生服务,逐步形成功能合理、方便群众的卫生服务网络"的战略性决策,标志着为适应医学模式的转变和人口老龄化、城市化等社会卫生因素的变化,把积极发展社区卫生服务作为转变城市卫生服务模式的主要方式,社区卫生服务工作也正式被列为今后15年中国卫生改革的5项重大任务之一。其后全国各省(市)积极开展城市社区卫生服务试点工作。虽然各试点城市的建设标准、服务内容和运作方式不尽相同,但为中国大规模的推广实施积累了宝贵的经验。

(三)城市社区卫生服务工作的全面实施

随着国务院《关于建立城镇职工基本医疗保险制度的决定》的实施,加快医疗机构改革、积极发展社区卫生服务已成为一项紧迫的任务。1999年7月,卫生部等10部委联合下发了《关于发展城市社区卫生服务的若干意见》,明确了社区卫生服务的基本概念、总体目标、基本组织体系框架和基本政策,提出"到2005年各地基本建成社区卫生服务体系框架,部分城市建成较为完善的社区卫生服务体系。到2010年,在全国范围内建成较为完善的社区卫生服务体系,成为卫生服务体系的重要组成部分,使城市居民能够享受到与经济社会发展水平相适应的卫生服务,提高人民健康水平"的工作目标,并将社区卫生服务定位于"是为民办实事、办好事的德政民心工程,是维护社会稳定和促进国家长治久安的重大决策"。由此,社区卫生服务在广度和深度上都取得了长足的进展。北京市的"政府领导,部门协调,街道搭台,卫生唱戏,社会参与"的社区卫生服务格局,上海市集医疗、预防、保健、康复、健康教育和健康促进于一体的社区卫生服务形式等都取得了明显的社会效益和经济效益,天津、济南、深圳等也都依据各自实际,创造了许多好的做法,初步形成了"大城市挂帅、推动整体发展;小城市创新,迎来千姿百态"的良好局面。

(四)城市社区卫生服务工作的框架建设和完善

2000年2月,国务院体改办等8部委下发的《关于城镇医药卫生体制改革的指导意见》明确要求:"建立健全以社区卫生服务和大中型医疗卫生机构分工合理、相互协作的二级卫生服务体系",奠定了社区卫生服务在新兴卫生服务体系中的基础性地位。其后社区卫生服务政策得到进一步细化,卫生部先后下发了《城市社区卫生服务机构设置原则》《城市社区卫生服务中心(站)设置指导标准》《城市社区卫生服务基本工作内容》等一系列文件。

2002年8月,卫生部等11部委联合下发了《关于加快发展城市社区卫生服务的若干意见》一文,明确提出了加大政府支持力度和深化社区卫生服务内涵建设的"两条腿"走路的发展策略,并就医疗资源的合理配置、社区卫生服务的主体地位、政府各有关部门的职责要求,以及社区卫生服务队伍建设、监督管理等问题进行了进一步明确,在全国城市范围内全面建设社区卫生服务中心(站),并在部分大城市延伸至城镇。

2006年2月国务院《关于发展城市社区卫生服务的指导意见》再次强调发展城市社区卫生服务,构建以社区卫生服务为基础,社区卫生服务与预防保健和医疗服务机构分工合理、协作紧密的新型城市卫生服务体系的要求,并就解决社区卫生服务发展深层次的问题提出了构建完善服务体系的10项内容和4项政策措施。国家"十一五"规划中也提出"大力发展社区卫生服务",中国共产党第十七次全国代表大会报告中也再次提出了"人人享有基本医疗卫生服务"的宏伟目标,把大力发展社区卫生服务作为民生问题,作为解决民众基本医疗保健问题的根本途径。同年,政府出台了一系列配套政策措施促进城区社区卫生服务发展。如卫生部、中医药局重新印发的《城市社区卫生服务中心、站基本标准》,对硬件和人员提出了更高的要求。发展改革委、卫生部印发的《关于加强城市社区卫生服务机构医疗服务和药品价格管理意见的通知》,对价格管理、核定及收费方式进行了明确规定。财政部、发展改革委、卫生部印发的《关于城市社区卫生服务补助政策的意见》,进一步明确了政府对社区卫生服务的补助原则、补助范围及责任划分、补助内容和方式等方面的政策措施。

（五）城市社区卫生服务体系完善

2015年3月国务院办公厅《关于印发全国医疗卫生服务体系规划纲要（2015—2020年）的通知》指出:"要构建与国民经济、社会发展水平相适应、居民需求相匹配、体系完整、分工明确、功能互补、密切协作的整合型医疗卫生服务体系"。2015年11月,国家卫计委出台的《关于进一步规范社区卫生服务管理和提升服务质量的指导意见》提出要规范社区卫生服务机构设置与管理、加强社区基本医疗和公共卫生服务能力建设、大力推进家庭医生签约服务等。2017年6月,国务院出台的《关于加强和完善城乡社区治理的意见》提出:"到2020年,基本形成基层党组织领导、基层政府主导的多方参与、共同治理的城乡社区治理体系,城乡社区治理体制更加完善城乡社区治理能力显著提升,城乡社区公共服务、公共管理、公共安全得到有效保障。"2019年4月,国家卫健委出台的《社区卫生服务中心服务能力评价指南》(2019年版)从功能任务、资源配置、基本医疗、公共卫生服务、业务管理以及综合管理这四大块对社区卫生服务中心服务的能力提出了新的要求,要求各地方政府根据评价指南的要求不断优化城乡社区卫生服务模式,提升服务能力,规范机构管理,力求为居民提供便捷、连续、高效、优质的医疗服务。

三、城市社区卫生服务的主要模式

目前,中国城市卫生服务发展理念和服务模式虽然主要借鉴了英国模式,但并不是对英国模式的简单移植,而是以需求为导向的渐进式改革。由于中国各城市经济发展、卫生资源,以及卫生基础存在较大差异,因此,中国的城市社区卫生服务运作模式不同,但其共性都是盘活医疗卫生资源。主要有以下几种模式。

1. 三级网络模式　三级网络模式是主要的服务网络模式,是指在三级医疗网健全的城市(北京、上海、天津),通过区医疗中心、街道社区卫生服务中心、居民委员会的社区卫生服务站和家庭构成社区卫生服务的双向网络。这种模式具有较好的社会效益和经济效益,是现阶段最理想的运作模式。合理的卫生资源配置和畅通的绿色服务通道,是中国城市社区卫生服务的发展方向。目前,各城市发展趋势向家庭延伸,逐步形成四级网络模式,以区医疗预防中心、社区卫生服务中心和社区卫生服务站为组织网络,向家庭提供综合性卫生服务。

2. 二级网络模式　又称便携式,是目前中国中等城市采取的社区卫生服务方式。中国中等城市一般无一级医院,社区卫生服务直接由二级、三级医院在社区建点,即二级、三级医院社区卫生服务科(全科医疗科)、社区卫生服务站和家庭。这种模式的优势是方便易行,能用最好的医疗资源为社区居民提供服务,启动资金有保证,双向转诊能成为现实,社区卫生人力储备充足。但在网点的设置上要注意与区域卫生规划相协调,同时注意"六位一体"功能的体现。

3. 资源互补网络模式　又称互补式,是在地方卫生资源有限的情况下,依托有条件的企业卫生机构,与地方卫生资源形成互补势态,共同承担区域内的社区卫生服务。虽然服务形式不尽相同,但都开展了门诊、出诊、家庭病床、健康档案的管理与使用等,在部分城市具有较好的社会效益和经济效益。

4. 家庭病床网络模式　又称直通式,是中国较早的卫生服务模式。在社区卫生服务启动较慢的中小城市,往往由二级、三级医院将延续的家庭病床可直接伸向社区家庭。实际上,也是二级服务模式的变形。这种模式在一定程度上方便了居民的就诊,但服务内容比较单一,"六位一体"的综合服务功能不到位,需要进一步完善。

5. 信息网络模式　随着信息化、互联网+的发展,社区卫生服务机构可以通过网络形式直接服务于最终用户,并在必要时将服务对象直接转给上级服务机构,实行双向网络。

6. 一体化模式　利用社区卫生服务中心的卫生资源,下设卫生服务站,直接为居民服务,并在区域成立社区卫生服务管理机构进行社区卫生服务机构一体化管理。

7. 其他　许多地区还有把原来的医疗站、工疗站、红医站等转为社区卫生服务机构的做法,其中又可细分为基层资源利用式、卫生单位开放式、院站合一式及四室合一式等。这些模式虽然对现有资源做到了有效互补的利用,但需要进一步规范和完善,并注意双向转诊的问题。

四、城市社区卫生服务体系存在的问题

目前,中国城市社区卫生服务体系在发展过程中存在一些问题亟需解决。

1. 人员整体素质亟待提高　部分地区从事社区卫生服务的医护人员仍以学历低、职称低的专科医生为主,无论是医疗与预防保健人员,还是护理人员,在数量上和质量上都远未能满足社区卫生服务的需要,对社区卫生服务机构开展有效服务和功能落实都造成了比较大的影响。除此之外,全科医师的短缺,不仅在全科团队的设置和运转方面存在较多问题,而且也影响实施家庭医生制度的实施。

2. 补偿机制的缺失成为制约社区卫生服务发展的障碍　2006年,国务院出台的《国务院关于发展城市社区卫生服务的指导意见》明确提出:"社区卫生服务从业人员的收支不得与服务收入直接挂钩,各地区要探索收支运行管理机制,有条件的开展收支两条线"。2006年至今,各地区按照国务院指示积极探索收支两条线的运行管理机制。但是,进行收支两条线管理之前,社区医务人员的利益与医院效益挂钩,一定程度上体现了多劳多得,对医务人员起到激励作用。进行收支两条线之后,社区医务人员的收入按照地区事业单位人均工资予以核定,财政予以保障,与医院效益不再挂钩,对于服务需求大、效率高、能力强的社区卫生服务中心反而起到负向激励作用。

3. 信息网络发展较慢　这直接影响到社区卫生服务功能的发挥。社区卫生服务的网底作用是以高效运转的信息网络为基础的。基本医疗服务和公共卫生信息服务平台不够完善,

使得各类信息资源很难共享,直接影响了社区卫生服务功能的发挥和服务效率。

4. 双向转诊工作缺乏统筹管理　除了在上、下级医疗单位之间建立互动网络以外,"双向转诊"实质上是医疗卫生服务的延续。大多数的医疗机构只认识到建立网络,却忽视了医疗卫生服务的延续性,很多社区居民也没有认识到这一点。这就出现,小病进了社区,而对于大病,社区无法真正解决转诊至上级医疗卫生机构的连续服务;等病情稳定后,上级医疗卫生单位考虑到利益不会主动再将居民转回社区治疗,而社区也由于奖励机制等原因,医务人员积极性不高。甚至部分社区医务人员反应更倾向将病人转出,减轻工作压力,减少医患纠纷。

5. 临床服务能力削弱　自从国家大力推行公共卫生服务项目以来,基层医务人员公共卫生工作所占的比例越来越大。公共卫生工作具有连续性、复杂性、长期性、重复性等特性,许多基层医生抱怨,公共卫生所占时间太多,每天需要花半天的时间建档建卡、填写信息指标,没有时间从事临床工作,导致临床技能逐渐荒废。

五、城市社区卫生服务体系的展望

近几年来通过国家和地方政府的共同努力,城市社区建设和社区卫生服务中心的建设有了长足的发展,各级政府对社区卫生服务事业的政策支持和经费投入不断加大,无论是社区卫生服务机构的房屋条件或基本医疗诊疗设备都有了极大改善,使得社区卫生服务机构建设逐步规范、机构设置日趋合理、具有中国特色城市社区卫生服务体系基本建立。与过去相比,社区卫生技术人员的工作环境和条件及居民的就医环境和条件得到了极大的改善,基本实现了城市社区居民基本医疗服务及基本公共卫生服务的全覆盖。为保证城市社区卫生服务体系能快速、顺利地发展,达到"人人享有基本医疗卫生服务"的目的,把社区卫生服务作为公共产品提供给全社会,需要做好以下几项工作。

1. 进一步提高对社区卫生服务重要性的认识　对社区卫生服务重要性的认识要从 5 个层次上加以提高,即政府领导、卫生行政部门领导、有关卫生机构领导、社区医务人员本身和群众。只有 5 个层次的认识提高了,社区卫生服务才能稳定长久地发展下去。

2. 进一步强化政府支撑体系　政府部门的有力介入,卫生部门的积极实施,可以促进社区卫生服务不断得以发展。根据社区卫生服务公益性质和公平原则的要求,必须通过服务定价建立有效的补偿机制,通过分工协作建立顺畅的双向转诊,通过强化组织确保政策的落实,从而在政策层面不断强化支撑体系。

3. 进一步完善服务网络　回顾中国社区卫生服务的发展之路,在区域卫生规划指导下,社区卫生服务"六位一体"功能定位具体内涵的不断丰富,特别是预防、保健、康复功能的不断强化,必须在原有基础上进一步健全服务网络,通过强化机制建设、优化内部组织、实施流程再造,进一步理顺组织结构,建立长效机制,形成完整的服务网络,构建社区卫生服务的新格局,提供以人为中心的整合服务。近几年,各大城市社区逐步将医养结合等模式加入社区卫生服务网络,国务院办公厅《关于印发全国医疗卫生服务体系规划纲要(2015—2020 年)的通知》对于发展社区健康养老服务等方面提出了相关要求:"提高社区卫生服务机构为老年人提供日常护理、慢性病管理、康复、健康教育和咨询、中医养生保健等服务的能力,鼓励医疗机构将护理服务延伸至居民家庭。推动开展远程服务和移动医疗,逐步丰富和完善服务内容及方式,做好上门巡诊等健康延伸服务。"

4. 建立科学合理的薪酬制度　多年来,在城市卫生事业发展中普遍存在优质资源过分集中在大医院,社区卫生服务资源有限、服务能力不强、不能满足人民群众基本卫生服务需求等问题。为此,要重点做好优化城市卫生资源结构,健全社区卫生服务网络,完善服务功能,继续加大对社区公共卫生服务的经费投入,尤其是人员激励经费。曾丽在对湖北省两市一县基层卫生机构医务人员激励机制进行研究时发现,薪酬、生活保障、人际关系、尊重情感,以及自我实现这些激励因素中,薪酬是最重要的激励因素,最能影响工作积极性。因此制定科学合理、遵循效率优先、兼顾公平、体现多劳多得的薪酬制度,对于激发社区医务人员工作积极性,提高卫生服务质量至关重要。

5. 建立人才保障机制　社区卫生服务机构具有医疗、预防、保健等多项职能,履行这些职能需要充足的医护人员。现有的社区卫生服务队伍与社区卫生服务的功能需求还存在较大差距,人才队伍的数量和素质已成为影响城市社区卫生服务发展的关键因素。因此,要立足于队伍素质的不断优化,从加强全科医护人员培养、建立全科服务团队、推行家庭医生责任制等多方面入手,培养适应社区卫生服务体系需要的卫生技术人员,不断提高社区卫生服务人员的服务水平。在社区卫生服务体系的人才选拔上,要不拘一格,实行公开招聘,将有技术、有医德的医护人员充实到社区卫生服务体系中去。针对已经在体系之内的医护人员要建立完善的激励机制,从薪酬水平、晋升机制等各方面充分调动基层医务人员的积极性,以保障卫生服务质量,提高居民满意度。

6. 增强社区信息化应用能力　提高城乡社区卫生信息基础设施和技术装备水平,加强一体化社区信息服务站、社区信息亭、社区信息服务自助终端等公益性信息服务设施建设。依托"互联网+政务服务"相关重点工程,加快城乡社区公共服务综合信息平台建设,实现一号申请、一窗受理、一网通办,强化"一门式"服务模式的社区应用。

7. 规划社区卫生服务体系发展　在市场经济法则下,要树立发展不唯成分、服务不分隶属的全新所有制观念。深化医改以来,政府出台了一系列政策文件鼓励社会力量参与到中国医疗卫生服务体系建设之中,那么,个体医疗机构如何参与社区卫生服务,如何对现有的社区卫生服务体系进行良好的补充,必须制定合理的政策规划,既要巩固清理整顿的成果,也要适应社会主义市场经济体制的建立。

（曹海涛　徐　芳　严　非）

第二节　农村初级卫生保健

一、初级卫生保健内涵和基本原则

(一) 内涵

初级卫生保健(primary health care, PHC)是指基本的卫生保健。《阿拉木图宣言》指出:初级卫生保健是指技术适宜、学术可靠而又为社会所接受的,通过个人、家庭与社会的广泛参与达到普及,其费用是国家、社区和群众依据自力更生和自觉精神在各个发展阶段上能够负担得起的基本卫生保健服务。它既是国家卫生系统的一个组成部分、功能中心和活动的焦点,也是整个经济发展的一个组成部分。它是个人、家庭、群众与国家卫生服务系统接触的第一环节。"2000年人人享有卫生保健"的全球战略目标明确指出,初级卫生保健是实现这一目标的关键。初级卫生保健具有以下5个方面的内涵。

(1)初级卫生保健的服务对象是全体居民,使卫生保健服务最大限度地深入到人们工作和生活的场所。

(2)初级卫生保健的技术是经过实践检验的、有科学依据的,而且个人和政府支付得起的方法和技术。

(3)初级卫生保健的承担者除了卫生部门外还包括政府和各有关部门,并且通过个人、家庭和社区的广泛参与才能实现。

(4)初级卫生保健工作的重点是预防疾病,增进健康,控制和消除一切危害人民健康的各种因素。

(5)开展初级卫生保健的目的是使全体人民公平地获得基本的卫生保健服务,从而促使全体社会成员达到与社会经济发展水平相适应的最高可能的健康水平。

由此可见,所谓初级卫生保健,并不代表低水平、简单的卫生保健服务,而是指维持健康所必须的、技术上可靠、经济上可负担的卫生保健服务,即我们常说的基本卫生保健,其服务提供应实行多方参与、政府主导。

(二) 内容

1. 基本内容

(1)增进健康:包括健康教育、环境保护、合理营养、饮用卫生安全水、改善卫生措施、开展体育锻炼、促进心理卫生、养成健康生活方式等。

(2)预防疾病:在研究社会人群健康和疾病的客观规律,以及它们和人群所处的内外环境、人类社会活动的相互关系的基础上,采取积极有效的措施,预防疾病的发生、发展和流行。

(3)治疗病伤:实行早发现、早诊断、早治疗,尽可能在早期治疗病伤,阻止疾病的发展。

(4)康复服务:促进疾病恢复,减少残障发生。

2. 8项要素 《阿拉木图宣言》提出,初级卫生保健的具体内容至少应包括8项要素:①对当前主要卫生问题及其预防和控制方法的宣传教育;②增进必要的营养和供应充足的安全饮用水;③提供基本的清洁卫生环境;④开展妇幼保健工作,包括计划生育;⑤对主要传染病的预防接种;⑥对地方病预防和控制;⑦常见病及外伤的恰当处理;⑧基本药物的提供。

在1981年第34届卫生大会上,又增加了"使用一切可能的方法,通过改变行为生活方式以及控制自然和社会心理环境来预防和控制非传染病,促进精神卫生"这项内容。

(三) 基本原则

1. 社会公平原则 初级卫生保健要体现卫生服务和卫生资源配置与利用的公平性。通过实施初级卫生保健,使得每个社会成员都有公平的机会获得卫生服务。

2. 社区与群众参与的原则 初级卫生保健强调社区、居民的高度参与,一方面参与初级卫生保健的社区筹资;另一方面积极主动地改变不良行为生活方式,消除存在于社区的健康危险因素,提高自我保健能力。

3. 部门协同原则　初级卫生保健涉及社会生活的各个方面,必须由政府牵头,各部门共同参与,与卫生部门协调一致地行动。

4. 成本效果和效率的原则　卫生资源的配置、使用必须强调效率和效果,加强预防保健和健康促进,以最小的投入,获得最大的健康产出。所采用的方法和技术必须符合成本效益和成本效果的原则,提高资源的使用效率。

二、初级卫生保健实施策略

1. 各级政府在政治上和财政上积极支持初级卫生保健　《阿拉木图宣言》要求,"各国政府制订开展初级卫生保健的国家政策、策略和行动计划,作为整个国家卫生系统的一部分并同其他部门搞好协调"。实施初级卫生保健首先是各级政府的支持,承担政治义务,并成立有主要领导参加的专门机构来领导、部署和协调初级卫生保健。

2. 基础背景资料的调查研究　由专业人员组成专门的调查小组,收集有关社区卫生状况的基础资料,为计划与评价初级卫生保健提供科学依据。内容一般包括:社区的一般情况、卫生基本情况和人群健康情况。

3. 制订行动规划　根据基础调查资料、居民的要求,以及可得到的卫生资源,制订不同时期的卫生保健目标和具体的实施方案。

4. 建立和健全卫生保健网　《阿拉木图宣言》指出,卫生系统由不同级别构成,第一级是该系统同个人接触的点,在这个点上实施初级卫生保健,各个中间的和中央的卫生机构逐渐提供专门化的服务和支持。要通过转诊系统,使人人能享受到各个级别的卫生保健服务。

5. 建立初级卫生保健的管理程度和工作制度　实施初级卫生保健,要有包括领导、协调和监督系统,具体执行系统和后勤支持系统 3 个方面的合作,各系统要有明确的职责和工作范围,保证初级卫生保健正常运转。

三、中国初级卫生保健发展历史

中国初级卫生保健的发展过程,按照政府相关卫生政策的演变、卫生服务目标和实质内容,大致划分为 3 个阶段:建国前至 20 世纪 70 年代末,是初级卫生保健在中国的起源和初始阶段;20 世纪最后 20 年是发展阶段;21 世纪以来(2001 年至今)是延续阶段。

(一)起源和初始阶段

1. 起源:"定县模式"及其深远意义　中国的初级卫生保健实践最早应该追朔于建国前的"定县模式"。1932~1937 年期间,陈志潜教授在 John. B. Grant 的帮助下,在当时贫困的河北定县建立了县、区、村三级的卫生机构,首创了"医学卫生保健网",这个系统可以适用于不同社会经济和地区条件,这个系统的实施得到了国内和国际社会的广泛认可。

1932~1937 年期间,陈志潜教授在详细调查了解定县的实际情况后,把国外的现代医学、公共卫生学和健康教育学知识与中国基层农村的具体实际结合起来,开始了他创建、实施和完善"农村三级保健网"的伟大创举。陈教授当时认为"任何一个国家的力量都源自普通公众,为此全民而不仅是少数有权势者应享有最佳的卫生保健服务。"他认为过去由传教士医生在城市开设医院、等病人上门、光治不防的模式并不是适合当时的定县,单靠医院是不能使医学到达农村的,必须着眼于预防工作。陈教授提出解决问题的4条原则:①卫生保健要立足于当地实际需要和条件可能的基础上;②设计当地能够供养得起的卫生保健系统,包括尽量培养当地保健员,减少农民的经济负担;③在城乡之间架起一座桥梁,把城市中已广泛应用的现代医学传送到农村;④社区对该系统的运转和持续有效性负有责任。在此基础上,他创建了一套比较完整的乡村卫生保健制度(图6-1)。

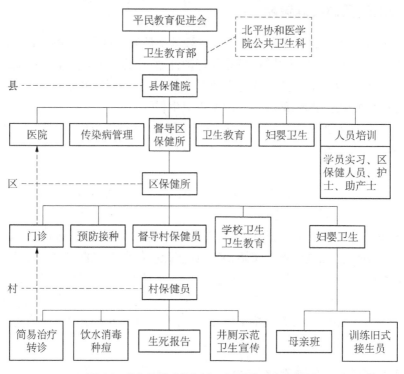

图6-1 "定县模式"农村三级医学卫生保健网

第一,村设立卫生保健员。保健员每村1人,负责村保健卫生工作,从本村平民学校毕业同学会会员中选出,以热心服务、忠实可靠、身体健康而年龄在20~35岁者为合格。保健员在正式任职前,需先在保健所接受10天医药基本知识和技术的训练。保健员的工作职责是利用休息时间从事预防疾病的宣传,种痘,井水消毒,用保健箱里的几种药品治疗沙眼、头癣,急救伤员,改良自家的水井、厕所,并向乡邻示范,还要对村里死亡、出生情况进行登记。医师必须指导保健员,特别注意用药技术,以免差错。每逢春冬闲暇时,医师应举行保健员茶会,团聚联络,发给卫生教育读本,使之随时阅读,增加知识。这样,普通疾病在村里就能得到保健员的治疗,保健员不能治疗的病人则介绍到区保健所和县保健院。

第二,区设立保健所,管理约3万人口、20个村庄的区域。保健所配有医生1人,护士1人,助理员1人。卫生保健所主要职能:①训练与监督村保健员,规定保健所医生至少每半年要到保健员负责的村中视察一次,保健员每半年应在保健所聚会一次,报告工作情况及交流经验;②每日门诊,接待和医治病人,尤其是保健员转来的病人;③负责学校卫生及卫生教育;

④预防急性传染病。区卫生保健所具有承上启下的功能,保健员介绍来的病情严重的患者,应及时转送县保健院;区保健所对保健员的工作提供了有力支持,增加村民对保健员的信任。

第三,县城内设立保健院,其管辖区域大概为 100 个村庄。县保健院负责管理全县卫生事业,在整个三级卫生保健网中起着主导作用,主要职责:①由于保健所医疗设备简陋,患重病者得不到及时有效治疗,而在 40 万人口中,应有治疗较重病人的设备。因此,保健院内设有病床 30 张,以供治疗较重病人之用。②每逢重大传染病如天花、霍乱流行之时,必须由县级组织卫生相关部门,联络全县行政人员和地方人士,统筹管理。因此,保健院内设有专门卫生行政人员,负责全县疫病防治。③保健院负责向保健所划拨一笔专门经费,用于从事研究工作,并负责购置教育材料。④统一管理全县药品,避免浪费,防止使用不良药品。⑤为医学院毕业生提供实习场所,同时训练护士和助理员。保健院配有男女医生各 1 人,助理医生 2 人,护士 8 人,药剂师 1 人,检验员 1 人,事务书记及助理员 6 人。院内附设病床 50 张,专供住院治疗。仅 1933 年住院治疗的病人就达 778 人,其中男性占 67.8%,女性占 32.2%。

定县卫生保健的实践为解决农村缺医少药的问题进行了有益的探索,使广大农民在现有的条件下得到了基本医疗和健康保护,开创了中国医疗卫生事业的新局面。定县保健制度的成本相当低廉,每年除训练保健员之外,所开支的医药费用为 35 000 元,每人每年平均不到大洋 1 角。而据 1931 年的调查,每年开支医药费为 120 000 元,每人每年平均大洋 3 角。平均每人每年的医药费开支减少了 2/3,给村民带来了很大的实惠。保健所每次诊疗费仅收铜元 5 枚,保健院每日住院费也不过 4 角,适合农民的负担能力,使疾病得到了及时而科学的诊治,同时初步解决了大多数农民缺医少药的状况。至 1935 年,定县农村保健网已发展到 6 个区,约覆盖半数的村庄。1935 年,220 名村保健员,做急救、治疗计 137 183 人次,给 14 万人种了牛痘;保健所治疗患者 6.5 万人次;县保健院收治住院病人 626 人,手术 259 例。农民的卫生知识有了明显提高,从而不再受新生儿破伤风、产褥热、天花、黑热病等疾病的威胁,各种肠道传染疾病也显著减少。他们还经受住了 1934 年华北霍乱特大流行的考验,全县只发生少数几例,且无一人死亡。千百年来危害农民生命安全最大的天花病的流行得到了有效控制,至 1936 年,定县天花"已经绝迹"。

定县的卫生实验摸索出了一套农村公共卫生体系建设办法,创造出了一些富有成效的制度和经验。定县卫生实验所创建了村设保健员、区设保健所、县设保健院的三级医疗保健制度,是一种"低水平、高效率"的卫生保健模式,为极端贫困的华北农村社区找到了一个享受现代医疗保健服务的可行道路,避免了当时的苏联、南斯拉夫、印度等国在解决同一问题中出现的种种缺点或不足,引起了国际、国内社会的广泛关注。国际联盟派官员到定县参观并实地考察,聘请平教会卫生教育部主任陈志潜赴美讲学,介绍定县的经验。在国内,定县的这套保健制度很快就被江宁、无锡实验区所采纳。南京国民政府卫生署也在 1934 年底决定在全国推广定县的模式。20 世纪 40 年代末,晏阳初促成并作为担纲人之一的"中国农村复兴中美联合委员会",在四川推行的加强农村卫生机构计划,在台湾省进行的建立自来水源与防治疟疾、血吸虫病,训练县乡两级公共卫生人员等工作,都是定县实验的延续和推广。20 世纪 50 年代,中国农村三级卫生网络的建设,以及 60 年代末开始的农村广泛的合作医疗,成为中国农村公共卫生的主要内容,定县所创立的三级医疗保健制度在中国公共卫生史上有着举足轻重的地位。

2. *初始阶段:建国初期至20世纪70年代末* 新中国成立后,面对当时经济发展水平低下,卫生资源短缺,传染病、地方病危害严重的现实,中国政府确定了面向工农兵、预防为主、团结中西医、卫生工作与群众运动相结合的卫生工作方针,在绝大多数人口居住的农村地区,继续沿用"定县模式",逐步建立了县、乡、村三级医疗卫生服务网络,农村卫生队伍(赤脚医生)和合作医疗制度,被誉为中国农村初级卫生保健的"三大支柱"。这种具有中国特色的农村卫生模式与当时农村集体经济相适应,用较少的卫生投入,满足了大多数农村居民的基本卫生需求,显著改善了农村居民的健康状况。至1981年,全国人均期望寿命提高到67.9岁,婴儿死亡率降至34.7‰。这种低成本、广覆盖、能充分体现卫生服务公平性和可及性的独特模式为国际社会所公认。

1951年,由中央人民政府卫生部颁行的《农村卫生基层组织工作具体实施办法(草案)》,就比较系统地反映了中国在建国初期以预防为主、注重改善环境卫生、致力于解决安全饮水和粪便处理问题,为妇女儿童提供基本保健服务、开展人群健康教育、实行广泛的社会动员、鼓励公私机构合作、收集和利用卫生信息、开展初级卫生人员训练等项工作原则和综合措施,并对具体操作提供了明确的指导。这时虽然没有使用"初级卫生保健"的名词,但实际上已体现了初级卫生保健的基本思想和内容。

(二)发展阶段

改革开放以来,经济体制改革带来了农村经济社会的极大发展,卫生筹资机制也随着社会主义市场经济体制的建立发生了变化,与此同时,人们对卫生服务需求的提高,对农村初级卫生保健工作提出了新的要求。中国政府为保证农村卫生和预防保健两个战略重点得到加强,从当时实际水平出发,在总结农村卫生工作经验的基础上,制定了中国农村实现"2000年人人享有卫生保健"的规划目标,强调把初级卫生保健纳入经济社会发展规划。在各级政府组织领导下,在各部门的共同努力下,在全社会的积极参与下,到2000年,绝大部分农业县达到或基本达到了规划目标要求。

(三)21世纪的延续

然而,在国民经济持续较快增长的同时,相对于快速发展的城市而言,农村经济社会发展滞后的矛盾日益突出。推进社会主义新农村建设、努力实现城乡协调发展,已经成为中国现阶段经济社会发展的客观要求和迫切任务。在新的历史条件下,中国政府坚持以农村为重点、预防为主、中西医并重、依靠科技进步、动员全社会参与、为人民健康服务、为社会主义现代化建设服务的卫生工作方针,坚持以人为本、面向农村和基层、缩小差距、改善公平的理念,积极研究和探索促进农村卫生改革发展、提高农民健康水平的初级卫生保健的政策措施。为推动新一轮全国农村初级卫生保健工作的开展,国家颁布了《中国农村初级卫生保健发展纲要(2001—2010年)》。在前10年初级卫生保健规划目标基础上,新增了农村医疗卫生队伍建设、基本医疗管理规范、主要慢性病管理,结核病控制、公共场所卫生、劳动卫生监督、妇幼保健管理等内容。中共中央、国务院《关于进一步加强农村卫生工作的决定》强调,要坚持以农村为重点的卫生工作方针,全面落实初级卫生保健发展纲要,满足农民不同层次的医疗卫生需求,从整体上提高农民的健康水平和生活质量。

全国各地按照国家的总体部署,深化农村卫生改革,积极推动农村初级卫生保健。根据国家全面建设小康社会和社会主义现代化建设第三步战略目标的总体要求,中国新时期农村卫生工作的目标是在全国农村基本建立起适应社会主义市场经济体制要求和农村经济社会发展水平的卫生服务体系和合作医疗制度,这包括了健全农村卫生服务网络,提高农村卫生服务人员的专业素质,建立高效的农村卫生管理体制,建立新型农村合作医疗制度和医疗救助制度,以期实现农村居民人人享有初级卫生保健。为实现上述目标,国家制定并实施了农村卫生服务体系建设与发展规划,组织了对中西部地区卫生人员的"定点招生、定向就业"的试点和农村基层卫生人员岗位培训项目,启动了"万名医师支援农村卫生工程",实施了重大疾病预防控制项目,开展了降低孕产妇死亡率和消灭新生儿破伤风项目,实行了新型农村合作医疗制度,使历史上的"三大支柱"内涵不断丰富和发展。农村初级卫生保健作为政府承诺和职责,已进入新的发展时期。

四、中国初级卫生保健规划、指标、实践与成果

（一）中国初级卫生保健规划、指标和实践

1. 起源和初始阶段　早在 1950 年 8 月 7 日,第一届全国卫生会议上就确定了"面向工农兵、预防为主、团结中西医"的卫生工作"三大原则"。1952 年 12 月,根据周恩来总理的提议,第二届全国卫生会议增加了"卫生工作与群众运动相结合"的原则,形成了中国卫生工作的"四大方针"。各级政府据此采取了广泛的社会动员,开展爱国卫生运动、除害灭病改善卫生环境、坚持预防为主、把卫生工作重点放在农村、大量培养基层卫生人员、实行农村合作医疗制度等战略措施。

1957 年 8 月,卫生部在《关于加强基层卫生组织领导》的指示中,进一步明确基层卫生组织的任务是"担负医疗预防、卫生防疫、妇幼卫生、卫生宣传教育等工作",并将联合诊所明确定性为"是社会主义性质的卫生福利机构"。

1959 年 4 月,国家卫生部在《关于加强人民公社卫生工作的几点意见》中,规定了人民公社卫生工作的 16 项要求,包括大力开展"除四害、讲卫生、消灭疾病"的群众运动;积极改善环境卫生和居住条件;切实搞好公共食堂卫生;积极做好工地、厂矿、田间劳动、幼儿园、托儿所、学校及敬老院的卫生工作;加强妇女卫生工作,保护妇女劳动力;加强医疗预防工作,即"扩大预防,以医院为中心指导地方和工矿的卫生预防工作";做好药材的生产供应工作;加强卫生宣传、普及卫生知识和大力培训"四员";加强中西医的团结合作;积极组织城市医药卫生力量大力支援人民公社卫生工作等。

1965 年 1 月,毛泽东主席指示组织城市卫生人员下乡巡回医疗,并为农村培养卫生人员。1965 年 6 月 26 日,又指示卫生部把卫生工作的重点放到农村,即著名的"6.26 指示"。同年,卫生部在《关于组织农村巡回医疗队有关问题的通知》中,提出了为农村基层培训不脱产卫生员(保健员)和助产员(接生员)的要求。这些初级卫生人员大多数成为后来的"赤脚医生",形成了一支重要的农村卫生队伍,是中国在这一时期初级卫生保健力量的重要组成部分。

1978 年 12 月,国家卫生部等 5 部委颁发了《全国农村人民公社卫生院暂行条例(草案)》,要求卫生院必须"坚持面向工农兵、预防为主、团结中西医、卫生工作与群众运动相结合的方针",并规定了卫生院的 12 项任务,包括制定公社卫生规划和卫生统计,开展爱国卫生运动、指导"两管五改"、疫情报告、传染病管理和预防接种、疾病诊断治疗和会诊、出诊、转诊,协助合

作医疗工作,培训赤脚医生,计划生育和妇幼保健服务,指导劳动卫生和职业病防治,卫生知识的宣传普及工作等。

在这一时期,中国虽然没有采用"初级卫生保健"的名称,但是卫生工作的目标和实质内容已经包含了后来的初级卫生保健宗旨和原则。国际初级卫生保健理念的形成,吸收了中国的经验和做法。WHO 和联合国儿童基金会在 20 世纪 70 年代组成联合小组,对中国等 9 个国家的卫生工作进行了深入考察,由 80 多位国际专家根据调查撰写并在 1975 年发表了《在发展中国家满足基本卫生服务需求的可选择方法》,奠定了初级卫生保健的理论基础和实践依据。WHO 前总干事马勒博士在谈及初级卫生保健概念的起源时曾明确指出:"初级卫生保健是总结过去全世界的各种卫生保健方法并吸收了一些新的经验而逐步形成的一个概念。其中,确实受到了中国经验的启示。"国际学者至今仍然认为,初级卫生保健的许多要素起源于中国的"赤脚医生"模式和其他以社区为基础的卫生运动经验。

前 30 年,中国仅用了世界卫生总费用的 1%~2%,满足了占世界总人口 1/5 人群的基本医疗卫生需求,中国人均期望寿命从解放前的 35 岁提高到 1981 年的 67.9 岁,同期婴儿死亡率由 200‰左右降至 34.7‰,卫生公平和享有初级卫生保健水平也排名世界第 41 位。

2. 发展阶段 1983 年,中国政府郑重承诺:中国将做出努力响应 WHO 提出的"2000 年人人享有卫生保健"的战略目标,努力在中国尽早实现这个目标。1988 年,李鹏总理再次声明:"2000 年人人享有卫生保健",是 WHO 提出的全球性战略目标,中国政府已宣布支持 WHO 为之所作出的一切努力,把保护农民健康纳入社会经济发展总体目标,使卫生事业与经济的发展同步增长。

1990 年,由卫生部等 5 个部委参照 WHO 制定的全球性指标,发布了《中国农村实现"2000 年人人享有卫生保健"的规划目标》,提出了包括支持体系、服务体系、健康指标三大内容的中国初级卫生保健 13 项指标,并细分为贫困、温饱、宽裕和小康 4 类地区的最低限标准,以及实现规划目标的时间表:1989~1990 年,规划试点;1990~1995 年,全面普及;1995~2000 年,加速发展,全面达标(具体指标见表 6-1)。1997 年 1 月 15 日《中共中央、国务院关于卫生改革与发展的决定》明确指出:"人人享有卫生保健,全民族健康素质的不断提高,是社会主义现代化建设的重要目标,是人民生活质量改善的重要标志,是社会主义精神文明建设的重要内容,是经济和社会可持续发展的重要保证。""初级卫生保健规划提出了到 2000 年不同地区农村卫生工作的主要任务和目标,落实初级卫生保健规划是做好农村卫生工作的关键。各级政府要把这项工作纳入国民经济和社会发展规划,实行目标管理,为小康县、乡、村建设创造必要条件。"

表 6-1 "2000 年人人享有卫生保健"指标及标准

初级卫生保健指标	不同经济地区最低限标准(%)			
	贫困	温饱	宽裕	小康
(1)把初级卫生保健纳入县、乡(镇)政府工作目标和当地社会经济发展规划	100	100	100	100
(2)县、乡政府年度卫生事业拨款占两级财政支出的比例*	8	8	8	8
(3)健康教育普及率	50	65	180	90

续 表

初级卫生保健指标	不同经济地区最低限标准(%)			
	贫困	温饱	宽裕	小康
(4) A. 行政村卫生室覆盖率	90	95	100	100
B. 甲级卫生室占村卫生室比例	30	50	70	90
(5) 筹资医疗保健覆盖率	50	50	60	60
(6) "安全卫生水"普及率	60	70	80	90
(7) "卫生厕所"普及率	35	45	70	80
(8) 食品卫生合格率	80	80	85	85
(9) 婴儿死亡率每5年递降百分率	20	15	8	5
(10) 孕产妇死亡率每5年递降百分率	30	25	20	15
(11) 儿童"四苗"单苗接种率	85	85	90	95
(12) 法定报告传染病发病率每5年递降百分率	15	15	10	10
地方病病区特定指标**				
地方病患病率每5年递降百分率	10	10	5	5

*：根据中国现行财政体制,该项指标由各级地方政府审定。
**：地方病病区"2000年人人享有卫生保健"规划目标的必列指标,其他地区不要求。

1998年,党的十五届三中全会作出的《中共中央关于农业和农村工作若干重大问题的决定》,再次提出了"发展农村卫生、体育事业,使农民享有初级卫生保健"的任务。卫生部、国家计委、农业部、国家环保总局、全国爱国卫生委员会在2002年10月16日《关于表彰全国农村初级卫生保健工作先进县和先进个人的决定》中指出,自1990年开始实施《中国农村实现实现"2000年人人享有卫生保健"的规划目标》以来,到2000年底,中国有95%的农业县(市、区、旗)达到和基本达到《规划目标》的要求,基本实现了"2000年人人享有卫生保健"的农村初保阶段性目标。5个部委决定对评选出的164个中国农村初级卫生保健工作(1990~2000年)先进县(市、区、旗)及446名全国农村初级卫生保健工作(1990~2000年)先进个人予以表彰。

尽管根据达标评审结果,到2000年中国"基本"实现了农村初保阶段性目标,但是,这20年中并没有获得预期的健康改善效果,也没有形成稳定的可持续的机制。1984年世界银行《中国卫生部门报告》曾提到,中国正在走从西方进口的、高度资本密集型的治疗道路,这样只能满足极少数人的医疗需求。在资源有限的情况下,中国仍然需要依靠劳动密集型的卫生发展战略(包括健康教育、预防保健、适宜技术的医疗、康复和人文关怀)。其主要原因包括:①这一时期各级政府的优先重点在于发展经济,GDP是衡量政绩的最关键指标,总体上实行"效率优先、兼顾公平"的政策;②政府财政的卫生支出在一定程度上让位于经济增长的投资需求,政府没有发挥初级卫生保健筹资的主导作用,而市场因素对初保服务的影响更大;③初级卫生保健的评价方法单一,主要依靠一次性的达标评审,短期内无法反映健康改善效果,难于体现政府官员任期内的政绩;④20世纪90年代末,各部门所推行的各类"达标升级"活动泛滥,地方政府和群众怨声载道,形式主义做法抬头,中央政府下令取消这类活动,初级卫生保健的达标评审也被取消,基层干部和群众误以为初级卫生保健活动停止了,实施进程因此受到影响。

3. 21世纪的延续 在21世纪开始之际,新一届党和政府领导人提出了"以人为本"、坚持科学发展观的思想,强调经济和社会协调发展,卫生工作受到了党和政府更高度的重视。特别是自 2003 年中国遭受"非典"袭击后,社会各界密切关注卫生改革和发展,政府迅速增加了对卫生的投入。中国政府把初级卫生保健作为农村卫生工作的中心任务,把"人人享有初级卫生保健"作为卫生改革和发展的目标。2001 年 5 月,由国务院办公厅转发的国务院体改办等 5 个部委《关于农村卫生改革与发展的指导意见》明确提出农村卫生改革和发展的目标,是"建立适应社会主义市场经济体制要求和农村经济社会发展状况、具有预防保健和基本医疗功能的农村卫生服务体系,实行多种形式的农村健康保障办法,使农民人人享有初级卫生保健",并随着农村经济发展逐步提高初级卫生保健水平。

2002 年 4 月,国家卫生部、计委、财政部、农业部、环保总局、中医药管理局及全国爱国卫生委员会在总结前 10 年农村初级卫生保健工作的基础上,结合国家提出的全面建设小康社会的奋斗目标,制定下发了《中国农村初级卫生保健发展纲要(2001—2010 年)》(以下简称《纲要》),提出的 21 世纪第一个 10 年农村初级卫生保健的总目标是:通过深化改革,健全农村卫生服务体系,完善服务功能,实行多种形式的农民医疗保障制度,解决农民基本医疗和预防保健问题;努力控制危害严重的传染病、地方病,使广大农村居民享受到与经济社会发展相适应的基本卫生保健服务,不断提高农民的健康水平和生活质量。到 2010 年,孕产妇死亡率、婴儿死亡率以 2000 年为基数分别下降 1/4 和 1/5,平均期望寿命在 2000 年基础上增加 1~2 岁。《纲要》提出了实现总目标的 8 项主要任务,明确了政府各部门的责任分工和分级管理、分步实施、分类指导、社会参与及协调发展 5 项实施策略,并制定了新的参考指标(表 6-2)。

表 6-2　中国农村初级卫生保健发展纲要(2001—2010 年)参考指标及标准

具体指标	不同经济地区最低限标准(%)		
	东部地区	中部地区	西部地区
政府支持			
把初级卫生保健纳入政府工作目标和社会经济发展规划	100	100	100
政府对预防保健的投入	各省根据本纲要及有关规定自行确定		
农村医疗卫生机构与人员建设			
乡村医疗机构覆盖率	100	90	85
执业助理医师和执业医师占在乡(镇)/村两级提供服务的医生总数的比例	100/85	100/75	100/60
乡镇卫生院、村卫生室提供中医药服务的比例	各省根据本纲要及有关规定自行确定		
基本医疗管理规范率	95	90	85
疾病预防保健服务			
主要慢性病管理率	50	35	20
现代结核病控制策略人口覆盖率	95	95	95
计划免疫接种率	95	90	85
卫生监督			
食品卫生合格率	各省根据本纲要及有关规定自行确定		
公共场所卫生合格率	各省根据本纲要及有关规定自行确定		
劳动卫生监督合格率	各省根据本纲要及有关规定自行确定		
妇幼保健			
孕产妇系统管理率	95	90	80
孕产妇住院分娩率	80	60	50
7 岁以下儿童保健覆盖率	95	80	60

续 表

具 体 指 标	不同经济地区最低限标准(%)		
	东部地区	中部地区	西部地区
环境卫生			
自来水普及率	75	60	50
卫生厕所普及率	65	55	35
健康教育			
基本卫生知识知晓率	80	70	60
中小学健康教育开课率	100	90	80
人群健康相关行为形成率	70	60	50
医疗保障			
多种形式的农民医疗保障制度覆盖率	各省根据本纲要及有关规定自行确定		
合作医疗覆盖率	各省根据本纲要及有关规定自行确定		
大病统筹覆盖率	各省根据本纲要及有关规定自行确定		
居民健康水平			
婴儿死亡率	以 2000 年为基数下降 1/5		
孕产妇死亡率	以 2000 年为基数下降 1/4		
5 岁以下儿童死亡率	以 2000 年为基数下降 1/5		
法定报告传染病发病率	150/10 万	200/10 万	300/10 万
5 岁以下儿童中、重度营养不良患病率	以 2000 年为基数下降 1/4		
主要地方病患病率(/10 万)或地方患病率 5 年下降百分率(%)	各省根据本纲要及有关规定自行确定		

2002 年 10 月,中共中央国务院《关于进一步加强农村卫生工作的决定》(以下简称《决定》)强调:"全面落实初级卫生保健发展纲要,满足农民不同层次的医疗卫生需求,从整体上提高农民的健康水平和生活质量。"《决定》根据全面建设小康社会和社会主义现代化建设第三步战略目标的总体要求,提出农村卫生工作的目标是"到 2010 年,在全国农村基本建立起适应社会主义市场经济体制要求和农村经济社会发展水平的农村卫生服务体系和农村合作医疗制度。主要包括建立基本设施齐全的农村卫生服务网络,建立具有较高专业素质的农村卫生服务队伍,建立精干高效的农村卫生管理体制,建立以大病统筹为主的新型合作医疗制度和医疗救助制度,使农民人人享有初级卫生保健,主要健康指标达到发展中国家的先进水平"。《决定》要求"省、自治区、直辖市人民政府要全面贯彻中央的农村卫生工作方针政策,把初级卫生保健纳入国民经济和社会发展规划,制订本地区农村初级卫生保健发展规划,落实人力、物力、财力等各项保障措施,保证各项规划目标的实现。市(地)、县人民政府要全面落实农村初级卫生保健发展规划,把改善农村基本卫生条件、组织建立新型农村合作医疗制度、提高农民健康水平、减少本地区因病致贫和因病返贫人数、保证农村卫生支出经费等目标作为领导干部政绩考核的重要内容。"

国家卫生部于 2004 年 7 月提出了对农村初级卫生保健的评价采取县自评、省复核与国家抽查的方法。2005 年,卫生部利用世界银行贷款/英国国际发展部赠款"中国农村基本卫生服务项目"中的农村卫生政策应用研究基金,组织专家着手制定了《中国农村初级卫生保健发展纲要(2001—2010 年)》(简称《纲要》)实施进度国家级复核指标框架。2006 年 6 月,国家卫生部和中医药管理局着手组织开展农村初级卫生保健发展纲要中期评估,以全面了解《纲要》实施进展、采取的新措施、积累的新经验,以及存在的突出问题,为全面落实《纲要》规定的目标和任务提出切实可行的政策建议。但是,就实施《纲要》来说,基层政府官员和群众感到再没有像 20 世纪 80 年代那样受到重视,政府没有专项投入,在基层也没有系统地开展实施活动,一度存在并发挥重要作用的政府初级卫生保健委员会及其办公室、卫生行政部门内的初保管理部门已被淡化,甚至已撤销,部分地区的地方政府取消了初级卫生保健的工作内容。尽管农村居民的许多健康问题仍然特别需要通过初级卫生保健来解决,但是新一轮农村初级卫生保健的实施面临许多困难。

2009 年,政府启动"新医改",确定了实现全民医保、健全基层医疗服务体系、促进基本公共卫生服务均等化、初步建立国家基本药物制度和推进公立医院改革试点者 5 项重点改革内容,强调"强基层、保基本、建机制"的关键问题。这些年来,政府加大对基层卫生机构的经济支持,包括基本公共卫生经费和人员经费,使其性质转变为提供非盈利的公共服务,其功能从疾病为中心到健康为中心;同时加强信息系统建设,2010 年开始确立了规范化培训支出。为推动基层卫生服务的进一步发展,2015 年 9 月,国务院办公厅颁发分级诊疗意见,引导优质医疗资源下沉,加强以全科医生为重点的基层卫生人才队伍建设。

(二)中国初级卫生保健主要成果

1. 农村卫生三级网建设不断巩固和发展　政府在每个县建立了疾病预防控制中心、卫生监督、医疗救治、妇幼保健等卫生机构,在每个乡镇设立一所卫生院,支持每个行政村设立一个卫生室。同时,政府鼓励在农村发展多种形式的医疗机构。县级卫生机构在提供卫生服务的同时,承担对乡、村两级卫生机构的业务指导;乡镇卫生院集预防保健、基本医疗、公共卫生管理等功能于一体,提供综合性卫生服务;村卫生室在承担常见病、多发病常规诊治的同时,协助乡镇卫生院提供部分公共卫生服务。这种以县级卫生机构为业务中心、培训中心和技术指导中心,乡镇卫生院为中间枢纽,村卫生室为基础的,较为完整的集医疗、保健、预防为一体的农村三级卫生服务网,使得农村群众可以就近得到卫生服务,基本做到小病不出村,大病不出县,把疾病的预防、治疗控制在基层,是农民获得初级卫生保健的保证(图 6-2)。

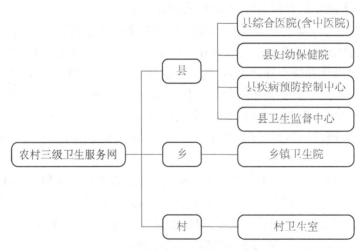

图 6-2　农村三级卫生服务网示意图

2. 农村卫生状况持续改善,农民健康水平不断提高

(1) 农村基本卫生条件改善,改水改厕力度加大。自 2005 年以来,国家启动实施农村饮水安全工程,通过多年的持续努力,到 2018 年底,全国农村集中供水率达 86%,农村自来水普及率达 81%。2017 年农村卫生厕所普及率达到 81.8%。

(2) 疾病预防与控制取得了显著成绩。2013 年全国卫生服务调查结果显示,农村 5 岁以下儿童计划免疫建卡率为 99.4%,农村儿童卡介苗接种率为 98.5%,百、白、破疫苗接种率为 93.5%,脊髓灰质炎疫苗接种率为 94.4%,麻疹疫苗接种率为 97.3%,乙型肝炎疫苗接种率为 93.6%。2002 年中国政府将乙型肝炎疫苗列入国家免疫规划,2007 年将甲型肝炎、乙型肝炎、结核病、百日咳、白喉、新生儿破伤风、脊髓灰质炎、麻疹、风疹、流行性腮腺炎、流行性脑脊髓膜炎、流行性乙型脑炎、钩端螺旋体病、出血热、炭疽 15 种可以通过接种疫苗有效预防的传染病纳入国家免疫规划。近年来,国家也加大了对结核病管理和财政投入的力度,"十二五"规划期间,患者发现率有所提高,新涂阳肺结核患者治愈率保持在 85% 以上,涂阴肺结核患者完成治疗率超过 93%,均实现"十二五"规划防治目标。国家卫健委发布的《遏制结核病行动计划(2019—2022 年)》指出:结核病报告发现率从 2012 年的 70.6/10 万下降到 2018 年的 59.3/10 万,治疗成功率保持在 90% 以上。在艾滋病防治中,中国政府在全国范围内为自愿接受艾滋病咨询检测的人员免费提供咨询和初筛检测;对农村居民和城镇未参加基本医疗保险等保障制度的经济困难人员中的艾滋病患者免费提供抗病毒药物;为感染艾滋病病毒的孕妇提供免费母婴阻断药物及婴儿检测试剂;艾滋病病死率由 2000 年的 57.8% 下降至 2017 年的 0.11%。2003 年重症急性呼吸综合征"非典"后,中国探索了符合国情的传染病管理模式,并于 2004 年建立了国家卫生信息网络直报与管理系统。

(3) 孕产妇保健取得了重大进展。国家投资的"降低孕产妇死亡率和消灭新生儿破伤风"项目以促进住院分娩为目标,通过接生员职能转变、贫困孕产妇救助和专家下基层蹲点督导,使农村孕产妇保健服务普遍可及,质量明显提高。2013 年,中国卫生服务调查结果显示,农村孕产妇住院分娩率由 2000 年的 65.2% 上升至 2013 年的 96.8%。《2018 卫生统计年鉴》显示,新生儿破伤风发病率由 2000 年的 1.88/万下降至 2017 年的 0.001/万。农村居民的健康水平不断提高。中国农村孕产妇与婴幼儿死亡率持续下降,农村孕产妇死亡率由 1990 年的 112.5/10 万下降至 2017 年的 20/10 万,同期婴儿死亡率从 58.0‰ 下降至 6.8‰。根据联合国儿童基金会的数据统计,中国孕产妇死亡率、婴儿死亡率、5 岁以下儿童死亡率和中、重度发育迟缓比例远低于世界和发展中国家的平均水平。作为世界人口大国,中国尤其是农村健康指标的改善对全球健康目标的实现作出了重要的贡献。

3. 农村卫生人力建设进一步加强　依据《执业医师法》和《乡村医生从业管理条例》,在中国农村实行执业注册制度,法律法规对专业技术人员的准入有明确要求。同时,国家制定了加强农村卫生人才培养和队伍建设的政策措施。

(1) 中央财政安排部分培训工作补助经费,对农村卫生技术人员和管理人员开展了大规模岗位培训。从 2004~2007 年,对乡、村两级卫生技术人员累计培训 145.2 万人次。到 2010 年,90% 以上的地区建立了在岗乡村医生培训制度,96.27% 以上的县开展了乡村医生培训。

(2) 组织实施了"万名医师支援农村卫生工程"。自 2005 年开始,由中央财政支持,对 600 个国家扶贫开发工作重点县的县级医院及其这些县所辖的乡镇卫生院进行支援。仅卫生

部门组织城市卫生支援乡镇卫生院一项,就累计派出医疗队员近 1.6 万人次。医疗队在为当地农村居民提供医疗卫生服务、传播健康知识的同时,也对农村卫生技术人员开展基本技能、基础知识和管理知识的培训,提高了他们的管理水平和服务水平,达到"派出一支队伍、带好一所医院、服务一方群众、培训一批人才"的任务要求。

(3) 实行城市医生在晋升一定的专业技术职务之前,必须到农村累计服务 1 年的制度,同时鼓励医学院校毕业生到农村基层工作。2016 年,全国农村卫生人员为 567.6 万人,其中卫生技术人员为 391.7 万,每千农业人口拥有卫生技术人员 4.08;乡镇卫生院拥有卫生人员 132.1 万人,每千农业人口有 1.37 人;村卫生室人员有 143.6 万人,其中执业(助理)医师 3.2 万,注册护士 1.2 万,乡村医生和卫生员共 100.0 万;每千农业人口村卫生室人员数 1.49 人,乡村医生和卫生员 1.04 人;平均每村卫生室人员 2.25 人,乡村医生和卫生员 1.79 人。

4. **新型农村合作医疗制度全面实施** 新型农村合作医疗制度是由政府组织、引导、支持,农民自愿参加,个人、集体和政府多方筹资,以大病统筹为主的农民医疗互助共济制度,重点解决农民因患大病而出现的因病致贫、因病返贫的问题。这是历史上中国政府第一次为解决农民的基本医疗卫生问题而对农民直接进行补助,是目前农民医疗保障的主要形式。各地区以县(市)为统筹单位,实行农民个人、地方财政和中央财政共同分担的筹资机制。

(1) 自 2003 年开始,中央财政对中西部地区参加新型农村合作医疗制度的农民平均每年每人补助 10 元,中西部地区各级财政对参加新型农村合作医疗农民的资助总额不低于每年每人 10 元;农民以家庭为单位按每人每年不低于 10 元的标准自愿缴纳合作医疗资金,人均筹资水平为 30 元。东部地区的筹资水平高于全国平均水平。

(2) 从 2006 年开始,中央财政和地方财政对中西部地区参加新型农村合作医疗的农村居民的补助标准均提高到每人每年 20 元;农民个人缴费水平不变,人均筹资水平提高到 50 元。对东部省份也按中西部地区的标准给予一定比例的补助。东部地区平均筹资水平为人均 62 元。

(3) 多渠道筹资形成的合作医疗基金,在代理银行建立基金专用账户,用于补偿报销。这些年来,参保率不断上升,筹资水平持续提高,报销范围和比例也不断增大。

(4) 到 2016 年底,全国新型农村合作医疗参保率超过 99%,人均筹资 630 元。除住院报销外,门诊也纳入统筹报销,大病保险病种不断扩大。

(5) 在推行新型农村合作医疗制度的同时,加强了配套制度的建立和完善。

1) 建立农村医疗救助制度,资助贫困农民参加合作医疗,并对合作医疗补偿后个人医药费用仍难以承担的贫困农民再给予适当的医疗救助,逐步解决贫困人口看病就医和大病经济负担过重的问题。

2) 健全农村卫生服务网络,提高医疗服务水平。各级政府加大对农村卫生的投入力度,改善农村医疗机构的服务条件;加强农村卫生人员培养和队伍建设,提高农村医疗机构的服务水平;强化农村医疗服务监管,努力降低医药费用。

3) 加强农村药品监督和供应网络建设,通过多种形式,保证农村药品供应质量,降低药品价格。

五、中国初级卫生保健经验总结及展望

（一）中国初级卫生保健经验总结

1. 坚持把维护人民的健康权益放在首位,促进社会公平与和谐发展　保护和增进人的健康是人类社会和谐发展的趋势。历史证明,在经济与社会发展的各个时期,中国政府始终不渝地坚持和维护人民的健康权益。特别是在社会主义市场经济体制不断完善的过程中,中央政府进一步关注人民的切身利益,强调发展成果由人民共享,促进人的全面发展。这既是经济与社会发展的必要条件,也是经济与社会发展的目的。因此,保障人人享有初级卫生保健、维护人民健康,已成为政府卫生工作的重要目标,从而促进公平、促进社会和谐与经济的可持续发展。

2. 坚持从中国国情出发,探索中国特色的农村初级卫生保健模式　中国人口众多,人均资源拥有量低,地域广阔,地区间发展不平衡,不同发展阶段面临的主要问题不尽相同,需要基于特定时期的中国国情,采取不同的策略和措施加以解决。

（1）20 世纪 50 年代,中国农村生产力水平相对较低,卫生资源贫乏,面对的主要卫生问题是预防控制急性传染病。在这种背景下,通过政府主导,构建三级卫生服务网络,培训乡村医生,举办合作医疗,在较短时期内初步解决了农民缺医少药的问题。

（2）20 世纪 80 年代,中国从计划经济转向社会主义市场经济,生产力水平发展较快,人民生活水平快速提升,农村卫生面对的突出问题是卫生资源总量相对不足,卫生服务的提供不能满足人民日益增长的需求。这种情况下,主要措施是调整卫生机构补偿机制,鼓励多种形式的卫生服务提供,卫生事业得到快速发展。

（3）随着社会主义市场经济体制的建立和逐步完善,中国政府更关注城乡的统筹发展、区域的统筹发展、经济社会的统筹发展,缩小城乡居民健康差距,促进人人享有初级卫生保健。中国政府加大投入力度,将农村卫生和公共卫生作为重点投入领域,巩固和发展了农村三级卫生服务网络,依法管理农村卫生队伍,建立了以财政直接投入为主要特点的新型农村合作医疗制度,为广大农民提供了普遍可及的医疗卫生保障。

在不同的发展时期和阶段,坚持探索符合中国实际的农村初级卫生保健发展策略,有效提高了农村居民的健康水平。

3. 坚持政府推动、部门协调、社会参与、整体推进　实现"人人享有卫生保健"的战略目标,需要在政府的组织领导下统筹规划,各部门协同推进,全社会积极参与。坚持把农村卫生纳入经济社会发展大局,纳入卫生事业发展大局。中国普遍形成了农村卫生的多部门协调机制,明确部门责任,各负其责,密切合作,共同研究农村卫生工作的重点、难点和有关政策,确保各项目标的实现。在初级卫生保健的实施过程中,充分发挥社会团体和社会各界的作用,形成合力。通过社会动员和长期实践,健康的作用与大卫生观念已被越来越多的人所接受,全社会共同参与初级卫生保健的格局已经基本形成。

4. 坚持改革与创新,促进农村初级卫生保健的可持续发展　农村卫生服务网络、乡村医生队伍、合作医疗一直是中国农村初级卫生保健的支柱。不同的历史时期,同一历史时期的不同经济社会发展阶段,农村初级卫生保健的内涵也不同,构建和发展与之相适应的

"三大支柱",成为农村初级卫生保健可持续发展的关键。建立了以政府为主导,多种形式共同发展的农村卫生服务网络;建立了农村卫生人员的执业准入制度,推进卫生队伍专业化进程;建立了以住院费用为主,兼顾门诊费用的新型农村合作医疗补偿模式,同时确保参加新型农村合作医疗的农村居民的知情权、参与权与监督权。这些改革与创新,适应了经济社会的变化和农民对卫生服务需求的改变,也使得农村初级卫生保健有了新的发展。

在总结经验的同时,也清醒地看到面临的一些困难和挑战:①城乡之间、区域之间和不同人群间的卫生资源配置、卫生服务利用和健康结果不均衡;②农村居民同时面临传染性和非传染性疾病的双重负担;③环境因素所致的健康风险、人口老龄化和流动人口给初级卫生保健带来新的压力;④一些偏远农村地区医疗卫生机构基础设施滞后,人员业务素质偏低,服务能力不高,这些都对农村初级卫生保健的发展提出了新的要求。

(二) 中国初级卫生保健的展望

农村初级卫生保健是保障农村居民卫生公平的基础,是构建和谐社会的基础。中国政府围绕新时期农村卫生目标,大力推进新型农村合作医疗制度,加强以乡镇卫生院为重点的农村基础设施建设,提高农村卫生人员业务水平,加强公共卫生和重大疾病防治,农村卫生事业有了长足的发展,农民健康水平得到进一步提高。中国政府在科学发展观的指导下,正致力于建设社会主义新农村、构建和谐社会、实现全面建设小康社会的宏伟目标,中国农村初级卫生保健已进入一个新的发展时期。我们应当站在新的起点上,更加自觉地推动农村初级卫生保健,适应经济社会和谐发展的需要,促进联合国可持续发展目标的实现,为此应该做好以下 4件事。

1. 进一步强化政府责任,更好地保障农村居民的基本健康权益 保障农民人人享有卫生保健是政府义不容辞的责任。政府要完善法制建设,逐步将初级卫生保健纳入法制化管理;制定国家初级卫生保健发展规划,并随着经济社会的发展进行调整与完善;逐步建立稳定增长的政府投入机制,保证农村初级卫生保健的可持续发展。

2. 不断完善新型农村合作医疗制度,保证农村居民获得普遍可及的基础医疗 建立完善新型农村合作医疗制度,对构建和谐社会具有重要意义,也是建设社会主义新农村的重要组成部分。要完善制度,创新机制,规范管理,逐步提高筹资水平和保障程度,最大限度地使参加新型农村合作医疗的农村居民受益。同时,加强配套制度建设,进一步做好新型农村合作医疗制度与农村医疗救助制度的衔接。

3. 重点加强卫生服务体系能力建设,不断提高初级卫生保健服务水平 改善农村地区,尤其是中西部地区卫生基础设施状况。健全农村基层卫生人力资源保障和稳定机制。逐步建立与完善定向培养等学历教育和在岗培训等继续教育制度。一方面要培养一支懂业务、会管理的农村卫生管理队伍;另一方面要培养一支技术扎实、作风优良、立足基层的农村卫生技术人员队伍。建立有益于农村卫生人力发展的激励机制,鼓励合格卫生人员到贫困、边远地区工作,吸引和留住农村卫生人才,稳定和发展农村卫生队伍。

4. 提倡全员参与,增进伙伴关系,形成发展中国农村初级卫生保健的合力 要重视开拓社会各界、各部门的潜能,加强与国际组织、各级政府、政府不同部门、非政府组织的合作与交流,分享相关的知识、技能和经验,不断建立和发展健康领域中的伙伴关系,凝聚各方资源,形成促进中国农村初级卫生保健的良好社会氛围。时代在发展,社会在进步。人类社会的和谐发展,共享健康是我们的共同理想和期望。中国政府将坚持以人为本,注重民生,坚持改革创新,积极响应 WHO 提出的"21 世纪人人享有卫生保健"的倡导,一如既往地巩固与发展农村初级卫生保健,总结探索社会主义市场经济体制下中国农村初级卫生保健发展的适宜模式,应对所面临的健康挑战,不断提高农村居民的健康水平。我们愿意为实现中国农村居民人人享有卫生保健进行不懈努力,愿继续加强与各方合作交流,为全球推进实施全民健康覆盖和 2030 可持续发展目标,构建人类命运共同体作出积极贡献。

（三）第七十二届世界卫生大会最新消息

2019 年 5 月 22 日,出席世界卫生大会的代表们商定了关于全民健康覆盖的 3 项决议,其关注的焦点是:初级卫生保健、社区卫生工作者的作用,以及 9 月份的联合国大会全民健康覆盖高级别会议。

（四）从初级卫生保健迈向全民健康覆盖

第一项决议要求会员国为实施在 2018 年全球初级卫生保健会议上通过的《阿斯塔纳宣言》采取措施。

该决议认识到强大的初级卫生保健在确保各国提供一个人一生所需的全方位卫生服务方面发挥的关键作用——无论是疾病预防还是治疗、康复还是姑息治疗。初级卫生保健意味着各国必须拥有高质量的综合卫生系统,增强个人和社区的权能,让广泛的部门参与解决有关健康的社会、经济和环境因素。

该决议呼吁 WHO 秘书处在这一领域加大对会员国的支持。WHO 还需要为明年的世界卫生大会及时敲定其初级卫生保健业务框架。世界卫生组织和其他利益相关方的任务是支持各国实施《阿斯塔纳宣言》,并为建设强大和可持续的初级卫生保健调动资源。

（五）提供初级卫生保健服务的社区卫生工作者

第二项决议承认社区卫生工作者对实现全民健康覆盖、应对突发卫生事件和促进居民健康的贡献。该决议敦促各国和合作伙伴利用 WHO 关于卫生政策和系统支持的指南来优化社区卫生工作者规划,并分配充足的资源。同时,要求 WHO 秘书处收集和评估数据、监测指南的实施情况,并向会员国提供支持。

社区卫生工作者在提供初级卫生保健服务方面发挥着关键作用——他们说当地语言,并得到当地人的信任。作为多学科团队的一部分,他们需要接受良好的培训和有效的监督,并得到对其所作工作的适当认可。对社区卫生工作者进行投资,可以创造重要的就业机会,尤其是对妇女而言。

（钱　熠　严　非）

参 考 文 献

[1] 龚幼龙,严非.社会医学.第 3 版.上海:复旦大学出版社,2009.

[2] 顾杏元,梁浩材,何廷尉.社会医学.天津:天津科学技术出版社,1995.

[3] 陈啸宏.和谐发展共享健康——中国农村初级卫生保健发展的回顾与展望.中国初级卫生保健,2008,22(1):3 - 6.

[4] 郭清.初级卫生保健是构建和谐社会的卫生公平底线.中国初级卫生保健,2006,20(1):1 - 3.

[5] 刘运国.初级卫生保健的内涵及其在我国的发展回顾.中国卫生经济,2007,26(7):11 - 15.

[6] 李媛媛,卞淑芬,张曼萍,等.基本卫生保健制度与初级卫生保健的比较分析.中国初级卫生保健,2008,22(6):17 - 18.

[7] 中国医科大学,卫生部中国乡村医生培训中心.2001~2010 年全国乡村医生教育工作总结.中国实用乡村医生杂志,2011,18(3):12 - 16.

[8] 马振江.试论有中国特色的农村初级卫生保健体系.中国卫生经济,2000,(5):51 - 52.

[9] 叶婷,孙学勤,张翔,等.农村三级卫生服务网络的服务连续性探讨.中华医院管理杂志,2011,27(3):184 - 187.

[10] 王禄生,朱兆芳.论农村三级医疗卫生服务网络的组织管理.中国卫生政策研究,2009,2(4):44 - 45.

[11] 杜兆辉,储霄英,毛秀珍,等.国内外全科医学教育现况与展望.中华全科医学,2010,07:909 - 911.

[12] 李芳健,王家骥,王培席,等.我国全科医学教育的 PEST 分析及策略选择.中国全科医学,2013,01:69 - 71.

[13] 崔树起,杨文秀.社区卫生服务管理.第 2 版.北京:人民卫生出版社,2006.

[14] 卫生部统计信息中心.中国卫生服务调查研究第五次家庭健康询问调查分析报告.北京:卫生部统计信息中心,2013.

[15] 国家卫生和计划生育委员会统计信息中心.中国卫生和计划生育统计年鉴 2013.北京:国家卫生和计划生育委员会统计信息中心,2013.

[16] 关于下发《我国农村实现"2000 年人人享有卫生保健"的规划目标》的通知.中国初级卫生保健,1990,10:16 - 24.

[17] 国家中医药管理局.中国农村初级卫生保健发展纲要《2001—2010》.http://www.nhfpc.gov.cn/zwgkzt/pzcqgh/200804/31123.shtml,2002.

[18] 陈昭斌.论"定县模式"中陈志潜教授的主要思想.现代预防医学,2004,31(5):651 - 653.

[19] 张照青,赵颖.论定县农村卫生实验及其历史地位.保定师范专科学校学报,2007,20(3):97 - 99.

［20］ 陈昭斌.论将"定县模式"命名为"陈氏模式"的必要性及意义.现代预防医学,2004,31 (5):654-655.

［21］ 张枢贤.社会医学.北京:北京医科大学/中国协和医科大学联合出版社,1994.

［22］ 国家民政部.推动各地区城市社区治理工作再上新台阶.http://www. gov. cn/xinwen/ 2018-10/25/content_5334231. htm.

［23］ 梁浩材.跨世纪的卫生战略:论社区卫生服务.中国卫生政策研究,1999.

［24］ 卢祖洵,姚岚,金建强,等.各国社区卫生服务简介及特点分析.中国全科医学,2002, (01):38-39.

［25］ 曹宇环,时晓辉.城市社区卫生服务发展形势.包头医学,2009,33(01):24-27.

［26］ 鲍勇.社区卫生服务示范城区综合评价体系的构建.中国全科医学,2003,6(12):967- 968.

［27］ 国务院关于发展城市社区卫生服务的指导意见.http://www. gov. cn/zwgk/2006-02/23/ content_208882. htm.

［28］ 彭迎春,何永洁.北京市基层医疗卫生机构补偿机制存在的问题探析.医学与社会, 2015,28(12):16-19.

［29］ 金光辉,路孝琴,赵亚利,等.北京地区全科医生医疗和公共卫生服务提供现状及问题研 究.中国全科医学,2013,16(17):1469-1473.

［30］ 冀楠,李晋军,黄明玉.城市社区卫生服务体系在缓解"看病难、看病贵"中的地位和作用 调查分析.医学理论与实践,2012,25(20):2569-2570.

［31］ 王一伊,张卫东.我国社区卫生服务体系的现状与发展.华北煤炭医学院学报,2007, (02):240-241.

［32］ 国务院关于加强和完善城乡社区治理的意见.http://www. gov. cn/zhengce/2017-06/12/ content_5201910. htm.

［33］ WHO. World health statistics 2013. Geneva:WHO, 2013.

［34］ WHO. The 1994 Working paper of the WHO/WONCA — making medical practice and medical education more relevant to peoples's needs:the contribution of the family doctors. Geneva:WHO, 1994.

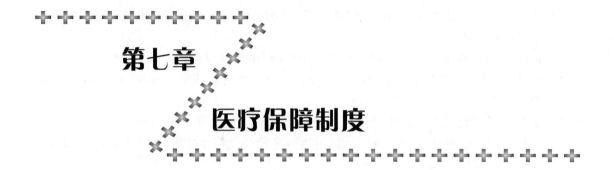

第七章 医疗保障制度

中国改革开放以来,经济以前所未有的速度发展,其成就为世界所瞩目。在经济发展的同时,社会也获得全面发展,人民生活水平大幅度提高,适用于社会主义市场经济秩序的社会保障制度已基本建立。其中,医疗保障制度作为社会保障的组成部分已成为当前构建和谐社会的重要内容。

第一节　国际医疗保障制度简介

医疗保险制度起源于18世纪产业革命时期。自19世纪30年代以来,尤其是第二次世界大战以后,医疗保险制度在世界各国得到了广泛而迅速的发展。医疗保险制度在保障人们医疗需求,提高人们健康水平,维护社会稳定方面都发挥了重要作用。

一、医疗保险的概念

医疗保险(medical insurance),是指社会医疗保险。它是人们因生病或生育需要治疗时,由国家、社会向其提供必须的医疗服务或经济补偿的制度。其理论基础是:对于某个人来说,生病或受到伤害是不可预测的。而对于一个群体来说,则又是可以预测的。按照大数法则,这种社会合作才会有力量。其实质是共担风险,目的在于鼓励用人单位和个人缴纳一定的医疗保险费,通过社会调剂,保证劳动者在生病或生育时得到基本医疗,不会因为医疗负担而影响生活。

二、国外的几种主要医疗保险制度

(一)商业性医疗保险制度

商业性医疗保险制度与社会保险相对应,即按商品等价交换原则进行的保险。它把保险作为一种商品在市场上自由买卖,并按商业惯例自由经营。其特点为:保险是一种契约行为,由市场机制调节,多投多保,少投少保,权利与义务完全对等。保险机构之间存在激烈竞争。

美国是商业性医疗保险最盛行的国家,其险种多,范围广,其他国家无法与之相比。美国实施商业性医疗保险没有全民保险制度的长远财源,公民个人的医疗费用完全由参加商业保险而来,国家不负担任何费用,这种保险制度不具备法律约束性和强制参与性,覆盖人数难以保障。

(二)社会医疗保险制度

社会医疗保险制度是通过立法形式强制实施的一种社会保障制度,是社会保险的一个组成部分。与商业保险相比,保险机构和组织以及与其配套的一系列政策都是依照国家法律规定的,不以营利为目的。政府机构除了立法监督外,通常直接参与保险的计划、实施及组织管理,或委托民间组织执行国家的医疗保健政策。基金来源于雇主和雇员按一定的工资比例交纳的保险费,政府也要给予一定的财政补贴。德国是该医疗保险制度的代表性国家。

(三)国家医疗保险制度

国家医疗保险制度是指国家通过财政拨款,作为医疗保险基金的主要来源,以保障本国居民获得医疗保健服务的一种形式。其特征为:医疗保险基金绝大部分来源于国家财政预算拨款。卫生部门直接参与医疗保健服务的计划、管理、分配和提供。医疗保健具有较高的福利性,覆盖全体公民。由于卫生服务高度的计划性,在卫生资源配置、医疗服务价格变动方面失去了市场调节的灵敏优势,人们的医疗需求往往容易受到限制。英国是该医疗保险制度的代表性国家。

(四)储蓄医疗保险制度

储蓄医疗保险制度是社会医疗保险的一种类型。它起源于18世纪英国产业革命"职业保障基金",以后这种类型的社会保险制度逐步传到了英国的殖民地国家。现在,以新加坡为代表,马来西亚、印度尼西亚等国家采用了这种模式。实际上储蓄保险是强制储蓄,强制劳方或劳资双方缴费,以职工的名义存入储金局,到退休和有其他用途时连本带息发还给职工。其他形式的保险是以整个社会或一个社区的人群来分担疾病带来的损失,储蓄保险则是在一个家庭,一代人或几代人之间,以足够长的时间来分担疾病风险。只有当全家无法负担医疗费用时,政府才从税收中给予补贴。

三、医疗保险的特点

医疗保险作为社会保险的一个项目,具有社会保险的强制性、互济性、福利性、社会性等基本特征。医疗保险保障公民的身体健康,它与疾病保险是一个问题的两个方面。由于疾病风险和医疗服务需求供给的特殊性,使得医疗保险与老年、工伤、失业、残疾等其他社会保险项目有着明显的区别,具有自身的特点。

(一)医疗保险具有普遍性

因为疾病风险是每个人都可能遭遇到并且难以回避的,原则上其覆盖对象应该是全体公民,因此医疗保险是社会保险各个项目中保障对象最广泛的一个保险项目。

(二)医疗保险涉及面广,具有复杂性

首先,医疗保险涉及保险机构、患者、医疗机构,还有用人单位等多方之间复杂的权利义务

关系;其次,为确保医疗服务资源合理利用,医疗保险还存在着对医疗服务的提供者和享受者的行为进行合理引导和控制的问题;再次,医疗保险不仅与国家的经济发展有关,还涉及医疗服务的需求和供给。

(三)医疗保险属于短期的、经常性保险

由于疾病发生是随机的、突发的,医疗保险提供的补偿也只能是短期的、经常性的,不像养老保险或生育保险那样,是长期的、可预测的或一次性的。

(四)医疗保险采用医疗给付的补偿形式

医疗保险资金对享受者主要采取医疗给付的补偿形式,而且补偿多少,往往与享受者所缴纳的保险费多少无紧密关系,而与实际病情需要关系更大。这与其他社会保险项目实行定额现金给付,而对其最终用途没有明确限定的做法明显不同。

(五)医疗保险发生频率高,费用难以控制

每个人都会遇到疾病风险,每个人的医疗开支都会不一样,数额差别较大,低时不会影响生活,高时又足以致患者于困境。因此,医疗保险对于其他社会保险项目来讲,其风险预测与费用控制是一个重要问题。

第二节　中国城市医疗保障制度

一、中国城市医疗保障制度的发展历史

中国的城镇职工医疗保障制度是 20 世纪 50 年代在计划经济体制下建立起来的,包括公费医疗和劳保医疗两个部分。公费医疗在机关、事业单位实行,医疗费用由财政按规定的年人均定额拨付,各地区负责统一管理使用。劳保医疗在企业实行,医疗费用根据国家政策规定的工资总额的一定比例提取的职工福利费中支付,职工福利费计入企业成本。这两项制度是新中国成立后为适应高度集中的计划经济体制逐步建立起来并发展的,以工资收入者为主要保障对象,惠及亿万城镇居民。虽然,当时中国的经济水平还不算高,但这两种制度在保障居民健康、促进经济发展和维护社会稳定方面起到了十分重要的作用。

(一)公费医疗制度

1949 年 9 月通过的《中国人民政治协商会议共同纲领》要求为逐步实行"劳动保险制度"进行建制的准备工作,1951 年发布《中华人民共和国劳动保险条例》,1952 年颁布的《关于全国各级人民政府、党派、团体及所属事业单位的国家工作人员实行公费医疗预防措施的指示》中确立了公费医疗制度,其享受范围和对象是各级政府、党派、人民团体,以及科研、教育、文化、卫生等事业单位的工作人员、二等以上革命残废军人、高等院校在校学生。具体待遇是除挂号费、营养滋补药品,以及美容、矫形等少数项目由个人支付外,门诊、住院、计划生育手术的医疗费用,以及因公负伤、致残的医药费等全部或者大部分由公费医疗费开支。公费医疗经费全部由国家预算拨款,由各级政府卫生部门设立公费医疗管理机构或单位自管,个人实报实销。

（二）劳保医疗制度

中国劳保医疗制度是根据国务院1951年2月公布试行、1953年1月修订公布的《中华人民共和国劳动保险条例》建立的,实施范围包括全民所有制企业和城镇集体所有制企业的职工及离退休人员,基本内容包括以下两个方面。

（1）职工因工负伤,应该在企业医疗所、医院或特约医院医治。企业医院无法治疗时,应转送其他医院治疗。全部诊疗费、药费、住院费、住院时的膳费、就医路费由企业负担。医疗期间工资照发。

（2）职工因病或非因工负伤在企业医疗所、医院或特约医院医治时,诊疗费、住院费、手术费及普通药费由企业负担,贵重药费、住院的膳费及就医路费由本人负担。是否应住院或转院治疗,由医院决定。劳保医疗保险项目和待遇标准与公费医疗基本相同,但在管理体制、经费来源和开支范围等方面有区别。劳保医疗由企业自行管理,经费是按企业工资总额的一定比例连同职工福利基金混合一并提取（一般是按工资总额的11%提取职工福利基金,福利费和医疗费各占5.5%）,并列入成本;超支部分在企业税后利润中列支,不计入成本。劳保医疗经费的支付范围,还包括支付职工供养的直系亲属的医疗补助费（即家属半费医疗）、企业医务人员工资、医务经费等。

中国的公费医疗制度、劳保医疗制度的实施,对防病治病、保证职工身体健康、解除职工在医疗上的后顾之忧、保障社会稳定、促进社会主义建设事业的发展发挥了重要作用。但是,由于公费医疗制度、劳保医疗制度都是在计划经济体制下建立起来的,长时间以来基本没有随着形势的变化进行改革和调整,因而存在很多问题,如社会化程度低、资金筹集机制不健全、费用支付方式不合理、医疗社会保险与医疗服务不配套、管理体系不健全、基本医疗需求不能满足和医疗资源浪费现象严重并存、公费医疗和劳保医疗制度不统一等。特别是十一届三中全会确定了以经济建设为中心的工作重点以后,这些弊端已经严重制约了中国社会主义市场体系建设的进度,越来越受到经济市场化改革的挑战。挑战之一,由于国有企业改革、下岗人员增加、企业效益不佳等原因,使享有各种医疗保障制度的人群比例下降。挑战之二,公费医疗和劳保医疗的付费制度,使医疗服务的供需双方都缺少激励和制约机制,不关心医疗费用;加之人口老龄化、职工收入增加、疾病谱的转变,使医疗需求不断增长;医疗补偿机制不合理、医疗技术的进步等因素,都使医疗费用快速增长。

（三）城镇职工医疗保险制度的提出

1989年3月,国务院批转《国家发改委1989年经济体制改革要点》,确定丹东等地为医疗保险制度改革试点,在深圳、海南进行社会保障制度综合改革。1989年8月,卫生部和财政部联合颁布《公费医疗管理办法》,对公费开支和自费范围做了较为详尽的规定,对享受范围所作规定更为细化。1992年9月,劳动部颁布了《关于试行职工大病医疗费用社会统筹的意见》,实施范围逐步从县市、地级市直至扩大到大城市。为增强部门间的合力,国务院办公厅于1992年5月发出《关于进一步做好职工医疗制度改革工作的通知》,决定成立由八个部门组成的医疗制度改革小组,负责推进和指导全国的改革工作。同时下发了《关于加强公费医疗制度改革试点工作的通知》。1993年3月,劳动部印发了《关于职工医疗保险制度改革试点的意见》,该意见在原试行大病统筹意见的基础上对统筹基金进行了修正,提出了由单一大病统筹基金变为医疗保险基金,医疗保险基金由个人专户金、单位调剂金和大病统筹金组成。由此,改革传统制度、建立新型医疗保障制度已逐渐成为共识。实施了40多年的公费、劳保医疗制度开始了向社会医疗保险模式的转变。

在国内试点和借鉴国外经验的基础上,特别是江苏省镇江市和江西省九江市开始的城镇职工医疗保险改革试点,也就是"两江试点"的基础上,1998年国务院正式提出以建立"低水平、广覆盖、统账结合、双方分担"为特征的城镇职工基本医疗保险制度。新的医疗保障制度实行按在职职工工资总额一定比例筹资的政策。

各地在医疗保险制度的改革过程中,对统筹基金和个人账户管理采用了不同的模式,其中影响较大、具有代表性的有以下3种:①"道通式",其基本做法是个人账户基金与社会统筹基金对门诊、住院医疗费用连贯使用;②"板块式",采取个人账户与统筹账户分别独立运作的方式,个人账户用于支付门诊医疗费用,统筹基金主要用于支付住院医疗费用;③"三金式",将社会统筹金、企业调节金、个人账户金相结合,让企业参与管理。

二、城镇职工基本医疗保险

以国务院颁布的《国务院关于建立城镇职工基本医疗保险制度的决定》(国发[1998]44号)(下称《决定》)文件为标志,在全国范围内进行了城镇职工基本医疗保障改革,确立了医疗保险基金统账结合的模式,即社会统筹与建立个人账户结合,逐步建立了适应社会主义市场经济体制的医疗保险制度。

(一) 覆盖范围和统筹层次

城镇职工医疗保险的覆盖范围包括城镇所有用人单位,如企业(国有企业、集体企业、外商投资企业、私营企业等)、机关、事业单位、社会团体、民办非企业单位及其职工都要参加基本医疗保险。乡镇企业及其职工、城镇个体经济组织业主及其从业人员是否参加基本医疗保险,由各省、自治区、直辖市人民政府决定。从实际情况看,全国绝大多数地区都将个体经济组织纳入覆盖范围内。

从统筹层次看,《决定》规定基本医疗保险原则上以地级以上行政区(包括地、市、州、盟)为统筹单位,也可以县(市)为统筹单位,北京、天津、上海3个直辖市原则上在全市范围内实行统筹(以下简称"统筹地区")。城镇职工医疗保险在最初统筹层次还是较低,很多地方以县(市)为统筹单位。2004年后就逐步出现统筹基金收不抵支的情况,特别是随着信息系统建设的逐步完善,一些地方的统筹层次不断提高,逐步减少县(市)级的统筹,逐步提高到以地级以上行政区甚至省级行政区为统筹单位。2015年底,全国90%的地区实现了以地级以上行政区为统筹单位。2015年海南省开始实施省级统筹,按照属地化的管理原则,在统筹地区内所有用人单位及其职工参加职工医疗保险,铁路、电力、远洋运输等跨地区、生产流动性较大的企业及其职工可以相对集中的方式异地参加统筹地区的基本医疗保险。

(二) 筹资方式及比例

职工基本医疗保险基金由统筹基金和个人账户构成,职工个人缴纳的基本医疗保险费,全部计入个人账户,用人单位缴纳的基本医疗保险费分为两部分,一部分用于建立统筹基金,另一部分划入个人账户。划入个人账户的比例一般为用人单位缴费的30%左右,具体比例由统筹地区根据个人账户的支付范围和职工年龄等因素确定。

职工基本医疗保险费由用人单位和职工共同缴纳。从缴费基数看，一般为上年度月平均工资的60%～300%，即收入低于月平均工资60%的，以60%作为缴费基数，高于300%的，以300%作为缴费基数。从缴费比例看，用人单位缴费率原则上不低于在职工工资总额的6%左右，职工缴费率一般为本人工资收入的2%。由于各地实际情况不同，各地筹资比例也不尽相同，同时随着经济发展，筹资比例也在不断调整。

（三）监督管理

为了保证医疗保险基金的合理规范使用，各地医保部门在医保定点医疗机构管理、医保基金管理和医保相关目录管理方面不断加强。

在定点医疗机构管理方面，基本医疗保险实行定点医疗机构（包括中医医院）和定点药店管理。原劳动保障部会同原卫生部、财政部等有关部门制定了定点医疗机构和定点药店的资格审定办法。各地的医保经办机构根据中西医并举，基层、专科和综合医疗机构兼顾，方便职工就医的原则，负责确定定点医疗机构和定点药店，并同定点医疗机构和定点药店签订合同，明确各自的责任、权利和义务。

在医保基金管理方面，基本医疗保险基金纳入财政专户管理，专款专用，不得挤占挪用。医保经办机构负责基本医疗保险基金的管理和支付，并应建立健全预决算制度、财务会计制度和内部审计制度。基本医疗保险基金的银行计息办法：当年筹集的部分，按活期存款利率计息；上年结转的基金本息，按3个月期整存整取银行存款利率计息；存入社会保障财政专户的沉淀资金，比照3年期零存整取储蓄存款利率计息，并不低于该档次利率水平。个人账户的本金和利息归个人所有，可以结转使用和继承。

在相关目录方面，原劳动保障部会同原卫生部、财政部等有关部门制定了3个目录：基本医疗保险药品目录、诊疗项目和诊疗服务设施标准。在国家目录的基础上，各地结合本地实际进行增减。

三、城镇居民基本医疗保险

城镇居民医疗保险是以没有参加城镇职工医疗保险的城镇未成年人和没有工作的居民为主要参保对象的医疗保险制度，它是继城镇职工基本医疗保险制度和新型农村合作医疗制度推行后，党中央、国务院进一步解决广大人民群众医疗保障问题，不断完善医疗保障制度的重大举措。以国务院颁布的《国务院关于开展城镇居民基本医疗保险试点的指导意见》（国发〔2007〕20号）文件为标志，对城镇非从业居民医疗保险作了制度安排。这一制度的出现在中国社会保险制度改革的历程中具有重大意义，大大拓宽了医疗保障制度覆盖范围。

（一）覆盖范围和统筹层次

城镇居民医疗保险的覆盖范围主要包括不属于城镇职工基本医疗保险制度覆盖范围的中小学阶段的学生（包括职业高中、中专、技校学生）、少年儿童和其他非从业城镇居民，都可自愿参加城镇居民基本医疗保险。根据国务院办公厅《关于将大学生纳入城镇居民基本医疗保险试点范围的指导意见》（国办发〔2008〕119号）文件精神，将普通高等院校学生也纳入居民医保。2013 年,根据《中共中央组织部、人力资源和社会保障部等 25 部门关于印发〈外国人在中国永久居留享有相关待遇的办法〉的通知》(人社部发[2012]53 号)的文件要求,很多地方将在国内居住但未就业的持有《外国人永久居留证》人员纳入城镇居民基本医保范围。城镇居民医保的统筹层次大多和城镇职工医保的统筹层次相同。

(二) 筹资方式及比例

城镇居民基本医疗保险由个人缴费和政府补贴相结合的方式。对于中西部地区,中央政府给予一定补贴,而且随着经济发展,不断提高补贴水平。2016 年根据人力资源社会保障部、财政部印发的《关于做好 2016 年城镇居民基本医疗保险工作的通知》要求,2016 年各级财政对居民医保的补助标准在 2015 年的基础上提高 40 元,达到每人每年 420 元。其中,中央财政对 120 元基数部分按原有比例补助,对增加的 300 元按照西部地区 80%、中部地区 60%的比例补助,对东部地区各省份分别按一定比例补助。居民个人缴费在 2015 年人均不低于 120 元的基础上提高 30 元,达到人均不低于 150 元。2017 年,根据《关于做好 2017 年城镇居民基本医疗保险工作的通知》要求,居民医保的财政补助标准将再提高 30 元,同时个人缴费标准也同步提高 30 元。

(三) 监督管理

城镇居民医保和城镇职工医保的管理类似,统一由医保经办部门承担。城镇居民基本医疗保险基金的使用坚持以收定支、收支平衡、略有结余的原则,通过合理制定起付标准、支付比例和最高支付限额,完善支付办法,合理控制医疗费用。全国各地还根据本地实际采取了一些特殊的措施,如上海对于城镇居民医保,在总结城镇职工医保的基础上,明确了居民医保患者首诊在社区,如要转诊到本市二三级医疗机构的,需要社区卫生服务中心(或一级医院)开具转诊证明。

四、长期护理保险

为积极应对人口老龄化趋势,根据党的十八届五中全会精神和"十三五"规划纲要任务部署,人力资源和社会保障部发布了《人力资源和社会保障部办公厅关于开展长期护理保险制度试点的指导意见》,并在河北、吉林、黑龙江、上海、江苏、浙江、安徽、江西、山东、湖北、广东、重庆、四川省等省、直辖市开展长期护理保险的试点。

(一) 覆盖范围

长期护理保险制度是以长期处于失能状态的参保人群为保障对象,重点解决重度失能人员的基本生活照料和与基本生活密切相关的医疗护理等所需费用。在不同的试点地区根据基金承受能力,各自确定了重点保障人群和具体保障内容,并且今后会随经济发展逐步调整保障范围和保障水平。在试点阶段,很多地方长期护理保险制度主要覆盖城镇职工基本医疗保险参保人群。如上海市将城镇职工医保和城镇居民医保的参保人群都纳入试点范围。

(二) 资金筹集

在试点阶段,各地主要通过优化职工医保统账结构、划转职工医保统筹基金结余、调剂职工医保费率等途径筹集资金,并逐步探索建立互助共济、责任共担的长期护理保险多渠道筹资机制。筹资标准根据当地经济发展水平、护理需求、护理服务成本,以及保障范围和水平等因素,按照以收定支、收支平衡、略有结余的原则合理确定,建立与经济社会发展和保障水平相适应的动态筹资机制。

(三)待遇支付

长期护理保险基金按比例支付护理服务机构和护理人员为参保人提供的符合规定的护理服务所发生的费用。根据护理等级、服务提供方式等制定差别化的待遇保障政策,对符合规定的长期护理费用,基金支付水平总体上控制在70%左右。

(四)基金管理

长期护理保险基金参照现行社会保险基金有关管理制度执行。基金单独管理,专款专用。各地都在探索建立健全对护理服务机构和从业人员的协议管理和监督稽核等制度。

第三节　中国农村医疗保障制度

一、中国农村医疗保障制度的发展历程

中国是一个拥有众多农业人口的农业大国,农民的健康关系到中国社会经济发展的根本。建立完善的医疗保障制度,为农民健康撑起一把强有力的保护伞,是中国历届政府的关注重点。

(一)萌芽和探索

实际上,中国农村的医疗保障制度发展经历了漫长而曲折的探索过程。最早可以追溯20世纪30年代末,抗日战争时期陕甘宁边区举办的医药合作社,它是边区政府组织、社会团体和个人出资举办的医疗机构,并制定《保健药社暂行条例》和《保健药社章程》,开展巡回医疗、送医送药、防病治病等医疗保健服务。合作社还广泛发动群众搜集民间土药方,教育群众注意防疫保健,预防传染性疾病等,这被视为中国农村合作医疗的萌芽。

1955年,山西省高平县米山乡最早创立集体医疗保健制度,中国农村正式出现具有医疗保险性质的合作医疗。米山乡联合保健站采取由农业合作社、农民和医生共同筹资的办法,坚持预防为主、巡回医疗、分片负责的原则,开展卫生防疫、妇幼保健、改善环境等服务,并通过记工分与发放现金的方式,给予医生服务报酬。当年卫生部与山西省卫生厅联合调研后提出,米山乡联合保健站具有"多方集资、集体保健、无病早防、有病早治、省工省钱、方便可靠"的优点,经验值得总结推广。

(二)兴盛时期

1958年随着人民公社运动,掀起农村合作医疗发展高潮,覆盖率不断上升。农村合作医疗真正大面积普及是在1966年以后"文革"期间。1971年底,全国农村建立48万多个合作医疗站,占行政村总数的74%;1976年底,全国农村约有90%的行政村实行合作医疗制度,医疗服务覆盖85%以上的农村人口,初步形成了三级预防保健网络。该时期的农村合作医疗制度

是建立在集体经济基础上的依托人民公社、依靠低成本的医疗服务供给系统,提供了低水平广覆盖的医疗保障,基本解决了农村人口在医疗保健方面缺医少药问题。

(三)解体和重建

自 1978 年后,随着全国实行家庭联产承包责任制,人民公社体制解体,农村集体经济迅速萎缩,政府未能给予有力支持,加之医疗卫生发展开始市场化,传统的农村合作医疗模式失去了赖以生存的政治、经济和社会基础,合作医疗快速走向解体,1989 年全国实行合作医疗的行政村仅占 4.8%,农民基本没有医疗保障。

20 世纪 90 年代后,中国政府试图恢复和重建农村合作医疗制度,由于政府干预有限,尤其筹资责任未能到位,因此,实际上在新型农村合作医疗制度(2002 年)提出之前,除个别地区外,中国农村合作医疗基本名存实亡。

1990~1999 年,农民平均年纯收入由 686.31 元增加至 2 210.34 元,增长了 2.2 倍,但次均门诊费用和住院费用,分别由 10.9 元和 437.3 元增加到 79 元和 2 891 元,增长了 6.2 倍和 5.1 倍,是农民收入增长幅度的 2.5 倍,显然超出农民个人和家庭的经济承受能力。因为缺乏医疗保障制度,1998 年农村自费医疗比例高达 87.44%,许多农村居民因无力支付医疗费用而无法得到必需的医疗服务,严重影响农村居民的健康,因病致贫、因病返贫现象严重。农村中因病致(返)贫的农民占贫困户的 30%~40%,有的甚至高达 60% 以上。

(四)新型农村合作医疗的提出

为解决中国农村居民因病致贫、因病返贫问题,建立有效的医疗保障制度,2002 年 10 月,中共中央、国务院召开了全国农村卫生工作会议,并作出《中共中央、国务院关于进一步加强农村卫生工作的决定》,首次提出"各级政府要积极组织引导农民建立以大病统筹为主的新型农村合作医疗制度"。

2003 年 1 月,卫生部、财政部和农业部共同出台《关于建立新型农村合作医疗制度的意见》,提出从 2003 年起,各省、自治区、直辖市至少要选择 2~3 个县(市)先行试点,取得经验后逐步推开。到 2010 年,实现在全国建立基本覆盖农村居民的新型农村合作医疗制度的目标。

二、新型农村合作医疗制度的建立与发展

(一)新型农村合作医疗的建立

新型农村合作医疗制度是由政府组织、引导、支持,农民自愿参加,个人、集体和政府多方筹资,以大病统筹为主的农民医疗互助共济制度。它遵循自愿参加,多方筹资;以收定支,保障适度;先行试点,逐步推广的原则。

新型农村合作医疗制度一般采取以县(市)为单位进行统筹,以家庭为单位参加。筹资标准是农民个人每年缴费标准不低于 10 元,经济条件好的地区可相应提高缴费标准。有条件的乡村集体经济组织应对本地新型农村合作医疗制度给予适当支持。地方财政每年对参合农民的资助不低于 10 元,具体补助标准和分级负担比例由省级人民政府确定。从 2003 年起,中央财政每年通过专项转移支付对中西部地区除市区以外的参加新型农村合作医疗的农民按人均 10 元安排补助资金。

新型农村合作医疗(新农合)基金主要补助参合农民的大额医疗费用或住院医疗费用。

有条件的地方,实行大额医疗费用补助与小额医疗费用补助结合的办法。各省、自治区、直辖市制订新农合报销基本药物目录。各县(市)根据筹资总额,结合当地实际,确定新农合基金的支付范围、支付标准和额度。

省、地级人民政府成立由卫生、财政、农业、民政、审计、扶贫等部门组成的新农合协调小组,各级卫生行政部门内部设立专门的新农合管理机构,县级人民政府成立由有关部门和参加合作医疗的农民代表组成的新农合管理委员会,负责有关组织、协调、管理和指导工作。委员会下设经办机构,负责具体业务工作。

新农合经办机构定期向新农合管理委员会汇报基金的收支、使用情况;采取张榜公布等措施,定期向社会公布基金的具体收支、使用情况。县级人民政府根据本地实际,成立由相关政府部门和参加合作医疗的农民代表共同组成的新农合监督委员会,定期检查、监督基金使用和管理情况。

(二) 新型农村合作医疗的发展

2003 年中国新型农村合作医疗制度开始试点,随后全国逐步推广,覆盖农村居民数逐年上升。2006 年 1 月,卫生部等 7 部委局联合下发《关于加快推进新型农村合作医疗试点工作的通知》,提出 2006 年使全国试点县(市、区)数量达到全国县(市、区)总数的 40% 左右,2007 年扩大至 60% 左右,2008 年在全国基本推行,2010 年实现新农合基本覆盖农村居民的目标。

2008 年初全国新型农村合作医疗工作会议提出,开展新型农村合作医疗以地市级为统筹层次,大病统筹与门诊统筹相结合,新型农村合作医疗与城镇居民基本医疗保险相衔接,组织开展老少边穷地区巡回医疗、远程医疗等试点工作。2008 年 12 月,第十一届全国人大常委会第六次会议决定将新型农村合作医疗首次纳入《社会保障法(草案)》,意味着新型农村合作医疗发展将有国家层面的法律保障。

为贯彻 2009 年《中共中央 国务院关于深化医药卫生体制改革的意见》精神,同年 7 月,卫生部等 5 部委局出台《关于巩固和发展新型农村合作医疗制度的意见》,提出要根据各级政府财力状况和农民收入增长情况及承受能力,逐步提高财政补助标准及农民个人筹资水平,积极探索建立稳定可靠、合理增长的筹资机制。自 2010 年开始,全国新型农村合作医疗筹资水平提高到每人每年 150 元。其中,中央财政对中西部地区参加新型农村合作医疗的农民按 60 元的标准补助,对东部省份按照中西部地区一定比例给予补助,地方财政补助标准相应提高到 60 元。农民个人缴费由每人每年 20 元增加到 30 元。从 2009 年下半年开始,新型农村合作医疗补偿封顶线(最高支付限额)达到当地农民人均纯收入的 6 倍以上。有条件的地区,可开展地市级统筹试点,逐步提高新型农村合作医疗统筹层次和管理层次,增强基金抗风险能力。要做好新型农村合作医疗、城镇居民基本医疗保险和城镇职工基本医疗保险制度在相关政策及经办服务等方面的衔接,推动 3 项制度平稳协调发展。

到 2010 年底,全国已有 2 678 个县市开展新型农村合作医疗,参加新型农村合作医疗的农民达到 8.4 亿人,参合率已达 96%,已达基本覆盖的目标。全国农村居民的人均实际筹资额由 2006 年的人均 52 元增加至 2010 年的 156 元。参加新型农村合作医疗的农民人均补偿额由 2006 年的 38 元上升至 2010 年的 142 元,人均受益次数也由 2006 年的 0.66 上升至 2010 年的

1.30。

2012 年 8 月,国家发展和改革委员会等 6 部委联合发布《关于开展城乡居民大病保险工作的指导意见》,中国开始建立城乡居民大病保险制度。到 2012 年,新型农村合作医疗实施 10 周年,全国参加新型农村合作医疗的人数达 8.05 亿,参合率 98%;人均筹资水平达到 300 元,政策范围内住院报销比例提高到 75%左右,最高支付限额提高到 6 万元以上。全国有 15 亿人次享受到新型农村合作医疗补偿,农民住院自付费用占人均年收入的比重从 2011 年的 28%下降至 24%。以省为单位全面推开儿童白血病等 8 类大病保障工作,并将肺癌等 12 类病种纳入重大疾病保障试点范围,有 99 万患者获得重大疾病救治保障补偿。

(三) 新型农村合作医疗与城镇居民基本医疗保险的整合

2009 年,国务院出台《关于深化医药卫生体制改革的意见》,提出做好新型农村合作医疗制度、城镇居民医疗保险及城镇职工医疗保险之间的衔接工作。

国务院于 2016 年 1 月发布《关于整合城乡居民基本医疗保险制度的意见》(国发〔2016〕3 号)提出,将新型农村合作医疗和城镇居民基本医疗保险两项制度整合建立统一的城乡居民基本医疗保险制度,提出在覆盖范围、筹资政策、保障待遇、医保目录、定点管理和基金管理"六统一"的政策要求。城乡居民基本医疗保险制度覆盖范围将包括现有城镇居民医保和新型农村合作医疗所有应参保人员,即覆盖除职工基本医疗保险应参保人员以外的其他所有城乡居民。

多渠道筹资,实行个人缴费与政府补助相结合为主的筹资方式,鼓励集体、单位或其他社会经济组织给予扶持或资助。各地统筹考虑城乡居民医保与大病保险保障需求,按照基金收支平衡的原则,合理确定城乡统一的筹资标准。逐步建立个人缴费标准与城乡居民人均可支配收入相衔接的机制。

遵循保障适度、收支平衡的原则,均衡城乡保障待遇,逐步统一保障范围和支付标准。城乡居民医保基金主要用于支付参保人员发生的住院和门诊医药费用。稳定政策范围内住院费用支付比例保持在 75%左右。完善门诊统筹,逐步提高门诊保障水平。

统一城乡居民医保药品目录和医疗服务项目目录,明确药品和医疗服务支付范围。统一城乡居民医保定点机构管理办法,强化定点服务协议管理,建立健全考核评价机制和动态的准入退出机制。城乡居民医保执行国家统一的基金财务制度、会计制度和基金预决算管理制度。结合基金预算管理全面推进付费总额控制。

2017 年底,30 个省及新疆生产建设兵团相继出台了整合城乡居民基本医保制度的政策文件和实施细则。2018 年 7 月,国家医保局、财政部、人力资源社会保障部、卫生健康委员会发布《关于做好 2018 年城乡居民基本医疗保险工作的通知》,提出提高城乡居民医保筹资标准、推进统一的城乡居民医保制度建立、完善门诊统筹保障机制、做好贫困人口医疗保障工作、改进管理服务和加强组织保障与宣传引导的 6 项要求,加快了建立全国统一城乡居民医保制度的步伐。

根据国家医疗保障事业发展统计数据,2017 年末全国参加城乡居民基本医疗保险的人数为 8.73 亿人,比 2016 年增加 4.25 亿人。2018 年末,参加城乡居民基本医疗保险人数达 8.97 亿人,比上年末增加 2 382 万人,增长 2.7%。2018 年底,全国各省、直辖市都已经出台了整合文件,但已经出台政策的省份执行和推行进度还是比较慢。

第四节　医疗保险支付方式及费用控制

医疗费用的快速上涨已成为世界各国最重要最紧迫的政策问题,各国都将支付制度的改革作为医疗保险制度控制费用的主要手段和关键。纵观各国控制卫生费用的方法,无论是支付制度的宏观改革或模式的完善,还是微观支付方式和标准的改革,具体操作基本都是从需方控制和供方控制两个方面考虑。

一、医疗费用的需方控制

需方控制一般是指费用分担,即增加患者的自付费用或减少费用报销比例,以此增加需方的费用意识和需求弹性,减少道德损害,限制不必要的需求。从某种意义上讲,费用分担也是医疗保险支付医疗服务提供者报酬的补充形式,因为医疗保险支付的费用和患者自付部分共同成为服务提供方所得的总收入。

1. 扣除法(deductible)　即起付线,这种方法给每个投保人规定一个起付线,投保人首先要支付一定数量的固定医疗服务费用,也就是保险扣除额,在扣除额以内的费用由患者自付,超出扣除额的部分全部由医疗保险机构支付。起付线有多种,可以按每单位服务算或按每次服务合计算,可以是对一个家庭,也可以是按个人计算。

2. 共付法(co-payment)　即按比例分担,即投保人就医时的医疗费用,由个人和保险机构分别偿付一定的比例,这是费用分担中最常见的一种。共付法可分为固定比例和变动比例分担两种。固定比例分担,是指无论医疗费用为多少,偿付比例和自付比例都是一定的。变动比例分担,是指随着医疗费用的增多,自付比例减少,偿付比例增加。

3. 最高限额法(limits & maximums)　患者报销时实行最高数额或服务量的封顶,也就是保险机构为被保险人支付医疗费用达到一个规定额度就不再支付了。限额的标准可以是金额,也可以是某些服务项目的次数。

4. 混合式　是将上述3种费用分担方式综合在一起应用的支付方式。由于共付法、扣除法和限额法各有优缺点,将它们结合起来的目的是发扬各自的长处,使缺点最小化。实际上多数费用的分担方式是混合方式。

二、医疗费用的供方控制

对医疗服务供方的支付方式包括支付医院和支付医生两种方式。支付医院的方式国际上通用的有预算制、按人头支付、按病种支付、按服务项目支付及上述几种支付方式的综合支付体系,还包括按平均费用标准、按资源利用组偿付等方式;支付医生的方式有按服务项目支付、按人头支付、薪金制和以资源利用为基础的相对价值标准等方式。

（一）支付医院的方式

1. 预算制　预算是卫生部门对供方补偿的常见形式,传统的预算制方式是政府部门向特定项目或卫生机构提供资金。根据预算标准与依据的不同,将预算制分为总额预算和专项预算。

(1) 总额预算(global budgets):由政府部门或保险机构与供方协商确定某一医疗服务提供方一年(或一季度)的总预算,保险机构在支付医疗服务提供方医疗费用时,无论供方实际费用为多少,都将以这个预算数作为支付的最高限度来强制性控制支付。预算支付是事先作出的,是在一定时期范围内卫生服务提供者必须提供一定医疗服务。预算一旦制定,总额预算数很难再作修改。这种支付制度属于预付制,预付制使服务提供者的收益与服务量成反比。因此,可以控制服务的过度利用和费用的上升。但是,若无有效的质量保证机制,很可能使医院为追求经济效益放弃质量,影响消费者的基本医疗需求。

(2) 专项预算(line item budgeting):是指总额预算的变异形式。当服务提供者受到特定费用项目(如人员、食物、洗衣店已洗好的衣服,以及药品、设备、维修)的固定预算时,就可以说存在了专项预算。专项预算使投资与收入分离,传统上预算是基于过去的预算并结合通货膨胀的因素。这种拨款方式,要求供方管理者不允许将该项资金挪作他用,除非获得中央政府的批准。专项预算的目的是为了控制支出和消除地方管理薄弱的弊病。然而,对专项预算的过度控制必然使对该资金的使用效率受到损失,卫生服务提供者的产出效率低下。

2. 按人头支付(capitation) 属于预付制类型,近期较常见。它是指保险方根据有关合同规定时间(1 个月、1 个季度或 1 年),按照约定医疗单位服务对象的人数和规定的收费定额,预先支付供方一笔固定的服务费,供方在提供服务时不再向服务对象收费。该支付方式能激励供方控制成本,促使其提供符合成本效益的服务,使医疗服务供方能自觉采取控制费用的措施。

3. 按服务项目支付(fee for service, FFS) 这是一种后付制的偿付类型,是一种传统的最古老的医疗费用支付方式。对住院和门诊服务根据各项目的价格来收费。这种后付制的支付方式,容易使医疗服务者提供过度服务,诱导需求,可以说对控制医疗费用方面无约束力。

4. 按病种支付 全称是按诊断分类定额预付制(diagnosis-related groups, DRGs)。最先在美国的 Medicare 中应用。最初的 DRGs 由 480 多个疾病诊断组构成,并分别规定每组价格,是按病例定额支付。这种定额预付的方式,使医院为得到利润而主动降低经营成本,控制费用。DRGs 虽然能控制住病种医疗费用,但在总量方面的作用有限。

5. 按平均费用标准 是一种后付制的支付方式,该方式对住院和门诊服务根据预先确定的每床日费用标准和每项门诊费用标准来收费。也就是说,对门诊医疗服务费用偿付采用平均门诊人次费用标准,对住院医疗服务费用偿付采用日平均住院费用标准。平均费用是指一组医疗费的平均水平,它在医疗保险费用偿付中作为平均费用标准,用来偿付医疗供方所消耗的相应卫生资源。例如,患者住院一次的总费用=住院的费用标准×住院天数。西欧各国广泛采用该方式鼓励医院降低每日成本,但会引起延长住院日。

6. 按资源利用组偿付(resource-utilization groups, RUG) 是一种预付制的支付方式,是美国开发出来的,用于对慢性病患者医疗费用的支付,可以弥补 DRGs 较少考虑重症患者的个体特征,使医疗机构对慢性病患者能提供适宜的医疗服务。

(二) 支付医生的方式

1. 按服务项目支付(fee for service, FFS) 医生每提供一项服务都会受到相应的报酬,这种费用是由患者自己直接支付(向使用者收费)或通过第三方(保险人或政府)来支付。在许多国家,服务项目价格是由服务供方和资金持有者谈判决定的。

2. 按人头支付(capitation)　根据与该医生签订合同人数的多少,预先支付给该医生一笔固定的费用,该医生将利用这些资金为签约人提供一定范围的服务。这种支付方式不会出现过度提供服务,对加强预防有激励作用,但可能会出现费用转移。如在初级保健中采用按人头支付,而在次级保健中采用 FFS,这样就会出现费用从初级保健向次级保健的转移。因此在设计支付制度时,应注意各种支付方式的应用范围,减少供方利用一些支付制度设计上的缺陷而趁机进行费用转移的行为。

3. 薪金制(salary)　医生被支付规定的报酬,在约定的服务时间内来完成广泛地被规定的任务,根据医疗人员所提供服务时间的价值发放工资。广泛适应于医疗保险计划或机构所属的医生中,在北欧和一些发展中国家应用。这种支付方式对提供过度治疗没有激励作用,也不可能提供有效率的保健,还可出现费用转移。但这种支付方式对医疗保险方来说,可控制总成本和人员开支;对医生来说,其收入有所保障,工作时间固定,空余时间可集中精力钻研业务;对患者来说,可在同一医疗机构接受多种治疗,使患者看病就医时更加方便。

4. 以资源利用为基础的相对价值标准(resource-based relative value system, RBRVs)　RBRVs 是美国哈佛大学经过 10 年研究而制定的,于 1992 年在美国部分地区的老年医疗保险范围内试行。该偿付方式的思路是:以考虑医生服务中投入的各类资源成本的高低来衡量每次服务的相对价值,以此作为补偿医生服务报酬的依据。人力资源投入成本包括医生劳动投入总量(时间和精力)、经营成本和机会成本。

三、医疗保险支付制度的发展趋势

1. 支付方式从后付制向预付制发展　传统的支付方式是由作为医疗保险的第三方在医疗服务发生后对供方进行事后补偿,这种方式会诱导供方在自身的经济利益刺激下,对患者过度提供服务。支付方式若能改为预付制,将改变第三方的被动局面,主动控制总支出,约束提供者。通过预付制,医疗机构可得到一笔相对稳定并且合理的周转资金,实际上经费的管理权下放给医疗机构,由医院承担起医疗服务和经济管理的双重责任,使其在经费范围内精打细算,合理使用医疗资源,在保证服务供给和服务质量的前提下,又能做到控制费用。预付制已成为各国医疗保险改革的方向。

2. 支付标准由自由定价向政府控制价格或统一价格发展　传统的医疗服务价格由提供者确定,这样会造成根据服务提供者的收入需要而提高收费价格。由提供者制定的自由价格会造成费用上涨;实际经验表明,以按服务项目付费为例,美国以自由价格为基础,造成费用上涨;而日本和德国由于有全国统一的医生酬金价目表,卫生费用的增长稳定。许多国家都改变了医疗服务的定价方式,实行政府定价,或由医疗保险方和医疗服务提供者组织协商定价已成为一种规律。

3. 由全部支付向部分自付制发展　传统的做法是由保险方向医疗服务提供者支付患者的全部费用,经济风险全落在保险方上,患者没有经济约束,与费用支付无关,这样会造成患者过度利用医疗服务项目,引起费用不合理增长。为避免费用不合理增长,只有改变患者与费用支付无关的做法,让患者承担部分费用,增加消费者的费用意识,减少患者对服务的过度利用。

美国兰德公司在联邦政府的支持下进行的健康保险试验结果表明,人均卫生费用随自付比例的增加而下降,95%自付组与免费组相比,人均卫生费用降低60%,卫生服务利用次数随自付增多而减少,用药量也随自付增多而下降。从整体上看,并不影响被保险人的健康状况。

4. 支付体制由分散独立向集中统一发展 国家医疗保险制度对医疗保险资源的配置方式,即该国的医疗保险支付体制。国际上的支付体制常见的有3种,即集中的单一支付人模式(加拿大)、比较集中的准单一支付人模式(德国、法国、日本),以及分散独立的支付人模式(美国)。国际支付体制发展的总体趋势是逐渐由分散独立走向集中统一。

5. 支付方式由单一支付方式向混合支付方式发展 没有一种支付方式是完美无缺的,各种支付方式都有其优点和缺点。就大多数支付方式而言,主要的缺点可从其他支付方式中得到一定程度的弥补。实际经验表明,从混合的支付方式中可以有所收益。

总之,医疗保险支付制度各国不同,各种支付制度都是在不同情况、为了不同目的而实行的,各有利弊。在引进国外支付制度时应慎重,坚持不断探讨适合中国国情的医疗保险支付制度。另外,在支付制度改革的大规模实施前,最好要对该支付方式进行试验和评价。

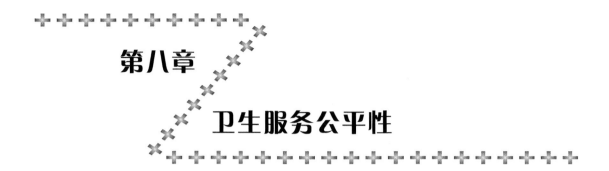

第八章 卫生服务公平性

第一节 概 述

一、卫生服务公平性概念

公平(equity)理论上又称为社会比较理论,由美国心理学家约翰·斯塔希·亚当斯(John Stacey Adams)于1965年提出。该理论是研究人的动机和知觉关系的一种激励理论,员工的激励程度来源于对自己和参照对象的报酬和投入比例的主观比较感觉。也就是说,如果一个员工觉得自己的工作投入与报酬获得相当,那么他就觉得自己受到了公平待遇,就会有理由更加努力地工作以获得更好的报酬。

所谓公平,就是指公正,不偏不倚,一般是指所有的参与者(人或者团体)的各项属性(包括投入、获得等)的平均。公为公正、合理,能获得广泛的支持;平,指平等、平均。《管子·形势解》中关于公平的重要性有一段很好的描述:"天公平而无私,故美恶莫不覆;地公平而无私,故小大莫不载。"意思是说,天地间只要有公平存在,一切美好与邪恶、大事与小事都可以妥善处理。公平正义是处理社会事务的基本准则,是实现社会和谐的重要基础。一般说来,公平是一种理想状态,现实中没有绝对的公平。

健康是人的基本生存权的重要体现。世界各国政府无论出于何种目的,在保护人的健康权方面,都将公平正义放在重要的位置。因此,评价卫生政策的优劣,是否有助于实现卫生公平成为重要的评价标准。在衡量卫生公平性时,主要从过程和结果两个方面进行评价。反映过程公平的主要指标是卫生服务公平,而反映结果公平的指标则是健康公平。

世界卫生组织(WHO)和瑞典国际发展合作局(Swedish International Development Cooperation Agency, SIDA)在1996年《健康与卫生服务的公平性》(equity in health and health care:a WHO/SIDA initiative)中强调,公平意味着生存机会的分配应以需要为导向,而不是平均分配,更不是取决于社会特权。进一步来说,公平性应该是共享社会进步的成果,而不是分摊本可避免的不幸和健康权利的损失。卫生保健和健康公平性要求努力降低社会人群在健康和卫生服务利用方面存在的不公正和不该有的社会差距,力求使每个社会成员均能达到基本生存标准。

卫生保健公平性主要是测量人们在卫生服务可及性方面是否存在不该有的差距。例如,不同人群出现相同的健康问题能否获得相同的卫生服务,相同的卫生服务花费能否获得相同的服务,不同人群所获得的卫生服务质量是否相同。而健康公平性则表示不同人群在健康水平方面是否会因为社会地位、经济水平等不同而存在不该有的健康差别。

英国学者 Whitehead(1992)指出:不同国家间或同一国家不同社会人群间的健康状况和卫生服务利用确实存在明显差别,这些差别可进行统计学测量,但并非所有的差别都代表不公平性,只有那些可以避免和不该有的差别才被认为是不公平。在不同国家、不同发展时期,对公平状态也有着不同的界定。

卫生服务与健康的公平性是与社会经济发展状态相联系的,针对不同的社会经济水平、不同的群体健康意识和健康需求,对不公平性应有不同的界定。

二、卫生服务公平性分类

(一) 卫生服务公平性

英国学者 Whitehead 的定义:卫生服务公平性(equity in health care)是指公正、平等地分配各种可利用的卫生资源,使整个人群都能有相同的机会从中受益。为使这一定义更加具有可操作性,他对卫生服务公平性下了一个工作定义:相同的保健需要应有相同的服务可及性,相同的需要应获得相同的卫生服务利用,所有的社会成员所接受的卫生服务质量应该相同。Mooney 则将其简化为一句话,即相等的卫生保健需要应获得相等的卫生服务利用(equality of use for equal need)。在这里,利用是卫生服务可及性、服务数量与质量和费用的总称。

卫生服务公平性可进一步分为横向公平性(horizontal equity)与纵向公平性(vertical equity)。所谓横向公平性是要求对具有相同卫生保健需要的人群应提供相同的卫生服务;纵向公平性则是具体到每一个个体,对所处状态不同的每一个体应给予不同的服务,需要越多,利用越多。

(二) 健康公平性

健康公平性(equity in health)是指不同社会人群(如不同收入、不同种族、不同性别等)具有相同的健康状况或尽可能缩小健康差别,或者说不同人群具有相同的机会获得健康。

WHO 对健康的定义:"在生理、心理和社会各方面均处于良好状态,而不仅仅是没有疾病"。健康公平性即是指所有社会成员均有机会获得尽可能高的健康水平,这是人类的基本权利。

为便于评价,Whitehead 对健康公平性也提出了一个工作定义,即每一社会成员均应有公平的机会达到最佳健康状态。具体地说,只要可以避免,不应有人在获得健康方面受到不利的影响。根据这一定义,制定保障健康公平性政策的目的,不是要消除人群中所有的健康差异,而是要降低或消除本可避免的不利因素所导致的健康差别。因此,健康公平性又被理解成为创造相等的获得健康的机会,并将不同社会人群健康的差别降到最低水平。

（三）卫生服务筹资公平性

卫生服务筹资公平性（equity in health financing）是指在卫生服务筹资过程中，不同人群间的经济负担应该公平。横向筹资公平性是指不同社会经济状况的人群，支付相同的费用应该获得相同的卫生服务利用；纵向筹资公平性是指各社会个体在为健康筹资时，支付额应与其支付能力相一致，支付能力越高，支付额度越大。如以税收作为卫生筹资主要手段时，个人收入调节税的累进税率（progressive tax rate）即体现了这一原则。

三、影响卫生服务公平性的因素

（一）影响人群健康和卫生服务的主要因素

1. 自然和生物学差异　由于自然环境、生物遗传特性的差别所导致人们的健康差异。居住在某地方病流行区的居民，患某种地方病的危险性就会增加；有某种遗传缺陷的人，就有可能出现特定的健康问题等。

2. 健康行为和健康意识　人们都知道健康行为和健康意识与人们健康和卫生服务利用的关系。具有良好健康行为和健康意识的人，其健康状况会优于缺乏良好健康行为和健康意识的人，在出现健康问题时，自我健康意识较强的人，也会在主动寻求健康帮助方面做的更好，从而增进健康。

3. 工作、家庭、环境中的有损健康因素　在工作场所存在有害健康的因素，如有害作业、有毒工程，在家庭居住环境中存在有损健康的因素，如建筑、装潢材料中存在有害物质，生产、生活环境中存在有害健康的危险因素如空气污染等，这些有害因素都会对这些环境中的人群健康带来危害。

4. 健康和其他卫生服务的可及性　卫生服务的可及性对人们及时获得健康帮助具有重要影响，卫生资源配置不合理，导致部分地区医疗资源不足，这一地区居民的卫生服务可及性就会降低，从而影响健康。其他与健康相关的公共服务如道路、养老、教育、文化等，也都会直接或间接地影响人群健康。

5. 自然选择或与健康有关的社会迁移　由于自然的变迁，可能导致一些地区桑田变沧海，如中国历史上多次黄河改道、大面积地区沙漠化等，导致人们的生活环境恶化，以致住在这些地区居民的健康危险因素增加。所谓与健康相关的社会迁移，如患病人群由于疾病导致经济状况恶化，而趋向于迁往较低社会等级的地区，而较低社会等级居住区往往存在较多的危险因素，导致健康的恶化。评价健康和卫生服务公平性的一个基本出发点是，只要是有人为改变和避免的不平等状况存在，即应被视为改善不公平状况。

基于此，以上5类因素中，因素1是无法人为改变的；因素2变为非外在因素（如政策等）作用的结果所导致的卫生服务和健康的差别，不应被评价为不公平。但需要注意的是，健康意识和健康行为可以通过健康教育等手段得到改善。如果在这方面没有相关的政策干预，可认为是不公平的。因素3、4都属于政策可干预的因素，由此导致的健康差别，可认为是不公平状况。在因素5中，自然选择无法人为改变，患病后变穷和先天性疾病可能也是不可避免的。但其中患病人群的低收入可能是可预防的因素，由此导致健康状况的差别应视为不公平。

(二)影响卫生服务公平性的因素

基于以上 5 类因素,结合健康与卫生服务的实际,研究发现卫生服务和健康公平性问题在发展中国家和发达国家均广泛存在,导致不公平性的因素概括起来主要有以下几个方面。

1. 社会经济阶层　据有关国际组织的研究,社会经济阶层(socioeconomic groups,SEG)对健康和卫生服务利用具有明显影响,社会阶层越低,卫生服务可及性越低,健康状况一般也越差。在墨西哥,最贫困人群的出生期望寿命比最富裕人群低 20 岁(联合国开发计划署,UNDP;1991 年)。20 世纪 80 年代末,巴西 Sao Paulo 非专业技术工作者的死亡率是专业工作者的 2~3 倍(世界银行,1993 年)。在玻利维亚,大部分公共卫生支出被用于人均收入较高的 2/5 人群中,这些人的健康状况明显要优于低收入人群。

2. 地理环境　生活在不同地理环境(geographical groups)的人群,其健康状况也会具有较大差别。1994 年的 UNDP 研究报告,在尼日利亚,Borno 地区居民的平均期望寿命仅 40 岁,比 Bendel 地区短 18 岁,成人识字率仅 12%,是全国水平的 1/4。泛美卫生署/拉丁美洲和加勒比海地区经济委员会(Pan American Sanitary Bureau/ Economic Commission for Latin America and Caribbean)的研究报道,在秘鲁首都 Lima 的婴儿死亡率为 50‰,而在农村地区则高达 150‰。

3. 健康的性别差别　一项印度的研究显示,2 岁以内女婴的死亡率几乎是同龄男婴的 2 倍,最可能的解释是健康的性别差别(gender gaps in health),即对男、女婴儿的态度和行为的差别所致,并不能用生物学差别解释。联合国人口活动基金会(UNFPA)报告表明,在印度、孟加拉和巴基斯坦,每 6 个女婴即有 1 个死亡;在孟加拉的研究显示,5 岁以下男孩比同龄女孩多得到 16% 的食物。

4. 种族差别　相关统计显示,不同种族人群在健康状况、患病危险性等方面都存在差异,提示种族差别(racial/ethnic groups)与健康状况有关。20 世纪 90 年代初,在南非居民中,当地非白种人的死亡率是在这个国家欧洲人的 2 倍,而用于南非白种人的健康保健的费用是黑种人的 4 倍多。

四、中国卫生公平性现状

自 1949 年新中国成立以来,党和政府对全体人民的健康即给予了高度重视,制定了以"面向工农兵"为目标的卫生工作方针,以政府投入为主、动员全社会参与的策略发展卫生事业。采取了一系列以降低人群医疗费用负担为主要目标的政策实施,有效提高卫生服务的可及性,基本实现了经济低水平下人人享有卫生保健,人群健康水平得到了快速发展。这一发展模式得到了国际社会的普遍认可,作为卫生事业发展的成功经验向发展中国家推荐。这一时期,中国的卫生服务公平性总体还比较高的。

改革开放 30 多年,中国的经济发展取得了举世瞩目的成就,基本确立了以市场为导向的经济体制。经济发展显著提高了人群的收入水平,人们的生活水平得到了根本的改善。随着经济的发展,中国的卫生事业也得到了快速发展,卫生资源投入明显增加,医疗卫生服务条件、环境、技术等均有了明显提高,但卫生公平性的矛盾却也变得更加突出。首先,随着经济发展,人们的收入差距进一步加大,而经济收入差距的加大,对卫生服务利用产生了相应的影响,导致卫生服务利用的不公平性程度加大;其次,在市场经济体制的大环境下,卫生事业如何保持其公益性和福利性,改革政策没有及时跟上,医疗卫生机构的逐利动机促进了医疗费用的快速上涨,而医疗保障制度不健全,相当一部分人群没有基本医疗保障覆盖,导致低收入人群的卫生服务需要得不到合理满足,也加大了卫生服务利用的不公平性;第三,随着社会进步,人们的公民意识和自身权益保护意识日益增强,社会生活中过去不被重视的一些不公平性问题,也越来越多地受到人们的关注,如医疗待遇、健康权益保护等在不同阶层人群中的差别,一定程度上也使得卫生公平性问题更加突出。

在现实生活中,中国的医疗卫生领域确实存在一些不公平的问题。在医疗保障方面,随着新一轮医药卫生体制改革的推进,尽管基本医疗保障的覆盖取得了重大进展,但不同人群享有不同的医疗保障水平,客观上导致了卫生保健的不公平性。由于卫生资源配置的区域差别,城乡地区,以及东、中、西部地区医疗资源无论在数量、质量方面,都存在着明显差别,也导致不同地区人群对卫生资源的可及性存在明显差别。中国有 2 亿多流动人口,大部分在经济发达地区务工,他们尽管为当地的经济发展作出了重要贡献,但与当地人群相比,医疗保障等各项社会保障制度的覆盖方面都存在明显差别,这也是一种不公平现象。

由于这些不公平现象普遍存在,开展卫生服务公平性研究,探索影响卫生公平各种经济、社会、政策等方面的因素,并采取有效措施,消除影响公平的不利因素,提高全体人群的卫生公平,既是决策者的重要使命,也是卫生服务和卫生政策研究者的重要责任。

第二节　卫生服务公平性测量方法

根据公平性的定义,在理论上进行评价是比较容易的,进行具有可操作性的评价与测量则是一件比较复杂的工作,主要有几个方面的原因。首先,应正确理解公平与平等,两者是不能互相替代的。平等是指平均分享资源,而公平则应从公正的角度进行理解。被认为是公平的结果,有时不一定是平等的,尤其是在卫生保健系统,卫生保健的公平利用就是要求不平均的获得卫生服务,即患病者多利用,健康者少利用。其次,卫生公平是指努力追求健康的公平分布和卫生服务的公平享有,公平是相对的,不公平是绝对的。

一、公平性的评价标准

对公平性的评价,目前大多数研究者比较认同且常用于卫生服务公平性评价的是Donaldson 等提出的横向公平性和纵向公平性的评价标准。

（一）横向公平性标准

横向公平性强调相同的卫生保健需要应获得相同的卫生服务利用。具体有以下 4 个方面的标准。

1. 相同的卫生费用支出能满足相同的卫生服务需要　标准要求对所有卫生服务需要的个体,在提供卫生服务需要时应执行相同的收费标准。如在治疗急性病的医院,相同类别护理服务的床日费用应该相同;对患相同疾病的患者应提供相同的治疗方案,收取相同的费用。以美国为代表推行的按病种付费制(diagnosis-related groups, DRGs),是体现这一原理的预付制医疗保险,参保对象到医院就诊时,保险公司只根据所患疾病支付医院的医药费,而不是按实际花费支付。

2. 相同的卫生服务需要应能获得相同的卫生服务利用　每个有卫生服务需要的个体在利用卫生服务时,所获得的卫生服务利用应与其需要相一致,需要量相同的个体所获得的服务量也应相同,而不能根据其身份、经济状况区别对待。如患严重程度相同的同一种疾病的患者住院天数应该相同。

3. 相同的卫生服务需要有相同的卫生服务可及性　即所有人群应有相同的机会获得卫生服务,健康状况相近的患者等待治疗的时间应该相同。这就要求在卫生资源配置时应考虑其服务半径、服务人口、人群健康状况等。

4. 不同人群应有相同的健康状况,缩小健康的不平等性　这条标准是对健康公平性进行评价,即要求不同社会经济特征人群应具有相近的健康状况,至少应努力使其差别缩小。如同一国家不同地区间经年龄、性别调整后的标准化死亡率或患病率应该相近。

（二）纵向公平性

横向公平性是对相同需要获得相同的服务利用,纵向公平性则强调应有区别地对社会中不同状态的个体提供不同卫生服务,即对不同健康状况的个体采取不同的处理。有以下两个方面的标准。

1. 对相同的卫生服务需要根据个体具体状态提供不同的卫生服务　这里所说的个体状态是指其疾病和健康状况。如对可治疗的轻微的病(伤)和可治疗但严重的病(伤)应给予不同治疗,前者可能进行门诊治疗,而后者则需要住院治疗。如均是单纯性急性阑尾炎,一个处于炎症早期,保守治疗即可痊愈;另一个疼痛已固定于右下腹,不手术即有穿孔的危险,则应手术治疗。

2. 卫生服务筹资应根据支付能力的不同而有所区别　卫生筹资时,支付能力大者多筹,支付能力小者少筹。欧洲一些高福利国家如英国、瑞典等,居民的医疗费用主要由政府财政承担,经费来源主要通过税收。在征收个人收入调节税时,税率随收入的增加而增加,即所谓的累进税制。中国的个人收入调节税的税率也是随收入的增加而提高。目前,开始实施的城市职工医疗保险的筹资方式是由国家、单位、个人三方共同负担,个人负担部分是以职工工资总额为基数按固定比例缴纳。这种方式虽然筹资额度是随工资的增加而提高,但比例不变,所以这种方式不能称为累进制,而是固定比例。

进行公平性评价时,对人群的分组主要是由研究目的确定的,如不同职业、不同种族等,目前在国际上比较常用的则是进行社会经济分组(socio-economic group)。很多研究已经证明,一方面,低经济发展地区的人群疾病负担和死亡率要比经济发达地区高得多;另一方面,由于社会经济状况所致的健康和卫生保健的差别是可以通过卫生政策的干预加以解决。也就是说,社会经济状况所致健康和卫生保健的差别属于不公平状态。反映社会经济状况的指标主要有受教育程度、职业等级［或职业的社会声誉(occupational prestige)］和收入水平,每一个指标均是从不同的角度进行社会分层,因此对同一人群用 3 个或更多的指标反映社会经济状况要比只用某一个指标更好。如果只选择一个代表性指标,受教育程度将是较好的代表,受教育程度既容易测量,又是健康状况和卫生服务利用最重要的决定因素。

二、公平性的测量

(一) 利用/需要比

利用/需要比(Le Grand 法, use/need ratios)是由 Le Grand 最先提出的。该方法是通过按一定社会经济学特征分组人群的卫生服务需要量与相应的卫生服务资源利用量进行比较,评价是否实现了相等的需要获得相等的服务利用。这里应用调查对象的自报患病(perceived illness)表示需要,包括长期疾病和调查前两周内患病;卫生服务资源的利用量则是通科服务、门诊、住院服务的合计费用,计算方法是以每一类服务的次均费用与所利用服务量的乘积之和表示。利用/需要比主要用于评价卫生保健服务的横向公平性。现以 2008 年国家卫生服务调查资料为例,对利用/需要比法的计算步骤介绍如下。

第一步:获得人群健康需要资料。首先根据调查或统计系统获得不同社会经济特征人群(如不同经济发展水平或不同医疗保障制度)患病资料。由于目前中国统计信息系统缺乏居民日常患病信息,人群患病资料主要来自于专题调查。根据家庭健康询问调查,2008 年中国不同经济发展水平农村人群两周患病和 1 年需住院人数见表 8-1。表中一、二、三、四类农村分别表示经济发展水平由高到低排序。

表 8-1　不同经济水平农村地区人群两周患病与 1 年住院情况

经济水平	调查总人数	两周患病		1 年住院	
		患病人次	就诊人次	需住院人数	实际住院人数
一类农村	29 695	5 600	3 476	2 290	1 753
二类农村	39 683	6 616	6 786	3 602	2 731
三类农村	42 610	8 089	7 532	4 213	3 053
四类农村	19 003	2 842	2 105	1 649	1 309
合计	130 991	23 147	19 899	11 754	8 846

第二步:获得门诊和住院费用信息。查阅相关统计资料或文献,获得当年中国次均住院费用和次均门诊费用。利用需要比的基本思想是比较不同人群在发生健康需要时,平均每个有需要的个体是否获得相等量的卫生服务利用。这里卫生服务利用量是以资源消耗量来反映,次均费用即是用于反映每次卫生服务利用的平均资源消耗量。因此,通常用全国或某一较大区域范围的次均费用来代替。2008 年中国医疗机构次均门诊和住院费用分别为 146.5 元和 5 463.8 元。

第三步:估计每一社会经济特征人群的年门诊和住院总费用。假设两周患病就诊人次对全年具有较好代表性,那么以该数据乘以 26 作为年门诊人次的估计值;再乘以次均门诊费用,即得该组人群的年门诊总费用;再加上年住院总费用,为该组人群的年卫生服务总费用,即卫生资源利用量。为了使得各组不因患病轻重不同而导致卫生服务费用的差别,各组的次均门诊和住院费用均按总平均值计算,即第二步所得结果。这样所获得的结果不表示各组人群实际的卫生费用水平,而是用费用反映其卫生资源利用水平。不同经济水平地区农村居民门诊与住院人次估计结果见表 8-2。

表 8-2　不同经济水平地区农村居民门诊、住院服务利用

经济水平	门诊服务利用		住院服务利用	
	年就诊人次	资源消耗(元)	住院人数	资源消耗(元)
一类农村	90 376	13 240 084	1 753	9 578 041
二类农村	176 436	25 847 874	2 731	14 921 638
三类农村	195 832	28 689 388	3 053	16 680 981
四类农村	54 730	8 017 945	1 309	7 152 114

第四步:根据调查得到每一社会经济特征人群自报患病总人数,即只要有两周新发患病、慢性病患病或过去 1 年需住院的任何一种情况,即计为一个患者。以每一类别人群的年卫生服务总资源消耗除以总患病人数,即可获得平均每个患者卫生服务利用量,即利用/需要比。以各组间利用/需要比的大小,表示卫生服务利用的公平程度。这一过程可用公式表示如下:

$$R = \frac{M_{OP} \times n_{OP} \times 26 + M_{IP} \times n_{IP}}{N_P} \tag{1}$$

式中,R 表示平均每个病人的卫生服务利用量,即利用/需要比,M_{OP} 表示两周患病就诊的次均门诊费用,M_{IP} 表示次均住院费用,n_{OP} 表示两周患病就诊人次数,n_{IP} 表示年住院人次数,N_P 为患病总人数,26 为以两周估计 1 年的系数。在此仅以两周患病和 1 年需住院作为估计总患病人数的依据。公式(1)中的分子是表 8-2 中门诊和住院资源消耗量之和。分母是各类人群患病总人数估计值,见表 8-3。

根据以上公式计算结果,可得出不同家庭人均收入人群卫生服务利用/需要比,即人均资源消耗量(人均费用),见表 8-3 最后一栏。

表 8-3　不同经济水平农村居民总患病人数和人均费用

经济水平	需要急慢性门诊	需住院	总患病人数	人均费用
一类农村	145 600	2 290	147 890	154.29
二类农村	172 016	3 602	175 618	232.15
三类农村	210 314	4 213	214 527	211.49
四类农村	73 892	1 649	75 541	200.82

由表 8-3 结果可见,利用/需要比最低的是一类农村地区,最高的是二类农村地区。这提示,由于新农村合作医疗制度(新农会)的筹资水平是由政府确定的最低水平,各地参照执行。实际情况是经济发达地区的新农合筹资水平确实高于贫困地区,但差距可能远小于经济发展水平。例如,中国目前的新农合筹资水平西部地区最低为年人均 350 元,东部地区最高,筹资水平年人均很少超过 800 元;比较乡镇卫生院次均住院费用,东部地区基本上是中西部地区的 3 倍以上。这就导致贫困地区农村居民的医疗保障的相对水平比经济发达地区更高,以致我们看到的结果并不是随着经济发展水平的降低,其利用/需要比也降低。

(二)基尼系数法

洛伦茨曲线和基尼系数(Lorenz curve and Gini coefficient)原是一种用于反映收入不平等

性的指标,其基本思想是如果收入分布不存在某种趋势的聚集性,相同比例的人口应该获得相同比例的收入分配。同理,如果人群健康水平不存在某种聚集性,则不同人群应该具有相同的健康状况,即在不同社会经济特征人群间,某种健康指标的分布应该是相同或相近的。

1. 洛伦茨曲线 如果按健康状况分级的人口累计百分率为横轴,健康(患病或其他健康指标)累计百分率为纵轴作图,所得曲线即称为洛伦茨曲线,记为 $g^{hlth}(h)$(图 8-1)。若健康分布均匀,则曲线与对角线重合,表示健康绝对公平;反之,曲线则位于对角线下方或上方,曲线离对角线越远,表示健康公平性越低。

2. 基尼系数 基尼系数则是洛伦茨曲线与对角线围成的面积与曲线所在三角形面积之比,即基尼系数 $G = A/(A+B)$。当曲线在对角线正文时,$G>0$;当曲线在对角线上方时,$G<0$。基尼系数主要用于人群健康公平性的测量,反映健康的指标可以是处于某种健康状态的人数(如慢性病患病)、期望寿命、伤残调整生命年(DALY)、质量调整生命年(QALY)等。

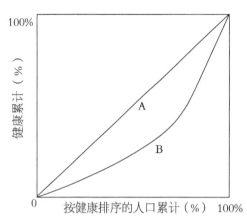

图 8-1 洛伦茨曲线示意图
注:A. 绝对平均线;B. 洛伦茨曲线。

基尼系数可按下式计算:

$$G = 1 + \frac{1}{I} - \frac{2}{I^2\mu}(h_1 + 2h_2 + 3h_3 + \cdots + ih_i + \cdots + Ih_I)$$

$$(h_1 \geq h_2 \geq h_3 \geq \cdots \geq h_i \geq h_I)$$

式中,G 为基尼系数,I 为人群的社会经济特征组数,i 为按健康指标排序后的每社会经济组的序号,h_i 为第 i 组的健康状况指标(如患病率),μ 为总平均的患病率。

例如将某市调查的样本人群分为 5 个年龄组,即 I=5;以慢性病患病率代表人群的健康状况,样本人群的总患病率为 $\mu=0.222$;$h_1 \sim h_5$ 分别为表示 5 个年龄组的患病率,由高到低分别为 0.590、0.400、0.206、0.072 和 0.043。代入上式,得 G=0.2967。

(三) 集中指数

集中指数(concentration index)也称集中系数(concentration coefficient)。由于绘制洛伦茨曲线时不对人群进行分层,避免那些与人群分层有关的参数,包括各类人群大小不同所导致的问题。正是由于没有分层变量,使得洛伦茨曲线和基尼系数只能反映整个人群健康状况分布的均匀程度,而在表示不同社会经济特征人群健康公平性方面则不敏感。为了克服这个问题,有人对传统的洛伦茨曲线和基尼系数进行了优化。将人群分组由单纯按健康分组改为先进行社会经济水平(如经济状况等)高低分组,再按人口累计百分率和健康累计百分率绘制曲线,即图形的横轴是按社会经济特征排序的人口累计百分率,纵轴仍为相应的健康累计百分率,所获得的曲线称为集中曲线。按基尼系数相似的原理计算曲线下面积之比,即为集中指数,用 C 表示。由于集中曲线形状类似于洛伦茨曲线,故又称为伪洛伦茨曲线(pseudo Lorenz curve),或称为调整洛伦茨曲线(modified Lorenz curve),由此获得的基尼系数则也称为伪基尼系数

(pseudo Gini coefficient)或调整基尼系数(modified Gini coefficient)。

集中指数可按下式计算:

$$C = 1 + \frac{1}{I} - \frac{2}{I^2 \mu} (Q_1 + 2 \times Q_2 + 3 \times Q_3 + \cdots + I \times Q_1)$$

式中,C 为集中指数,I 为人群的社会经济特征组数,Q_1 为经济状况最好组的健康指标或卫生服务利用指标,Q_1 为经济状况最差组的健康指标或卫生服务利用率,μ 为总平均的健康指标或卫生服务利用率指标。集中指数可用于测量健康公平性,也可以测量卫生服务利用的公平性。

(四) 差别指数

差别指数(index of dissimilarity,ID)主要用于测量健康健康公平性,其基本思想即是比较人口分布与健康分布是否一致。假设将人群按社会经济特征分为 j 组,j = 1,2,…J,则 ID 为:

$$ID = \frac{1}{2} \sum_j | s_{jh} - s_{jp} |$$

式中,s_{jh} 为第 j 个社会经济特征组的健康占所有人群健康的比例。如以慢性病患病为健康指标,则 s_{jh} 表示该组人群中患慢性病人数占全部慢性病患病人数的比例,s_{jp} 则表相应组中人口数占总人口的比例。两者差别越大,表示健康分布的不均衡性越大。将每组差值取绝对值后求和后再除以 2,即表示该人群的健康分布的不均衡度。

同样是上述样本人群,5 个年龄组的调查人数构成比分别为 0.167、0.194、0.348、0.219、0.071,相应各年龄组的患病人数构成比为 0.033、0.063、0.322、0.393、0.189,代入上式得 ID = 0.293。

(五) 不平等性斜度指数与相对指数

计算不平等性斜度指数与相对指数(slope and relative indices of inequality)时,先计算每个社会经济特征组的平均健康水平,并将所有组按经济特征排序,将每组的平均健康水平绘制直条图,直条高度表示平均健康水平,宽度表示该组的人口比例。直条的排列按经济特征分组高低顺序进行排列,直条之间不留间隔,不平等性斜度指数(slope index of inequality, SII)即为直条高度与分组等级的回归直线的斜率,它反映了各组健康水平与相对分组等级间的关系。由于为分组资料,回归直线的误差项的方差是不齐的,不能用普通最小二乘法(ordinary least squares, OLS)进行 SII 的估计,而应使用加权最小二乘法(weighted least squares, WLS)。

设想如果每组的平均健康水平均增加一倍,则所有直条高度也将会增加一倍,SII 也将会增大 1 倍,这时健康的不平等性是否也增大 1 倍还值得讨论。但有一点是肯定的,即各组间的相对差别不变,但绝对差别将会增大。如果我们更多地考虑相对差别的变化,则可将 SII 除以整个人群的平均健康水平,从而得到一个不受每个个体健康水平均倍增影响的指数,Pamuk 为其取名为不平等性相对指数(relative index of inequality, RII)。

第三节　卫生服务公平性评价的应用

一、卫生服务公平性研究意义

卫生公平是世界上很多国家卫生政策的基本价值取向。WHO 在 1977 年第 30 界世界卫生大会上提出"到 2000 年人人享有卫生保健"的全球卫生目标,就是期望通过世界各国政府的共同努力,在不同人群间消除卫生保健和健康的巨大差别,实现人人都能享有基本的卫生保健服务,人群健康水平普遍得到提高,实现所有人群无论性别、年龄、种族、收入等差别都能达到基本的健康水平。这是卫生公平理念的重要体现。

1948 年,英国建立国家卫生服务制度时,其基本宗旨也是强调,无论年龄、性别、种族、收入,全体英国居民都能获得在当前发展水平下最好的卫生保健服务。美国的卫生体系尽管是世界上市场化程度最高的代表性国家,也在 1966 年建立了旨在保护老人、贫困人口、少数民族人口等弱势群体的医疗照顾计划(Medicare)和医疗救助计划(Medicaid)。奥巴马政府上台后所开展的医疗卫生体制改革,其目标之一也是要为占人口 1/6 左右尚无任何医疗保险制度覆盖的人群获得基本医疗保险。世界上很多发达国家和发展中国家,无论其现实情况是否达到了卫生公平的发展目标,但卫生公平都被作为国家卫生政策制定与实施的首要原则,这些都体现了国际社会对卫生领域社会公平的高度关注。

中国于 2009 年颁布实施的《深化医药卫生体制改革意见》,其最终目标是要建立覆盖全体城乡居民的基本医疗卫生制度,实现人人享有基本医疗卫生保健。通过加强医疗服务体系建设,实现医疗服务人人可及;通过加强公共卫生服务体系建设,实现基本公共卫生服务的均等化;通过完善医疗保障体系建设,实现基本医疗保险制度全覆盖,提高医疗服务利用能力,同时强调了在卫生发展中的政府主导责任。这些改革政策的核心理念即是实现卫生公平,体现政府努力维护全体人群基本健康权的卫生发展导向。

因此,开展卫生公平性研究,评价人群健康、卫生资源配置和卫生服务利用等方面的公平性,可以为政府制定更加公平的卫生政策提供依据。同时,通过卫生公平性的测量与分析,可以客观分析卫生政策的实施效果与影响因素,为政府完善卫生政策、保障全体居民人人享有卫生保健目标的实现提供科学的决策支持。

二、卫生公平性评价主要应用

(一) 为卫生决策提供依据

卫生政策作为公共政策的重要组成部分,其基本的价值取向应该是保障每个个体都能获得基本的医疗卫生服务,尽可能缩小由于政策因素导致人群间的健康不平等性。因而,通过评价不同人群健康和卫生服务利用水平,可以发现不同人群健康状况及其变化特点,进一步分析产生这些差别的主要因素,为卫生政策决策者制定符合公平原则的卫生政策提供决策参考。例如,根据第 3 次国家卫生服务调查结果分析发现,2003 年,城乡居民两周患病未采取任何治疗措施的患者中,因经济原因的比例城市为 36.4%,农村地区为 38.6%,其中,经济发展水平较好的一类农村地区为 29.2%,四类农村地区为 49.1%;医生建议住院但未住院者中,因经济原因未住院的比例城镇居民为 56.1%,农村居民为 75.4%。可见,城镇居民卫生服务利用的经济障碍低于农村,而经济发展水平较好的农村地区人群的卫生服务利用的经济障碍又明显小于贫困农村地区。

上述发现提示,经济发展水平不仅会对健康产生直接影响,还会因为经济发展水平低下导致居民卫生服务利用能力不足,从而进一步导致健康水平的恶化。因此,在制定卫生政策应考虑这一因素,将提高贫困地区居民的卫生服务利用作为改善健康的重要措施。要实现这一目标,医疗保障制度建设也就成为重要手段。中国在推行新农村合作医疗制度时,即通过财政转移支付手段,通过提高中央财政对中西部地区的新农合基金的支持力度,提高新农合的人群覆盖率,并通过实施医疗救助制度,为贫困人群提供进一步经济资助。通过医疗保障制度建设提高经济欠发达地区农村居民的医疗服务利用能力,从而改善卫生服务利用公平性。

(二)开展卫生政策效果评估

一个公共政策实施后,是否达到了预期效果,需要进行科学的政策评估。政策评估的内容包括资源是否充分、政策运行是否平稳、政策预期目标的实现程度、政策效果如何、应解决的社会问题是否得到了较好的解决等。在政策评估中,政策过程和政策结果都需要进行科学评估,最重要的当然是政策的结果评估,包括政策产生的直接与间接效果、政策的影响等。

作为卫生政策效果评估,很重要的内容包括卫生政策是否起到了有效保护人群健康的目标,是否有效保护了全体人群的健康。仍然以国家卫生服务调查结果为例,根据 2003 年的家庭健康调查结果,城乡居民的主要健康问题之一是卫生服务利用的经济障碍。理论上说,医疗保障制度是降低卫生服务经济负担、提高居民卫生服务利用能力的有效手段。城镇居民医保制度和新农合制度的实施是否解决了这一问题,或者在解决这一问题中是否发挥了积极的作用,需要进行分析评估。2008 年第 4 次国家卫生服务调查结果显示,城乡居民年住院率分别为 7.1% 和 6.8%。然而 2003 年,城市居民住院率为 4.2%,农村居民年住院率仅为 3.4%。可见在基本医疗保障制度实现基本全覆盖后,城乡居民的住院率均有较大幅度的提高,同时城乡居民住院率的差距也明显缩小。这一结果证明,医疗保障制度在提高居民卫生服务利用方面发挥了积极作用。同时,通过调查分析发现,医疗服务利用率的快速增长,是否会导致卫生服务的过度利用和卫生费用的快速增长,也是值得关注的问题,需要卫生政策决策者完善卫生政策,预防不良结果的发生。

(三)把握卫生事业发展方向

卫生改革与发展目标应是最大限度地提高全体居民的健康水平,而社会经济发展的不平衡性,又常常导致卫生服务与健康的不公平性。随着中国医药卫生体制改革的不断深入和发展,过去影响卫生公平的很多不利因素正在或已经得到了较好解决,同时,很多新情况、新问题也在不断的产生和发展,导致新的卫生不公平状况产生。通过卫生公平性的研究,可以从以下几个方面为卫生改革提供客观依据,对卫生事业的发展方向提供预警作用。

1. 指导卫生资源配置 卫生服务公平性评价指标之一就是"相同的卫生服务需要应有相同的可及性"。这就要求在进行卫生资源配置时,尽可能使所有人群具有相同的卫生服务可及性,如就诊距离、服务人口等。因此,通过对卫生服务可及性的评价,即可得到不同人群的卫生服务利用是否因资源配置不合理所导致的不公平性状态,并通过对卫生资源配置的调整如增量调整或存量调整加以改善。

2. 发现并保护弱势群体　卫生事业的公益性和福利性要求所有人群均有公平的机会获得卫生服务利用和健康改善。如果在社会人群中某些群体的健康状况低于其他人群,或获得卫生服务的机会降低,则该群体即可视为弱势群体(vulnerable population)。通过卫生服务和健康公平性的分析与评价,可以找出社会人群中的弱势群体,进一步分析形成弱势的原因,从而制定相应的卫生政策;通过政策倾斜,提高弱势群体的卫生服务利用,改善健康状况,最终实现所有人群卫生服务和健康的公平状态。

3. 建立卫生服务公平性的动态监测与反馈系统　对人群卫生服务和健康公平性的动态监测和及时反馈,可以帮助决策者随时了解卫生政策的运行情况、实施效果,以及存在的问题,从而及时采取相应措施,处理出现的政策偏差,完善卫生政策的不足部分,以保证卫生政策的制定与实施均符合公平性原则。

公平、正义是社会发展的基本要求。卫生公平已受到了全社会的广泛关注,公平优先的原则已逐步成为我国卫生政策决策的基本原则,卫生公平性研究的意义不容置疑。在评价卫生公平性时,需要正确把握公平的含义,处理好公平与效率的关系,以保障人人都有相同的机会获得基本医疗卫生服务、最大限度地缩小人群间的健康差别为目标开展卫生政策研究,才能为卫生决策提供科学的参考。

(陈家应)

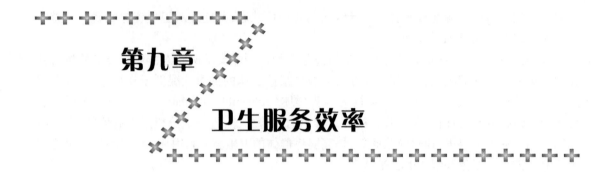

第九章

卫生服务效率

资源有限性与需求无限性之间的矛盾决定了效率研究的必要性。各国都在为提高卫生服务系统的效率而努力,努力通过提高卫生系统的效率,释放更多的卫生资源以提供更多的服务、覆盖更多的人群。卫生服务效率是卫生系统追求的一个重要政策目标,也是卫生服务系统经济学评价的重要内容之一。

各国政府在提高卫生服务效率的一些努力中,有些主要是针对卫生系统中的特殊领域,以提高其服务效率,比如说药品领域;还有一些主要是为了解决卫生筹资系统固有的激励机制问题,特别是卫生服务应该怎么购买以及怎么支付。所有国家在提供或购买卫生服务时都可以采用更具策略性的方法来提高效率,例如以人群的健康需求信息为基础来决定购买哪些服务,将医疗卫生服务提供者的薪酬与他们的工作表现挂钩,效率还要建立在卫生服务价格、质量,以及疗效等相关信息的基础上。一些国家在资金运行方面与其他国家相比,取得较高的覆盖率及较好的健康产出。国家在利用同等数量的卫生资源时,所获取的实际卫生产出与其潜在的可以获取的卫生产出之间有时存在较大差距。

第一节 卫生服务效率的概念

一、效率的概念

(一)效率的定义

国际上公认的效率含义是指使用有限的资源实现产出最大化。具体包括 3 层意义:①不浪费资源;②以最小成本进行生产;③产出的类型和数量符合人们的需要。通过减少卫生服务提供的成本来达到重要健康目标,即提高效率,从而控制成本,这是许多国家的重要目标。当然,没有人希望通过减少健康产出来控制成本,提高效率应该是在相同投入成本基础上扩大覆盖面的一种方法。根据效率的定义,包括以下两类效率。

1. 技术效率（technical efficiency）　技术效率就是不浪费资源，通常用来衡量每个决策单元投入与产出之间的关系。当得到相同数量的产出而投入最少，或者使用相同的生产投入获得的产出最大时，决策单元达到了技术效率。相反，如果决策单元同等数量的产出能够以更少的资源投入来获得，则决策单元是低技术效率的。

2. 配置效率（allocative efficiency）　人们对于每一种产品和服务的期望效用是不同的，总是希望将资源投入到能够使效用最大化的生产过程中。配置效率就是充分使用有限的资源去生产赋予最高价值和效用的产品类型和数量。从福利经济学的角度讲，当资源的配置能够使社会福利最大化时，决策单元即达到了配置效率。

（二）卫生保健系统对效率的定义面临挑战

在具体的卫生服务研究和应用中，定义效率是很困难的，表9-1综合了不同的效率定义。尽管这些定义有共同的部分，但在效率的构成及评价方面其观点不尽相同。定义的效率：医疗卫生保健系统的特定产品（产出）与生产这个产品所用的资源（投入）之间的关系。这个定义囊括了足够多的信息，包括不同的投入与产出的类型，同时也包括衡量投入与产出两者之间关系的各种方法。卫生保健系统对效率的定义面临挑战，主要原因如下。

（1）效率是一个相对概念（在卫生保健系统中哪些元素应该被重视，从不同的角度会产生很大的影响）。因为购买者、支付者、消费者及卫生服务提供者在质量和适当的成本构成方面有不同的观点，因此他们对于效率的理解也存在差异。

（2）效率的类型有多种，包括技术效率、生产效率及社会效率等。技术效率及生产效率可能会不符合社会效率。一些效率的类型在卫生保健提供方看来可能是对立的，例如许多医生认为他们的义务更多的是考虑个人需要而不是整个社会的需要。

（3）关于真正的效率目前尚无确切的定义。没有足够的证据来确切地说利用多少卫生投入可以获得最大的健康产出，以及有多少的风险和效益。例如，各种各样的造影可以用于诊断，但是对不同的患者及卫生服务提供者来说，它的风险、效益及可接受性是不同的。

（4）财务奖励常常与实际的卫生保健产出相分离。尽管卫生保健产出并不在我们的采购范围内，卫生保健通常以访问次数或者住院日来支付或评估。但是，卫生保健采购及激励很少是建立在综合成本与质量效率的基础上的。

表9-1　效 率 定 义

实体	定义
美国医学会（2001 年）	避免浪费，包括设备、物资、理念及能源的浪费
Palmer & Torero（1999 年）	卫生保健资源利用要体现最大价值
经济理论	技术效率是指在确保同等产出的基础上使成本降至最低
经济理论	生产效率意味着在固定成本的基础上使产出最大化，或者在既定产出的基础上投入最小化
经济理论	社会效率（帕累托效率）指在任意改变都不可能使至少一个人的情况变好而又不使任何人的状况变坏。
美国质量认证（AQA）	对医疗成本与健康产出具体水平之间联系的测量（健康水平是用 5 个国际移民组织的质量目标来测量）
总审计局（GAO）	提供和制定一系列可以满足患者健康需求的服务，但是针对患者的健康状态不过度医疗
MedPAC	运用较少的投入得到同等数量或更好的产出；效率综合了资源利用与质量的概念

二、效率、健康和卫生保健

经济学家一般关注生产过程中的两种效率：技术效率和配置效率。但是，在卫生服务生产过程中，技术效率和配置效率的意义和重要性会因为产出健康还是产出卫生保健服务而有所不同。

（一）与生产健康有关的效率概念

在定义与生产健康有关的效率概念时有两种可能的方法：①从整个生产过程中的要素投入如何转化为健康结果的角度界定效率；②从治疗如何转化为健康结果的角度定义。针对第一种方法，技术效率是指在既定的健康状况改善水平下，投入最小化或者投入一定时获得最大限度的健康状况改善。配置效率是指投入要素的组合可以使获得既定水平的健康状况改善的投入最小化。配置效率的含义是每增加一个单位的健康状况改善的边际成本在所有投入中必须相同。

在第二种方法中，治疗被看作是健康结果改善的投入，但不是要素投入。在这种情况下，技术效率是指各种治疗措施的组合使获得既定水平的健康状况改善的资源使用最小化，或在一定技术水平下治疗措施的组合可以生产获得最多的健康结果。配置效率是指在治疗措施价格一定的前提下，各种治疗措施的组合可以使生产既定水平的健康结果的成本最小化。在这里，配置效率的含义是指每增加一个单位的健康结果的边际成本在投入治疗措施中必须相同。这可能是卫生经济学中最熟悉的配置效率的定义，即配置效率是指在所有治疗措施中，边际成本与边际收益（边际健康结果）的比值应该相同。

（二）与卫生保健服务有关的效率概念

在卫生保健服务过程中，技术效率是指以最小化的投入生产既定水平的卫生保健服务或者在投入一定时，卫生保健服务产出最大化。配置效率则是指在投入要素价格一定的情况下，生产既定水平的卫生保健服务时投入要素的成本最小化。也就是说，再增加一个单位的卫生保健服务时，每个投入要素的边际成本是相同的。

针对健康和卫生保健有 6 种不同的效率定义，应用研究主要集中在其中 3 种概念的使用上（表 9-2），即研究卫生保健生产的技术效率和配置效率，研究通过卫生保健干预措施实现健康状况改善时的配置效率。

表 9-2　效率、健康和卫生保健

投入	产出	技术效率	配置效率
生产要素	治疗措施	获得既定水平的治疗措施时的资源投入最小	再生产一个单位的治疗方案时所有投入的边际成本相同
生产要素	健康结果	获得既定水平的健康结果时的资源投入最小	再获得一个单位的健康状况改善时所有投入的边际成本相同
健康项目	健康结果	获得既定水平的健康结果时治疗措施的成本最小	再获得一个单位的健康状况改善时所有治疗措施的边际成本相同

第二节 卫生服务效率的测量

一、两类互为补充的卫生服务效率测量方法

为了确定某种卫生服务模式或卫生资源利用是否有效率,经常需要比较不同卫生服务提供者或不同卫生服务项目的效率。为了给政策和临床决策提供支持,通过效率分析可以在不同的层次和水平上对成本和收益进行评估。目前,在卫生经济领域主要存在两类互为补充的卫生服务效率测量方法:①基准化(标杆式)分析(benchmarking analysis),从个人或集体的层面比较不同卫生服务提供者的效率;②经济评价分析(economic evaluation),比较不同卫生服务项目或干预项目的效率。

(一)基准化分析

基准化分析用来评估与特定基准单位相关的技术效率水平。基准化分析的结果反映了两个方面的问题:①反映了对特定干预具有成本-效果干预措施的选择;②反映了某一特定卫生服务项目或卫生资源使用的效率。但是,在基准化分析方法中用来做基准的单元不能使用成本-效果分析方法,因为这种方法测量是某一个样本的相对效率。

(二)经济评价分析

经济评价方法是在特定的实验室背景下进行的,用来揭示在可获得的技术和资源被充分利用的情况下,可以取得哪些健康结果。经济评价方法在建立结果-产出关系上是很有效的,换言之,评价结果为服务结果转化并整合成一个测量产出提供了基准。但是,经济评价技术没有考虑不同的服务提供者在资源管理和服务管理上的差异。目前,常用的经济学评价方法包括成本最小化分析(cost minimization analysis)、成本-效果分析(cost-effectiveness analysis)、成本-效益分析(cost-benefit analysis)和成本-效用分析(cost-utility analysis)。

这些方法已经在新药评价、诊断技术、手术程序和损伤预防活动评价等方面得到广泛应用。在这些评价活动中,比较了不同卫生项目的效益和成本。效益测量的是不同的卫生项目带给人们的幸福感和健康状况改善;成本是指机会成本,或者说因为没有将资源运用到其他方面而损失的利益。成本和效益的数据通过随机对照的临床试验获得,这些试验通过恰当的试验设计来估计特定卫生项目对健康的影响。

不同的评价方法使用类似的方式评价成本,但是在研究视角和健康结果评估方面存在差异。可能的研究视角包括从社会、患者及其家属、雇主、保险人,以及服务提供者来研究个体或人群的健康状况改善。研究视角的选择会对成本和效益的考虑范围产生影响,因为很多评价研究是由特定组织资助和委托的,所以研究角度大多是反映这些组织的组织目标和决策制定背景。例如,医院在签订一项评价研究项目合约时,很少会考虑其预算之外的成本,而是会更多地考虑它有预算的成本。这表明,一个从社会角度进行分析的研究应该是在研究视角明确定位的情况下进行,这样有助于调和服务提供者与各利益团体间的利益。不同的效益评价方法意味着要在使用范围和不同的评价方法的实用性之间作出权衡。

1. **成本-效益分析** 将各种形式的项目效益转化为货币的价值(转化为货币形式)。原则上,它有很多潜在的应用,因为它能阐明卫生部门内部的技术效率和分配效率,以及卫生部门和非卫生部门之间资源使用的技术效率和配置效率。但是,以货币的形式表示健康结果的改善程度是有问题并存在争议的。因此,这种方法在卫生领域应用较少。

2. **成本-效用分析** 使用通用的健康状况测量方法来比较不同的干预项目结果。这种基于结果的测量方法综合了死亡率(生命的长度)和患病率(生命的质量)对健康的作用。近10年来,我们见证了多种综合性健康结果测量方法的发展,这些结果测量方法既包括了疾病造成的死亡或残疾,也包括了因疾病而造成的生命质量的降低,这样就扩大了不同卫生干预项目的比较范围。

3. **成本-效果分析** 干预措施的结果用可测量的健康状况改善指标表示,如挽救的生命年数、增加的生命年数或者是发病率的减少量等。

4. **成本最小化分析** 是比较不同的卫生项目在获得同样健康结果时所需要的成本差异。成本最小化分析不需要对效益作明确测量。

比较来看,后两种方法是具有一定限制性的评价形式。但是这两种方法却是使用相对广泛的,因为在比较为了实现特定健康结果的各种健康项目中简便易行。

二、基准化分析法测量效率

无论采用何种方法测量卫生服务的效率,最终的目的都是为了有效地利用卫生资源,优化资源配置,更好地满足人们的卫生服务需要,提高人们的健康水平。在本节主要介绍以基准化分析法测量效率为主的几种方法。使用基准化分析法测量效率可以通过建立决策单元的投入产出模型,预测某项卫生投入的可能健康产出,从而协调社会人群日益增长的卫生服务需要与可得性卫生资源之间的关系。常用来测量决策单元效率的方法有生产函数、数据包络分析、随机前沿分析、比率分析方法、秩和比方法及综合指数法等。本节重点介绍目前国际上较先进的以下3种模型。

(一)生产函数

生产函数是指在一定时期内和一定技术水平下,生产要素的投入量和产品或服务的产出量之间的关系。它表明一定数量的投入要素能产出的最大产量。

应用生产函数测量卫生服务组织的效率有3个前提假设:①因为卫生服务组织不可能时时根据其健康产出进行生产要素的调整,以保证使用最佳的投入要素组合进行生产。所以,在分析卫生服务组织某一时期的生产状况时,假定这些投入要素是固定的。此时的生产函数可称为短期的生产函数。②生产函数反映了卫生服务组织投入和产出之间的技术关系,它表明该组织在任何投入要素组合下可得到的最大产量。③生产函数表明生产是一个连续变动的过程,投入要素的数量和组合不断变化,从而引起产出的不断变化。

生产函数主要用于估计生产规模效益的产出弹性,评估投入替代弹性,即测量卫生服务组织的技术效率和配置效率。

生产函数又可以分为柯布-道格拉斯生产函数、对数转换生产函数及经验模型等。测量卫生服务组织效率最常用的模型是柯布-道格拉斯生产函数和对数转换生产函数,下面将分别介绍这2种模型。

1. 柯布–道格拉斯（Cobb-Douglas）生产函数

$$Q = AL^{\alpha}K^{\beta}$$

式中，Q 为产出；A 为常数项；L 为劳动的数量；K 为资本的数量；α 和 β 分别表示劳动和资本的产出弹性系数。劳动产出弹性 α 为产量变化对劳动量变化的反映程度，资本产出弹性 β 为产量变化对资本变化的反映程度。

该函数为线性齐次函数。其中，$\alpha+\beta$ 表示组织的规模收益和技术进步。如果 $\alpha+\beta>1$，则规模收益递增；$\alpha+\beta=1$，规模收益不变；$\alpha+\beta<1$，规模收益递减。如果 $\alpha<1$，当劳动力投入增加时劳动力的边际生产力递减。

2. 对数转换生产函数　对数转换生产函数是 Taylor 公式的对数扩展形式，用于估计任何主观性函数的一般形式。1981 年，Montfort 对投入的对数转换模型进行了描述性说明：在对数转换模型中，替代弹性和产出弹性依赖于投入要素的利用水平。近年来，多数医院的生产函数及其成本函数使用对数转换模型进行估计，其结果更为真实。

（二）数据包络分析

数据包络分析（data envelopment analysis，DEA）是一种基于被评价对象间相对比较的非参数技术效率分析方法，由美国的 Charnes、Cooper 和 Rhodes 于 1978 年首次提出的，因此后来将 DEA 的第一个模型命名为 CCR 模型。DEA 对于分析多投入、多产出的情况具有特殊的优势，因而其应用范围不断扩展。DEA 采用一些数学方法，利用从生产者获得的投入产出数据，可以直接描绘生产可能性边界。DEA 可以直接比较不同生产者之间的效率。DEA 已经成为融会运筹学、管理学、计量经济学、数学和计算机科学等多学科的重要研究领域。

1. DEA 的应用　DEA 在卫生领域得到广泛应用，如医院效率的比较研究、医院所有权对效率的影响研究、公共卫生服务项目效率研究等。Sherman 于 1984 年利用教学医院的数据，尝试使用 DEA 进行有效性分析，并与传统的效率分析方法结果比较。结论证明，DEA 能够更有效地为医院管理者提供有用的信息，指导医院提高效率，降低服务成本。这是第一篇运用 DEA 进行医院效率测量分析的研究报告，于 1984 年发表在 *Med Care* 上，开创了 DEA 在卫生经济学领域应用的先河。

Dittman 应用 DEA 分析了医院效率与当地劳动力市场、卫生服务机构之间的竞争，以及服务区域内的人口学状况之间的关系，并提出了使用数据包络分析方法时应当注意的几个技术细节：①DEA 测量的效率是相对效率，不能当成医院的绝对效率；②医院的投入要素与服务产出之间有着密切的因果关系，当投入要素或产出有所变化时，医院的效率得分将会有变化；③医院的效率得分和卫生资源的潜在服务能力有赖于医院对投入水平的控制。

Finkler 应用 DEA 验证决策单元的价格和技术低效率。由于医院之间服务的对象在病种、病情方面不尽相同，因此，Finkler 提出应当使用病例综合指数消除医院之间的差异。从而使用 DEA 得出医院的生产前沿面和成本效果前沿面。

Athanassopoulos 提议将数据包络分析方法作出进一步的发展，在将投入的卫生资源转化为有效的卫生服务过程中政府职能的实现不影响到医院的效率。

目前，DEA 已经是评价卫生机构技术效率较为成熟和较为先进的方法之一，可以用来分析医院的资源管理和服务产出，是卫生服务研究的基准方法。

2. DEA 生产前沿面　因为生产函数是无法直接观测的,DEA 使用获得的投入和产出数据,估计一个实现了的生产前沿面,该生产前沿面反映了最少资源投入组合的情况。这种生产前沿面曲线凸向原点,并且斜率总为负值。图 9-1 展示了 DEA 生产前沿面。该图仍然用简单的双投入单产出的例子进行说明。图中的点代表了不同生产者,以及生产既定产出时生产要素的投入数量。由这些代表生产最有效率的点直接形成了 DEA 前沿面(I^0I^0),无效率的生产者位于前沿面的右边。

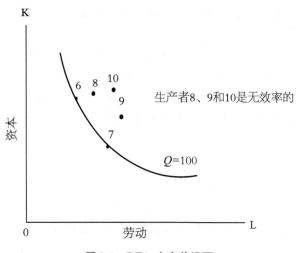

图 9-1　DEA 生产前沿面

3. DEA 模型的数学公式　DEA 模型的数学公式一般是围绕决策单元(decision-making units, DMU)提出的。DMU 是 DEA 研究中广泛使用的一个术语,它代表了评价的生产者或卫生服务提供者。假定有 n 个决策单元,m 个生产要素投入,n 个产出。在这样一个 DEA 分析模型中,第 j 个 DMU 可以从它的投入和产出向量表示为:

$$投入向量\quad x_j = (x_{ij}, \cdots\cdots, x_{mj})$$
$$产出向量\quad y_j = (y_{ij}, \cdots\cdots, y_{sj})$$

在具体应用时,DMU 与投入产出指标选择的条件十分严格。在选择被评价 DMU 时,应该注意 DMU 的数目不能太少,并且 DMU 之间具有可比性。为保证可比性,可以应用病例构成指数、质量调整指数、风险调整指数、消费者价格指数、竞争压力指数和病例严重程度指标等方法消除差异。另外,选择的投入、产出指标应具有可靠性、可度量性,绝对指标和相对指标搭配合理。主要选择绝对指标。

4. DEA 的分类

(1) 按照对效率的测量方式分类:DEA 分为投入导向(input-oriented)、产出导向(output-oriented)和混合导向(也称为无向,non-oriented)。

1) 投入导向模型:是从投入的角度对被评价 DMU 无效率程度进行测量,测量的是要达到技术有效各项投入应该减少的程度。

2) 产出导向模型:是从产出的角度对被评价 DMU 无效率的程度进行测量,测量的是要达到技术有效各项产出应该增加的程度。

3）混合导向模型：是同时从投入和产出两个方面进行测量。

模型导向的选择主要取决于分析目的。如果分析目的只是获得各单位的效率值，上述 3 种导向的模型均可。如果需要作进一步的投影分析，从管理角度考虑，如果把减少投入作为对无效率单位提高效率的主要途径，应选择投入导向模型；如果把增加产出作为提高效率的主要途径，则应选择产出导向模型。

需要特别注意的是，如果在卫生资源投入不足的背景下，选择投入导向模型会使得投影分析的结果不容易进行解释。因为在投入导向模型中，根据投影分析的结果，无效率的单位要达到有效率的状态，其改进目标是减少投入，这似乎与卫生资源投入不足的背景产生矛盾（但实质上并不矛盾），使得分析结果容易产生误解。另外，在分析卫生服务效率时，在需求不足的背景下（当需求是决定卫生服务产出数量的首要因素时），选择产出导向模型会使得投影分析所确定的产出目标客观上难以实现，从而失去实际指导意义。

（2）根据生产技术规模报酬的类型分类：DEA 分为规模报酬不变（constant returns to scale，CRS）、可变（variable returns to scale，VRS）、非增（non-increasing returns to scale，NIRS）和非减（non-decreasing returns to scale，NDRS）4 类模型。根据健康生产理论，卫生体系的生产技术是规模报酬可变的，因此在评价卫生体系的技术效率时应选择 VRS 模型。图 9-2 展示在规模报酬不变和可变情况下的 DEA 前沿面。图中，AB 段表示规模报酬递增；BC 表示规模报酬不变；CD 段表示规模报酬递减。对于一个具体的决策单元 G，EF 段测量的是生产规模经济；FG 段表示的是"纯粹"的无效率。

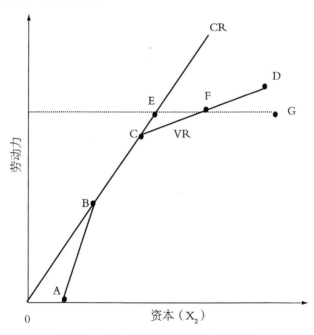

图 9-2　DEA 规模报酬不变和可变曲线

5. DEA 的局限性　尽管 DEA 方法是目前评价卫生机构效率时很有效的方法之一，但是必须注意到它在模型构建和结果解释上的局限性。DEA 主要有 3 个方面的局限性。

(1) DEA 技术是确定性的,并且依赖于边远观察值(最有效的决策单元)。因为 DEA 生产前沿面可能受到数据随机变异、测量误差或未观察到的异质性的影响,故在解释结果时应慎重。DEA 在分析时假设产出不存在非测量误差或随机变异,无效率医院小的随机变异将会影响该医院无效率的估计程度。而大的随机变异可能会使前沿面发生移动,从而影响一系列医院效率的估计。

(2) DEA 方法对模型中引入分析的投入和产出的数量很敏感。DEA 所需要的最小样本数量相对较小。但是,如果样本数量过少,指标数量过多,就会造成分析结果不稳定,容易出现由于缺少参照而默认有效的问题(efficient by default)。一般认为,样本数量不应少于投入和产出指标数量的 3 倍,并且不少于投入和产出指标数量的乘积。所需样本量的大小不仅取决于投入、产出指标的数量,还受到数据分布的影响,上述对样本量的要求可以看作是最低要求;如果不满足上述条件,DEA 分析结果的区分度通常会很低。但是,满足上述条件并不一定能够获得满意的区分度。由于不同的分析目的对效率区分度的要求不同,样本数量是否足够的最终判断标准是 DEA 模型的效率区分度是否能够满足分析的需要。在样本数量一定的条件下,只能通过减少投入或产出指标数量的方式来提高效率分析结果的区分度。

(3) DEA 仅是测量相对效率。一个决策单元是有效率的,仅仅是指在所分析的样本中是有效率的。因此,在这个样本中也有可能获得比测量到的更高效率。

(三) 随机前沿面分析

随机前沿面分析(stochastic frontier analysis, SFA)是目前比较流行的另一种医院效率测量方法。SFA 是一种随机性参数模型,主要用来测量决策单元的生产前沿面和成本前沿面。SFA 由 Aigner 于 1977 年介绍并首次应用在医院效率评价领域,在近年来的医院效率评价中,SFA 的应用逐渐增多。

SFA 的突出特点是在过去应用回归技术建立决策单元生产或成本前沿面的基础上作进一步改造,将传统模型的误差项(ε)分解为 2 个部分,即随机误差(v)和管理误差(μ)。前者包括观察误差、不可预期的消耗及短期内病种构成改变等不可控因素;后者包括决策单元的管理、资源利用及计划制订等方面的因素,体现了决策单元的实际产出观测值与产出最优前沿项之间的差距,并通过测量管理误差来确定决策单元的低效率程度。SFA 可以很好地处理数据误差的来源,将其区分为产生低效率的管理误差和随机误差;可以对每个决策单元的前沿面进行区分和测量。由于 SFA 一般是通过回归技术估计参数,建立前沿面方程,而这样建立的前沿方程只是将随机误差降到最小的一个平均前沿面,对数据不敏感,故 SFA 对决策单元的配置效率和技术效率结果的区分能力较弱,一般建议应用 SFA 测量决策单元的技术效率。

三、效率测量方法在卫生服务中的应用

大部分已发表的有关卫生保健效率的文献都与医院治疗结果有关,在此,主要利用表 9-3 文献综述的结果进行阐述。表 9-3 综述了 265 例效率测量方法(efficiency measures)在卫生系统中的应用研究,其中有 162 例(61.1%)测量的是医院效率。具体的例子包括测量风险调整后的平均住院时间、风险调整后出院的平均成本,以及风险调整后出院和医院门诊两者的成本。有 54 项研究关注医生服务效率的测量,已发表的文献中有关内科医生效率测量的例子包括平均每名医生每月提供服务的相对价值单位、每名医生每月接诊患者数、每个医疗过程所用

到的资源(劳动力、设备、物资等)的总数,以及每个治疗阶段的成本。但已有文献综述也发现,将研究重点放在护士的效率、卫生方案、其他卫生服务提供者的文章要少得多。同时综述也发现,尽管在所选择的文献中有两篇文章的研究重点是分析美国 Medicare 项目的效率,但没有一个研究是从国家层面上研究和报道卫生服务效率。

表 9-3　综述已发表文献中的效率评价特征

特征	测评例数	占所有测评例数的百分率(%)
视角		
医院	162	61.1
医生(个人或团体)	54	20.4
健康计划	13	4.9
整合性健康照护体系	5	1.9
护士	6	2.3
地理区域	4	1.5
医疗照顾方案	3	1.1
其他	18	6.8
投入		
物质	123	46.4
资金	82	30.9
物质和资金	60	22.6
产出		
卫生服务	258	97.4
健康结果	5	1.9
其他	3	1.1
统计学/数学 方法		
前沿分析或其他基于回归的方法	147	55.5
比率法	117	44.2
数据来源		
二手数据	182	68.7
原始数据	53	20.0
不确定或不适合用的	30	11.3
时间范围		
横断面	150	56.6
纵向的/时间 序列	104	39.2
不确定	11	4.2

(资料来源:Peter SH, Han de Vries, John R, et al. A systematic review of health care efficiency measures. Health Serv Res, 2009, 44(3):784-805.)

对于效率测量结果的产出指标,绝大部分研究是把卫生服务产出作为测量主要指标,常用的卫生服务产出指标包括出院人次数和门诊人次数。在一些以卫生服务产出作为效率测量指标的研究中,也同时关注质量和效率的关系;有一些研究试图通过建立回归模型来解释质量对效率的影响,在这样的模型里,质量是自变量,效率是因变量。

对于投入指标的选择,不同的研究有不同的应用,比如一些研究将物质资源的总量作为投入指标,一些研究把投入的成本作为投入指标,而有些研究则将消耗的物质资源和成本一起算作投入指标。很多指标在一些效率测量的研究中作为投入指标而在另一些研究中却被作为产出指标,这反映出选择和解释效率测量方法的视角很重要。

在表9-3列出的卫生服务效率研究中,几乎有一半的研究是采用比例来描述效率的测量结果,一般都是用单个指标来衡量投入和产出,如比较经疾病严重程度调整后的平均住院天数的研究。也有很多研究运用了计量经济学或数学编程的方法来研究卫生服务效率。这些方法不同于基于比例的测量方法,因为它们顾及到了对投入、产出和解释变量等多个指标的分析。其中,DEA 和 SFA 是两种最普遍应用的方法。DEA 和 SFA 都归属于一类经典的效率测量方法学——前沿分析法。前沿分析法就是将一个单位对投入的实际利用和产出与有效的多元投入组合和(或)产出进行比较。DEA 和 SFA 使用不同的方法来计算并比较有效组合的"前沿"(边际)。本章前半部分对这两种方法已作了详细阐述。

一个典型的前沿型测量说明的实例是 Defelice 和 Bradford 比较医生独立行医与团体行医的效率。这项研究通过比较几个投入指标的数量,如医生劳动时间、护理人员劳动时间、实验室检查和 X 线检查以及每位医生的 1 周接诊人次数,这些指标过去常常作为产出指标。在分析过程中该研究用到了大量的解释变量,包括医生层面的因素(如医疗事故保险费、行医年数、医疗外收入)、地区层面的因素(如本县医院数量和医生人数)及业务层面的因素(如所接诊有医疗补助的患者量)。这种测量方法使用了 SFA 方法,用单侧误差值来表示单个或群体医生的工作效率与最佳工作效率的差距。因为这种测量依赖于多元统计模型的估计,对模型的阐述非常重要。例如,医疗事故保险费这类重要的解释变量的遗漏会使效率测量结果发生偏倚。

第三节 卫生服务效率及可持续发展

目前,对卫生系统特指的生产率、效率和效果与广义上所说的生产率、效率和效果的概念存在很大混淆。卫生领域效率与效果的测量和评价必然包含以下两个方面(图9-3):①资源投入。与产量(如治愈出院病人的数量)相关的投入,包括设备(如核磁共振成像装置)、资本(医院、卫生中心等)、劳动力(医生、护士及其他医务人员)等。②健康产出。通常是指由于公共卫生投入而带来的人口健康状况的改变,如挽救生命、延长寿命、减少死亡等。因此,可以将卫生领域的技术效率(或称为成本效率)定义为投入(资本、设备、劳动力)和产出(会诊或出院的数量)的关系。把出院数量作为衡量医院产出的一个指标,当医院的资源投入使出院数量达到最大可能值时,医院就呈高技术效率状态。通过投入的不同组合使出院数量达到最大是有可能的,因此,在各种投入组合间进行选择(即如何组合职工、床位和设备来进行一项健康干预)应基于这些不同资源的相对成本,即资源配置效率或在确保产出的前提下使成本最小化。有关效率分析的许多文献都是通过分析医院成本投入与出院数量(或其他测量医院活动的指标)之间的关系来区分高效率和低效率医院。

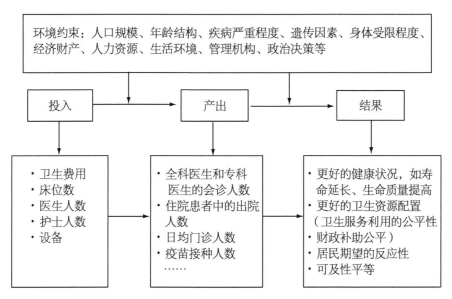

图 9-3　卫生领域的效率与效果

然而,当决策部门从国家层面考虑卫生产出的时候,上述那些只从医疗机构的活动来定义其产出显然是不全面的、有问题的或者缺乏可比性的。定义医疗机构产出具有挑战性。事实上,人们需要的不是卫生服务或者卫生产品,而是需要通过卫生服务来改善他们的健康状况(或者当面对严重的疾病时能避免病情的进一步恶化)。在这种情况下,他们所期待的产出是更好的健康或者追加的健康。健康促进是卫生部门投入是否充分利用及健康干预是否成功的测量指标,因此健康状况才是最终的产出。此外,由于各国使用的医疗实践和活动的定义有很大差异,只是通过对卫生部门活动的测量来比较各国间卫生投入的效率可能是非常不准确的。

因此,可以将卫生部门的技术效率(成本效率)重新定义为投入(设备、资金、劳动力等)和健康结果(拯救生命或寿命延长)之间的关系。决策部门的高成本效率状态是指当其通过一系列的资源投入达到生命挽救最多或者延长寿命最多时的一种状态。这符合成本-效果的概念。比如,在这种情况下,总的资源配置效率可以与公众的需要或者"人人享有健康"结果的社会观点相一致。

更为复杂的是,卫生领域中结果的测量及不同成本投入下各结果间的比较,它要求不仅考虑健康状况,而且还应考虑卫生服务的公平性(人群间卫生资源的分配)、可及性(可以在控制需求后通过人群间卫生服务的利用情况来测量)或者患者的反应性。另外,什么是效果分析?即全面评价卫生系统达到预期结果的能力。实质上是一种效率分析,即在资源一定的前提下,预期结果的完成情况。这尤其适用于国际间的比较。

实际上,在卫生领域的效率分析中,测量卫生部门活动和健康结果所用的指标都被用于其产出的测量,这取决于资料的可获得性及分析的具体目标。

Hakkinen 和 Joumard (2007, OECD)认为,效率可以从 3 个水平进行测量,即卫生系统的覆盖面、人群的疾病情况和各级卫生部门的服务情况。系统层面的分析是指通过部门间的相互协作使各部门的效率提高,并且通过资源和病人在各部门间的相互转换使总的成本-效果提高。但如果系统层面的分析是基于总的测量,就像期望寿命那样也考虑卫生部门以外的因素,将卫生服务的效果与环境、工作及生活条件作用的效果区分开来可能会非常困难。各部门的分析如医院的分析常常被认为是更容易完成的,因为可以获得投入和产出的具体数据。但是,准确地指出某个卫生部门产出的健康结果却不是那么容易,因为这种健康结局是依靠各部门间的相互合作所取得的(如初级医生给患者诊断并将其转送给门诊的专科医生,而专科医生又将患者转送到医院)。因此,解释服务的质量和病例组合问题也是很难的。

在关于健康干预的文献中,常常看到的有效干预是指成功地避免了疾病或者改善了健康状况的干预。同样地,可以将成本-效果干预表达为成功地避免了疾病或改善了健康状况,且所取得的收益与所投入的成本比值高的一种干预。在文献中,还发现"效果"是服务质量的一个量度。效果是指卫生服务成功地避免了疾病或者改善了健康状况,或者达到了期望的目标,但也常表现为服务的恰当性——"在对的时候,向对的人,做对的事,而不做不必要或者有伤害性的事"。

(孙 强)

参 考 文 献

[1] Bruce H, Stuart JP. Efficiency measurement in health and health care. Vol 6. London: Routledge, 2008:1-157.
[2] European Commission, Economic Policy Committee. Joint report on health systems. Brussels: Publications Office of the European Union, 2010:1-186.
[3] Peter SH, Han de Vries, John R, et al. A systematic review of health care efficiency measures. Health Serv Res, 2009,44(3):784-805.

［附件］　WHO 建议的 10 项提高卫生服务效率的策略

导致卫生服务低效率的 10 项主要原因

低效资源	常见原因	解决途径
（1）药品：通用药品未充分利用，价格高于药品必需价格	①对药品供应链的各代理商、处方医师和药剂师的管理不足；②对通用药安全/功效的认知较低；③传统处方模式及低效采购/分配系统；④药品的赋税；⑤过多增高标价	①提高处方知识，加强指导、培训和实践；②要求、允许或激励用通用药代替其他药；③在评估备选药品成本-效益的基础上积极促进采购；④确保投标和采购的透明度；⑤免除赋税；⑥控制过高标价；⑦监督并公布药品价格
（2）药品：不合格药品和假冒伪劣药品的使用	①药品管理机制/结构不健全；②采购体系薄弱	①加强药品生产质量标准的实施；②进行药品检测；③加强对采购体系供应商的资格预审
（3）药品：不合理或无效使用	①对处方者激励不当，使其不道德地提升业务；②消费者的需求/期望；③对疗效的认识有限；④监管不足	①开药和配药分开；②规范促销活动；③提高处方知识；④改进处方知识，加强培训、指导和实践；⑤信息公开
（4）医疗卫生服务和产品：过度使用或贮备医疗器械，过多的检查和手续	①诱导需求；②医疗费用一次一付的支付机制；③担心诉讼（防御性治疗）	①改革激励和支付方式（如按人头付费或按病种付费）；②制定和实施临床准则
（5）卫生工作者：不恰当或高成本的人员配备，部分员工职责不明	①完全遵照既定的人力资源政策和安排；②医疗行业的高门槛；③一成不变或僵化的合同模式；④薪金不足；⑤基于裙带关系的招聘方式	①实行人员按需估计和培训；②修订酬劳政策；③采用灵活的合同模式和（或）实施绩效工资制度；④实施任务转换，或其他使技能与需求匹配的办法
（6）医疗卫生服务：不合理的住院人数和住院天数	①缺乏替代的护理安排；②对出院激励不足；③有限的执业知识	①提供可选择的服务（如日护理）；②改变对医院服务提供者的激励方式；③增加有效执业知识
（7）医疗卫生服务：不恰当的医院规模（基础设施的低使用率）	①管理资源的水平较低；②某些地方医院和病人床位过剩，而有的地方则不足。这些反映卫生服务基础设施建设缺乏计划	①医院制定计划时应综合估计投入和产出；②管理能力与规模相适应；③减少能力过剩的情况，使入住率上升至80%~90%（同时控制住院天数）
（8）医疗卫生服务：医疗过失和服务质量不理想	①知识不足或者临床医疗标准和协议不充分；②缺乏指导方针；③监管不力	①提高医院的卫生标准；②提供更连续的关怀；③开展更多的临床审查；④监督医院绩效
（9）卫生系统漏洞：浪费、腐败和欺诈行为	①资源配置的指导不清晰；②缺乏透明性；③结算和监督机制不健全；④工资低	①加强管理和控制，包括强化惩罚机制；②评价腐败的透明性（脆弱性）；③开展公共支出跟踪调查；④宣传业务守则
（10）健康干预：低效率组合/不恰当的策略	①高成本、低效果的干预有资金支持，而低成本、高效果的干预项目反而没有资金支持；②服务水平不均衡，或预防、健康促进和治疗之间不平衡	定期评估，在政策中纳入有关成本的证据和政策选择，以及医药、技术及干预措施的效果

（资料来源：WHO http://www.who.int/whr/2010/10_chap04_en.pdf）

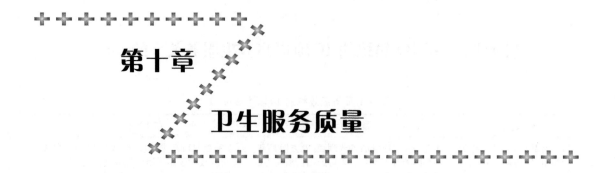

第十章 卫生服务质量

卫生服务质量(quality of health care)是评价卫生服务的重要标准,与可及性、可负担性、公平、效率等标准一起,构成卫生服务的综合评价标准。患者寻求卫生服务,不仅需要方便可及和费用合理,更主要的是所接受的卫生服务能够满足质量要求,达到治愈疾病、保护健康的目的。因此,卫生服务质量是卫生服务的基础和核心。本章将介绍卫生服务质量的相关内容,卫生服务质量的概念和管理体系,卫生服务质量的测量方法,提高卫生服务质量的措施和方法。

第一节 概 论

一、卫生服务质量的概念

根据服务的性质,卫生服务可以分为医疗服务和公共卫生服务。相应地,卫生服务质量也分为医疗服务质量和公共卫生服务质量,两者同样重要。由于关注侧重点的不同,目前文献中有关卫生服务质量的讨论主要是指医疗服务质量,较少提及公共卫生服务质量。本章的讨论也以医疗服务质量为主要内容,其原则同样适应于公共卫生服务质量。

卫生服务质量的定义有多种,有的定义很广泛,有的则相对具体。总的来说,卫生服务质量的定义关注两个重点:①卫生服务的结果;②卫生服务的过程。例如美国国家医学会对卫生服务质量的定义是"在目前的专业技术水平下,对个人和社会提供卫生服务时所能够达到的尽可能理想的健康产出的程度。"美国技术评估办公室(office of technology assessment,OTA)于1988年提出"医疗服务质量是指利用医学知识和技术,在现有条件下,医疗服务过程增加患者期望结果和减少非期望结果的程度。"这两个定义重点关注卫生服务结果。2011年出版的《医疗质量评价体系和考核标准》则将医疗质量简单地定义为医疗规则,即"在医疗实践中遵循医疗规则的过程就是提高医疗质量的过程"。这里,作者关注的则是卫生服务的过程。

卫生服务质量与其他一些概念容易混淆,例如卫生服务绩效,以及医疗安全和医疗事故。绩效(performance)是一个更加广泛的概念,卫生服务质量只是其中最重要的内容之一。除此之外,绩效还可以包括可及性、公平、效率等维度。医疗安全和医疗事故是卫生服务质量当中的一个重要方面。国务院于 2002 年颁布了《医疗事故处理条例》,原卫生部于 2011 年颁布了《医疗质量安全事件报告暂行规定》,都把医疗安全和医疗事故作为评价卫生服务质量的重要内容。

自 2009 年中国开始新一轮的医药卫生体制改革。新医改的主要目的是解决"看病难,看病贵"问题。因此,出台的各项改革措施主要围绕医疗保障制度、基本药物、公立医院改革、公共卫生均等化及基层医疗机构发展等内容。这些改革措施与卫生服务质量有着直接或间接的联系。例如,医疗保险的供方支付制度从按项目支付(fee for service)改为按人头支付或者按病种支付等形式,医疗机构为了减少成本,可能会在一定程度上减少服务提供,从而影响卫生服务质量,而基层医疗机构建设则会提高基层卫生服务的质量。因此,在分析医改效果时,既要分析医改措施对提高可及性、降低医疗费用等方面的影响,也要关注对卫生服务质量的影响。

二、卫生服务质量的利益相关者

有关卫生服务有 3 个群体在关注其服务质量,即服务购买方、服务利用方和服务提供方。

1. 卫生服务购买方 主要是政府和医疗保险机构,他们向医疗机构支付费用,为患者购买适宜的医疗服务。服务购买方关心的是医保费用是否超支及成本效果。医保机构通常采用不同的支付方式来控制费用,但是在费用控制的前提下,他们希望不降低服务质量。另外,政府的卫生行政部门本身也负有监管卫生服务质量的责任,因此也会关注卫生服务质量。总之,卫生服务购买方主要从成本和费用的角度关注卫生服务质量,例如次均住院费用、平均住院日等指标。

2. 服务利用者 患者在就医过程中最关心 3 个方面的问题,即医疗服务是否方便可及?费用是否可负担? 是否能够治愈疾病? 最后一个维度即是服务质量,也是大多数患者最直接关心的内容。随着医学科技的发展,患者对卫生服务质量的期望越来越高。现代医疗技术的发展,使人们认为医学能够解决他们一切疾病。但是,医疗服务的专业性特点使患者对一些诊断和治疗服务的质量无法进行客观科学的判断(即信息不对称)。因此,患者对卫生服务质量的要求并不总是合理的。患者对卫生服务质量的关注主要包括医务人员的态度、就医过程中的交流、等候时间、治疗方法、治疗结果、费用等内容。

3. 医疗服务的提供者 即医疗机构和医务人员。医疗机构和医务人员关注卫生服务质量的可能原因有 3 个:①上级管理部门(卫生行政部门或者医保部门)对卫生服务质量提出特定要求,为了满足上级部门的要求,医疗机构必须重视卫生服务质量;②一些医疗机构,尤其是私立医疗机构,通过提高卫生服务质量,能够吸引足够的患者,以期实现经济目标;③有些医疗机构和医务人员相信,患者有权利获得高质量的服务,医务人员有义务提供高质量的服务。也就是说,卫生服务质量本身就是一个重要目标,而不是作为实现行政目标或者经济目标的中间手段。

医疗机构和医务人员对卫生服务质量拥有专业的决定权,他们通过提供医疗卫生服务,决定着医疗卫生服务质量的高低。但是,作为医疗卫生服务的提供方,与服务购买者和利用者关于卫生服务质量的要求和期望有时并不一致。例如,医保部门从控制费用的角度出发,要求降低次均住院天数和高价药品的使用,而有些拥有医保的患者却希望能尽量延长住院天数、使用最新的高价药品等。而医务人员既要遵循自己的专业判断,又要考虑服务购买者和利用者的要求和期望,承受着一定的压力。

当然,除了以上 3 个方面之外,还有其他一些群体从其他角度关注卫生服务质量,包括与卫生服务有关的制药企业、新闻媒体、卫生服务研究者等。

三、分析卫生服务质量的理论框架

Donabedian 最早提出测量卫生服务的质量包含 3 方面的内容,即结构(structure)、过程(process)和结果(outcome)。

(一) 结构

卫生服务的结构可以从卫生系统的角度来分析,包括卫生机构的规划和布局,病床的数量和分布,卫生技术人员的数量、结构和分布等。从一个独立的医疗机构来看,结构因素可以包括组织领导、机构文化、组织结构、信息系统及激励机制等内容。这些结构因素会影响到卫生服务提供的过程,进而间接地对卫生服务质量的结果产生影响。例如,是否有独立的质量控制科、护理部门管理体系、医生护士比例、绩效工资制度等因素都会对医护人员提供医疗服务的过程产生一定影响(图 10-1)。

(二) 过程

医疗服务提供的过程受到结构因素的影响,而过程因素又直接作用于卫生服务质量的结果,是卫生服务质量管理的重点。临床的诊断、治疗过程可以明显影响诊断准确性和治疗结果,例如女性乳腺癌筛查可以早期诊断具有乳腺癌的可疑患者,如果医师检查质量低下可能检查不出乳腺癌的可疑患者;应用 X 线钼靶摄片可能检出医师单凭触诊检查不出来的病灶。

卫生服务提供过程可以从 3 个方面来衡量,即多用、少用和误用卫生服务。医务人员受某些激励因素的影响,可能会提供过多的不必要的卫生服务;患者也可能因为传统文化或者医疗保险的影响,多利用卫生服务。研究发现,在以中国为代表的东亚文化中,患者对药物治疗有明显的偏好,这是过多使用抗生素等药物治疗的重要原因之一。过高的剖宫产率也是一个典型的多用卫生服务的例子。相反,在有些情况下,如医务人员受成本控制的限制,可能少提供卫生服务;患者也可能因为经济原因或者认知的原因少用卫生服务,如结核病患者不能按照要求完成 6 个月的治疗过程。除此之外,还有一种情况是误用卫生服务,如错误的诊断导致错误的治疗方案等。总之,无论是多用、少用,还是误用卫生服务,都可能对卫生服务质量产生重要的影响。许多国家和地区推广使用临床指南,可以较好地减少这些不合理的服务提供过程,从而提高卫生服务质量(图 10-1)。

(三) 结果

卫生服务质量的结果是患者和医务人员直接关心的重要问题,可以从人群健康水平和患者接受服务以后的结局反映卫生服务质量的结果。前者综合反映卫生服务的质量,后者直接反映医疗服务工作可能产生对患者的影响。医疗服务的过程可能对卫生服务质量结果产生有利或有害的影响。病死率或死亡率、不良事件、患者生命质量、患者满意度等常作为反映卫生服务结果的指标。

测量卫生服务质量通常从过程和结果两个角度进行,而要提高卫生服务质量则主要从结构和过程两个领域采取相应措施(图 10-1)。

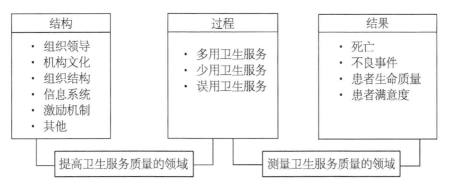

图 10-1　卫生服务质量分析框架

四、卫生服务质量管理体系

(一) 全国性卫生服务质量管理机构

全国性卫生服务质量管理机构的建立与否,反映了一个国家对卫生服务质量问题的重视程度。通常一个政府会成立专门机构来进行全国性卫生服务质量的管理。例如,澳大利亚于2000 年 1 月成立的医疗质量安全委员会,它在卫生部授权下对医疗服务质量进行监控评估,定期向联邦政府和各州卫生部长汇报各地区卫生服务质量。2001 年,加拿大成立国家病人安全指导委员会,负责制定病人安全方面的有关制度、立法、管理和评价体系。还有如哈萨克斯坦、瑞典、葡萄牙等国家也都设有全国性的卫生服务质量管理机构。

中国的卫生服务质量管理部门分为两个部分,即政府相关行政管理部门和卫生行业协会。政府部门有卫生部、食品与药品监督管理局、质量技术监督管理局,以及人力资源和社会保障部。中国的卫生行业协会主要包括各级医学会、医院管理学会、医师协会等组织和学术团体,这些组织主要工作是提供相关服务,本身不具有执法权。因此,中国目前是由多部门进行卫生服务质量的管理,没有专门的全国性医疗卫生服务质量管理机构。

(二) 卫生服务质量标准体系和评价体系

卫生服务质量标准体系和评价体系不仅反映了一个国家对卫生服务质量的重视程度,也反映了国家对卫生服务质量的管理能力。目前,全球仍有一些国家由于经费限制等原因,没有建立专门的卫生服务质量评价体系。大多数国家或者遵循国际通用的标准体系,或者初步建立自己的卫生服务质量评价标准和体系,有些国家的标准甚至得到了国际社会的认可,在国际上具有较大的影响。例如,澳大利亚标准委员会开发了一系列针对卫生服务质量的 ISO9000标准及操作指南。俄罗斯健康部发布实施《保健方面应用标准化体系标准文本的程序》和《普通医疗服务的流程一般要求》。美国有 5 种完整的卫生服务质量评价方法,在国际上具有重大影响。

20 世纪 90 年代初,中国卫生部根据《综合医院分级管理办法》(1989 年制订)进行医院分级管理,再加上医疗技术操作标准、医院工作人员职责、医院工作制度等,组成了一个完整的医

院标准管理体系 。这一标准和评价体系在中国得到了普遍应用，是中国独有的标准体系，但尚待发展和完善。2011 年，中国卫生部发布了《三级综合医院评审标准》，并对全国三级综合医院进行了一次重新审核。另外，ISO9000 质量认证体系虽未得到广泛应用，但也被引入到医疗管理工作实践当中。

（三）卫生服务质量立法

针对卫生服务质量的立法是一个国家对卫生服务质量管理重要性认识的关键性标志。国际上有些国家没有专门针对卫生服务质量的立法，只是在全国性立法中有部分涉及卫生服务质量。有些发达国家有专门的卫生服务质量法律法规出台，标志着国家对卫生服务质量的重视已经达到了最高的层面。例如，2003 年 6 月，丹麦通过《病人安全法案》，该法案的目标是提高病人安全，建立不良反应报告系统。2005 年，奥地利医疗改革最重要的成绩就是颁布《质量法案》。

中国涉及卫生服务质量方面的法律法规有几十部，但是没有专门的针对卫生服务质量的法律，卫生部的一些部门规章制度也对卫生服务质量管理起到了规范化的作用。比如，2011年卫生部出台了医疗质量安全事件报告规定（表 10-1）。

表 10-1　医疗质量安全事件报告规定（2011）

医疗质量安全事件分级	判定标准	报告时限
一般	造成 2 人以下轻度残疾、器官组织损伤导致一般功能障碍或其他人身损害后果	<15 日
重大	造成 2 人以下死亡或中度以上残疾、器官组织损伤导致严重功能障碍；造成 3 人以上中度以下残疾、器官组织损伤或其他人身损害后果	<12 小时
特大	造成 3 人以上死亡或重度残疾	<2 小时

（四）患者和居民参与卫生服务质量管理的程度

患者和居民参与质量管理虽然与机构设立、标准和评价体系、质量立法等不在一个层面上，但是也能够反映一个国家对卫生服务质量的重视程度，对卫生服务质量管理的发展具有明确的指示作用。通过设立患者投诉机制，可以提高患者和居民参与卫生服务质量管理的程度，但这仍然是较为被动的方式。有一些国家则主动考虑患者及全体居民对卫生服务质量的评价，例如新加坡的一些医院聘请专业的质量管理人员作为顾问，通过对社会、患者、行业、医院员工的信息调查，帮助医院解决难题，提高医院医疗护理服务质量。

中国卫生部和国家中医药管理局 2007 年在《"以病人为中心，以提高医疗服务质量为主题"的医院管理年活动方案》中要求："完善患者投诉处理制度，公布投诉电话、信箱，及时受理、处置患者投诉。采取多种方式，收集患者意见，及时改进工作"。随着经济的发展和社会的进步，患者对卫生服务质量有了更高的期望和要求，对卫生服务过程和结果的投诉也逐年增多，但是患者投诉途径仍然缺乏制度化。患者投诉的一般途径是医院、卫生局、法院，甚至是消费者投诉中心，目前尚无专门的机构来处理患者对于卫生服务质量的投诉。另外，政府对医院虽然提出了关注患者满意度的要求，但是没有专门主动规律地收集患者和居民意见的制度和机构。

第二节　卫生服务质量的测量

测量卫生服务质量主要从过程和结果两个维度进行。尽管结构也是分析卫生服务质量的重要维度,但大多数卫生服务质量测量体系不包括有关结构的指标。

一、选择测量指标的标准

选择卫生服务质量的测量指标,需要考虑指标的重要性、科学性和可行性。

1. 重要性　①指标的临床意义,即该指标是否反映了卫生服务质量的重要问题,这些问题是否会直接影响患者的康复;②政策重要性,该指标是否反映了患者、政府和社会所关注的问题;③干预的敏感性,该指标的变化是否与医疗服务直接相关,改善医疗服务能否正面影响该指标的变化。

2. 科学性　主要是指该指标的信度(reliability)和效度(validity)。

3. 可行性　①计算该指标所需的数据是否可得;②该指标所提供信息的价值是否大于收集、统计和报告该指标的成本。

以手术部位感染率这一指标为例,分析指标选择的 3 个标准:①手术部位感染的发生将增加患者的痛苦,可能导致患者伤口裂开、重新手术、延长住院时间、败血症,甚至死亡(临床意义);②减少手术部位感染对于降低医疗费用具有重要作用(政策重要性);③通过改善术前、术中和术后的医疗护理服务,特别是严格消毒,可以有效预防和减少手术部位感染的发生率(干预敏感性);④效度检验证实,该指标反映了临床医疗服务的一个重要方面,是评价临床医疗质量的重要指标(科学性);⑤该指标所提供信息的价值大于收集、统计和报告该指标的成本(可行性)。

二、过程指标和结果指标的优缺点比较

(一)过程指标在测量卫生服务质量中的优点

1. 统计效能高,测量更灵敏　如果要比较两所医院为心肌梗死患者提供服务质量上的差异,若一类错误的概率设为 5%,二类错误概率设为 10%,以病死率为指标进行比较,每家医院需要收集 3 619 例患者的信息才能检验出差异。如果以是否服用阿司匹林这一过程指标进行比较,则只需 48 例就能检验出差异。可见,选用过程指标比结果指标往往能够更加敏感地测量不同医疗机构在卫生服务质量方面存在的差异。

2. 测量结果更容易解释　相比于结果指标而言,过程指标对卫生服务质量的意义更加直接,其测量结果更加容易解释。而一些结果指标往往受到众多因素的影响,如果直接比较两家医疗机构某项结果指标的差异,由于受到众多因素的影响,难以直接反映其卫生服务质量。这些影响因素包括 4 个方面(表 10-2),以病例组合为例,英国爱丁堡一家医院曾经建立一个专为脑卒中患者开设的病区。结果发现,一段时间以后,脑卒中患者的病死率下降了 40%。但是,经过性别、年龄等因素分层分析后才发现,建立专门病区之后的病死率根本没有明显差别,

真正的原因是病例组合发生了变化。

表 10-2　影响卫生服务质量结果指标的因素

影响因素的分类	说明
病例组合	患者的性别、年龄、病情严重程度等因素会影响疾病治疗的结果
测量的差异	指标的定义和资料收集的来源和方法会影响测量结果的差异
随机误差	抽样误差,尤其当样本量小的时候,这一随机误差可能会很大
真正的卫生服务质量的差异	医疗机构提供优质的服务,产生了好的治疗效果

（二）结果指标在测量卫生服务质量中的优点

1. 卫生服务质量的结果是各方最终关心的指标　如果两家医疗机构的心肌梗死患者的病死率有显著差异。产生这种差异的原因可能有多种(如表 10-2 所示),卫生服务质量的差异只是其中一种可能的原因,但这种病死率的差异本身就足以引起我们的重视。相反,过程指标(如心肌梗死患者是否服用阿司匹林)本身并不是我们关心的指标,只是认为它能够预防心肌梗死。

2. 结果指标测量的是综合服务的结果,而不仅仅是能够测量的过程的结果　对于一些技术性要求不太高的服务项目来说(如给患者服用阿司匹林),测量过程指标就足以反映卫生服务质量。但对于一些技术要求很高的诊断和治疗手段(如冠状动脉腔内成形术),其手术设备和医生的技术水平对治疗结果的影响非常大。此时,仅仅关注过程指标(如手术前是否确认患者身份等)不足以反映卫生服务的质量,而以结果指标来评价卫生服务的质量更为适宜。

3. 结果指标比过程指标的应用更为广泛　在卫生服务质量的测量中,结果指标的资料更加容易获得。医疗机构通常会按照要求记录有关诊断和治疗的结果,用于统计报表或者医保支付等。但在大多数国家,医疗机构通常不会详细地收集和统计医疗服务的过程指标。

三、中国卫生服务质量评价指标存在的问题

目前,中国卫生服务质量评价指标主要数据来源于卫生 2001 年修订的病案首页里面的内容,主要包含 3 个方面,即效率指标、效益指标和质量指标。效率指标主要包括平均住院床日、病床使用率和周转率、日门诊人次、每床出院人次等;效益指标主要包括人均门诊医药费用、人均住院医药费用、药品费用比例等;质量指标又可分为诊断指标和治疗指标,前者主要包括门诊与住院诊断符合率、入院与出院诊断符合率、三日确诊率,后者主要包括治愈率、好转率、病死率、抢救成功率、无菌切开甲级愈合率、院内感染发生率等。2012 年卫生部新修订了病案首页,对病案首页内容作了一些调整,如增加了"是否有出院 31 天内再住院计划"等。中国目前的卫生服务质量评价指标体系存在以下问题。

1. 现行指标与现代医疗质量管理概念和设计原则存在差距,缺乏科学依据　具体表现为某些国际通用的、直接反映卫生服务质量的重要指标在中国至今没有得到应有的重视和使用,如诊断相关组住院死亡率、新生儿住院死亡率、外科手术前 30 分钟预防性使用抗生素的比例、剖宫产率等。相反,某些已经被证实与卫生服务质量不存在直接关系的指标却仍然使用,如病案优良率。研究表明,病案优良率与医疗服务的质量之间不存在必然的联系。其他类似的与

卫生服务质量不存在相关关系的指标还包括甲级病案率、门诊与住院诊断符合率、手术前后诊断符合率等。

从理论上说，每个评价卫生服务质量的指标都应建立在科学的基础上，即经过科学的程序和采用科学的方法验证后才能作为评价卫生服务质量的指标。以"同一病例1周内再入院率"这一指标为例，如果患者再入院是原先计划好的（如肿瘤患者定期入院化疗），那么再入院就是正常的。大量的研究表明，如果患者在前次住院是没有得到适宜的医疗服务，该患者在出院后的1个月内会因为相同或相关疾病非计划再入院，因此国际上普遍适用的指标是"患者因相同或相关疾病出院后31天非计划再入院率"。中国2012年版病案首页增添了"是否有出院31天内再住院计划"，为计算这一结果指标提供了重要的基础。

2. 某些指标定义不明确，需要主观判断 指标的客观性是能否准确评价卫生服务质量的重要因素之一。研究表明，如果一些指标在使用时需要进行主观判断，由于理解和激励等方面的原因，该指标很难准确反映卫生服务质量的真实情况，如危重患者抢救成功率、治愈好转率、门诊病例合格率等指标均存在需要主观判断的问题。

3. 过多使用间接指标评价卫生服务质量 长期以来，国内一直在使用如"病床使用率""病床周转次数""平均住院日""平均术前住院日""住院人数""平均住院费用""住院床日平均费用""门诊人均医疗费用""住院人均医疗费用""住院人均药品费用""住院人均检查费用"等指标评价卫生服务质量。使用这些指标的一个主要原因是认为这些指标可以间接地反映卫生服务质量，即卫生服务质量的改善可以有效地缩短平均住院日、提高病床使用率、增加病床周转次数和降低平均医疗费用。然而研究表明，这些反映医疗效率和财务状况的指标并不能很好地反映卫生服务质量，因为卫生服务质量不是影响这些指标变化的唯一因素。例如，通过先为患者办理出院手续，接着马上再为该患者办理入院手续这种与改善卫生服务质量无关的办法也可以明显缩短平均住院日、降低平均住院费用、增加病床周转次数。卫生服务质量评价的实践表明，过多使用"间接指标"不仅不能准确评价卫生服务质量，还可能误导医院，特别是使那些平均住院日较短、病床使用率较高、病床周转较快、平均住院费用较低的医院产生错觉，认为自己的卫生服务质量已经达到了较高水平，进而影响其卫生服务质量的持续改进。

2009年，卫生部和一些科研机构联合制定了《中国医疗质量指标体系》（CHQIS）。这一体系是基于医疗质量结果的评价，借鉴了国际上比较成熟的医疗质量评价指标体系。该指标体系包括住院死亡率相关指标、非计划重返相关指标及不良事件相关指标三大类（表10-3）。

表 10-3　CHQIS 医疗质量评价指标体系（2009 年）

一级指标	二级指标
1. 住院死亡率相关指标	1.1　住院总死亡率
	1.2　疾病诊断相关组住院死亡率
	1.3　高死亡风险疾病诊断相关组住院死亡率
	1.4　低死亡风险疾病诊断相关组住院死亡率
	1.5　关键病种住院死亡率
	1.6　住院患者总抢救失败率
	1.7　疾病诊断相关组抢救失败率
	1.8　关键病种抢救失败率

一级指标	二级指标
	1.9 手术患者总住院死亡率
	1.10 疾病诊断相关组手术住院死亡率
	1.11 关键病种/关键手术死亡率
	1.12 手术患者围术期总死亡率
	1.13 关键手术"围术期死亡率"
	1.14 高死亡风险疾病诊断相关组手术住院死亡率
	1.15 低死亡风险疾病诊断相关组手术住院死亡率
	1.16 关键病种/关键手术的手术后抢救失败率
	1.17 新生儿住院死亡率
	1.18 根据出生体重四级分类新生儿住院死亡率
	1.19 根据出生体重四级分类直接入院新生儿住院死亡率
	1.20 根据出生体重四级分类转入院新生儿住院死亡率
2. 非计划重返相关指标	2.1 重返手术室总发生率
	2.2 4 小时、48 小时、72 小时重返手术室发生率
	2.3 重返手术室总死亡率
	2.4 4 小时、48 小时、72 小时重返手术室死亡率
3. 不良事件相关指标	3.1 手术部位感染率
	3.2 NNIS 风险指数 0 级、1 级、2 级、3 级手术部位感染率
	3.3 关键手术的手术部位总感染率
	3.4 关键手术 NNIS 风险指数 0 级、1 级、2 级、3 级手术部位感染率
	3.5 手术医师关键手术 NNIS 风险指数 0 级、1 级、2 级、3 级手术部位感染率
	3.6 重症监护室中与使用呼吸机相关的肺部感染发生率
	3.7 重症监护室中与使用中心静脉导管(CVC)相关的血液感染发生率
	3.8 重症监护室中与留置导尿管相关的泌尿系统感染发生率
	3.9 重症监护室中与使用经外周中心静脉导管(PICC)相关的血液感染发生率
	3.10 压疮总发生率
	3.11 压疮Ⅰ期、Ⅱ期、Ⅲ期、Ⅳ期发生率

第三节 提高卫生服务质量的措施与方法

如图 10-1 所示,提高卫生服务质量的措施和方法主要包括机构和过程两个方面。良好有效的组织结构能够保证合理的医疗服务提供过程,从而提高医疗卫生服务的质量结果。反之,组织结构出现的问题,将不可避免地反映到医疗卫生提供过程中,进而影响卫生服务的质量。

关于卫生服务过程对质量结果的影响,有很多研究。例如为了预防冠状动脉搭桥手术后出现感染,研究证据表明在病历中明显标识使用抗生素的记录,以及手术超过 4 小时需追加使用抗生素等措施可以显著降低术后感染的发生,提高患者的生存率。由于医疗卫生服务过程的复杂多样,对服务过程的要求也各不相同。本文不能对各种卫生服务的过程一一进行介绍。这方面有很多的证据,读者可以根据需要获取和使用有关数据。

与卫生服务过程相比,针对组织结构与卫生服务质量关系的研究证据就要少得多。但是如前所述,一个医疗机构的组织结构对卫生服务的提供过程及卫生服务的质量结果发挥着重要作用,因此从结构入手是改善卫生服务质量的重要途径。以下将讨论几项重要的结构因素。

一、卫生资源配置

卫生机构的人力、物力和财力资源是卫生服务质量的基本保障,卫生技术人员的数量和结构(如专业机构、性别结构、学历结构等)是影响卫生服务过程的重要因素,可以通过测量卫生技术人员数量、医护比例、大学本科学历者所占比例、医生日均承担门诊人次等指标来反映。例如,护理人员紧缺,则现有护理人员的工作量和工作负荷增大,发生误操作的可能性也会增加。医疗卫生机构的床位、设备等物力资源同样会影响卫生服务提供的过程。如床位紧张,则一些需要住院治疗的患者需要等待一段时间才能入院,或者压缩住院时间、提前出院等,这些对卫生服务质量都将产生影响。

二、领导重视与机构文化

质量管理是许多机构的管理者非常重视的管理内容。作为一个机构的领导阶层,管理者对产品和服务质量的重视程度,决定该机构在质量管理方面的发展方向和进展情况。在企业管理领域,已有大量的证据表明领导层重视对服务质量提高的作用。同样,在医疗卫生领域,医院管理层的重视也有助于临床医生参与卫生服务质量提高的行动。

许多国家的医院建立理事会(或董事会)参与医院管理。理事会的主要职责是参与医院的重大决策,尤其是财务预算等。这些理事会通常也把服务质量和患者安全作为一项重要的职责。但是,尚没有足够的证据表明理事会在质量管理方面的努力能够促进卫生服务质量的改进。中国在公立医院改革中,许多医疗机构试点成立理事会,也应该积极探索理事会在医疗服务质量管理方面所能发挥的作用。

文化是一个机构具有凝聚力、应对变革的重要力量。在企业管理领域,文化对一个机构的服务质量和绩效常发挥着重要作用。许多机构(如摩托罗拉和通用电器)通过采纳建立先进的质量管理文化(如西格玛质量管理),促进产品和服务的质量。在医疗卫生领域,机构文化同样能够对卫生服务质量产生重要影响。其中,医疗机构文化的一个重要内容是建立卫生服务质量的责任体系,包括从最高管理者到每一个医务人员,都要明确自己在卫生服务质量管理体系中的责任。另外,医院还应该建立有效的沟通和交流文化。目前医疗服务主要是通过不同的临床科室独立提供的(如肿瘤科、心内科等),如何建立一种沟通和交流的文化,使不同科室之间的人员打破行政壁垒,进行充分的信息交流和分享,这也是与卫生服务质量密切相关的文化因素。

三、医院组织结构

从 20 世纪开始,医疗卫生服务的提供是以医院服务为主要模式。而在医院内部则以不同专业为基础,设置了不同的功能科室,每一个专业科室对上一级管理层负责。这种纵向的结构设置有利于发挥规模经济的优势,提高服务的效率,但在一定程度限制了不同科室之间的功能整合。一些质量管理的改进措施(如全质量管理)往往由医院的行政管理部门负责,需要医院管理层面的协调及医院内部不同科室之间的通力合作,医院组织结构的这种矛盾经常限制了卫生服务质量的改进。

四、激励机制

传统的服务质量改进措施主要依靠教育和培训。但研究证据表明,教育培训并不能完全解决卫生服务质量的问题。为了促使医务人员更好地遵从临床指南、提高服务质量,卫生系统采取了一系列的激励措施,这些措施包括国家(如卫生部)、地方卫生行政部门及医疗机构等不同层面。

激励机制的形式包括经济激励和非经济激励,经济激励机制的使用最为普遍。其中医疗保险支付制度是其中最为常见的一种经济激励方式。医保支付制度的主要目的有两个方面:①控制医疗费用的过快增长;②在控制医疗费用增长的同时提高卫生服务质量,或者至少不损害卫生服务质量。在常见的支付方式中,按服务项目支付是按照服务项目单位决定支付经费的数量。这种支付方式的主要缺点是无法控制医疗费用的增长,对于卫生服务质量一般没有很大影响。但如果为了获取经济利益而提供一些不必要的诊断治疗,也可能损害医疗服务的的质量。其他支付方式,例如按病种支付、按人头支付、总额预算等方式,在控制医疗费用的同时,如果不加强对卫生服务质量的监管,可能出现损害卫生服务质量的现象。值得一提的是,近年来,以美国为代表的一些国家开始推行按绩效支付的改革(pay for performance),根据医疗机构提供服务的质量决定支付给医疗机构的经费数量。2003年,美国首次开展了按绩效支付的试点项目,取得了巨大的成功。目前,关于按绩效支付方式与卫生服务质量的证据仍在不断累积。

目前,中国试行的不少支付制度改革在设计和执行中有一些名不副实的地方。例如,单病种限价支付,实质上是单病种收费封顶下的按项目支付;按总额预付,实质上是医院总额资金分配基础上的按项目支付;门诊按人头支付,实际上是按照人头分配新农合门诊资金,从服务对象的角度,还是按照项目支付。支付制度名不副实,最大的风险是按项目付费的缺陷仍然无法避免,预期目标也难以实现。而这些支付方式的改革与卫生服务质量的关系,也要根据具体的改革设计和执行过程加以具体分析。

五、医疗信息系统

医疗信息系统对于改善卫生服务质量发挥着极其重要的作用,有效的医疗信息系统也是监测卫生服务质量的重要信息来源。有研究表明,超过一半以上的医疗差错与医疗信息不充分有关。在医疗服务过程中提高信息可获得性的一个主要方式是利用现代信息技术(IT)的进展。

医疗信息系统的建立需要注意几个方面:①要有一套标准化的信息收集和报告体系,才能保证信息收集的准确性和高效率。②目前,卫生系统内有许多独立的信息系统,一些医疗信息系统的主要目的并不是为卫生服务质量而建立的,如新型农村合作医疗的信息系统是为报销和结算这一目的而建立的,系统中往往只有服务项目和费用相关的信息,可能没有治疗过程和质量结果信息。只有与医疗服务的其他信息系统相互联接,才能真正为测量和改善医疗卫生服务质量作出贡献。同样,不同医疗机构之间,医疗机构与上级卫生行政管理机构之间的信息系统链接,也是医疗信息系统建设的重要组成成分。③医疗信息系统的建设需要大量的经费投入,对于一些基层和经济欠发达地区的医疗机构而言,医疗机构本身难以承担这些费用,需要政府部门的支持才能有效建立现代化的医疗信息系统,为监测和提高卫生服务质量服务。

(刘晓云)

参 考 文 献

［1］李元峰. 医疗质量评价体系与考核标准. 北京:人民卫生出版社,2011.

［2］赵明刚,焦亚辉,陈虎. 国际医疗质量管理现状研究. 中国卫生质量管理,2009. (16):1-4.

［3］赵明刚. CHQIS 医疗质量评价指标体系的设计与实现. 中国医院,2009, 13(4): 2-4.

［4］Donabedian A. Evaluating the quality of medical care. Milbank Quarterly, 2005, 83: 691-729.

［5］Glickman SW, Baggett KA, Krubert CG, et al. Process versus outcome indicators in the assessment of quality of health care. Int J Qual Health Care, 2001, 13: 475-480.

［6］Mcglynn EA. Six challenges in measuring the quality of health care. Health Affairs, 1997, 16: 7-21.

［7］Schulman KA. Promoting quality: the health-care organization from a management perspective. Int J Qual Health Care, 2007, 19: 341-348.

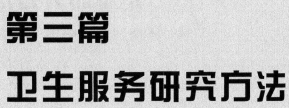

第三篇
卫生服务研究方法

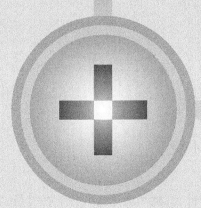

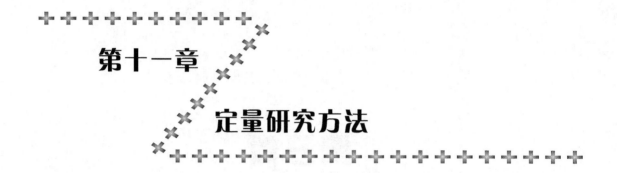

第十一章

定量研究方法

第一节　描述性研究

从方法学角度可将卫生服务研究方法分为描述、分析、试验和理论研究等。在分析、实验和理论方法尚未系统化以前,主要应用的是描述性研究(descriptive study)的方法。由于描述是其他3种研究方法的基础,描述被列为4种研究方法之首。离开了描述,将不可能揭示任何卫生服务的规律。

一、描述的概念

首先,描述的方法(descriptive approach)指的是在一项具体的研究中收集、校对、整理和归纳资料的方法。在此基础上,客观地描述疾病、健康,或者有关卫生服务在人群、时间和地理分布的特点,通过比较初步分析存在差异的原因,提出进一步的研究方向或初步防治对策。

通过描述反映事物的本来面目,需具备科学的态度和实事求是的精神,还必须熟练掌握卫生服务研究的基本概念与常用的统计方法。描述的关键在于对信息做出正确判断。收集的基础资料是否可靠? 对研究背景和基本形势的估计是否适当? 是事关一项研究工作成败的关键。

其次,描述还要从宏观上分析社会群体中卫生事件的动态变化。研究者通过收集有关信息和调查结果,指出病因学研究方向,提出因果关系的假说,阐述与解释疾病的自然史,或提出疾病控制的战略及对策。因此必须掌握观察问题的方法,要具有广博的学识、敏锐的头脑和严密的逻辑推理能力,又要对现场实际情况有深刻的了解。

二、描述研究常用的基础资料

（一）人口统计学资料

人口统计学(demography)资料是描述研究中经常应用的资料。主要内容有姓名、年龄、性别、种族、职业、文化程度、经济收入和地址等项目。统计分析这些项目,可以达到以下目的。

(1) 为进一步分析提供分母:整个研究人群的人口数可以作分母,具有某一特征(例如同一年龄组、同性别人群)的人口数可以作分母。观察任何一个事件的发生时,必须回答下列问题:这些事件发生于什么人群? 人群的范围有多大? 这一人群又可按哪些指标分为亚人群? 事件发生于整个人群和各亚人群的频率有何不同? 这些都与分析分母有关。

(2) 便于和研究对象取得联系,进一步开展随访研究。

人群有静态人群(fixed population)和动态人群(dynamic population),即有两种不同的分母。理想的静态人群是指在研究过程中无人口的移出移入的人群。实际工作中,一个地区的人口仅有少量的人口出生、死亡和移出移入时,仍可视为静态人群,计算时可采用观察期间的平均人口数作分母。动态人群是指在研究过程中频繁地有人口移出移入的人群。对下列人群的计算应采用人时计算法:①观察期结束未发生卫生事件者;②观察期中发生卫生事件者;③被观察的截头数据者;④被观察的截尾数据者。

(二) 死亡资料

死亡是一个很明确的概念,是一次性事件,不存在重复死亡的现象。死亡也是最严重的公共卫生事件。人类开展死亡统计的时间最早,对死因的分类研究也最充分。

1836 年英国率先制定"出生与死亡登记法",到 1874 年开始对不进行死亡登记者实行处罚,逐渐杜绝了死亡漏报现象,积累了时间跨度在一个世纪以上的十分珍贵的死亡统计资料。这些资料对于描述和分析死亡原因、疾病治疗的预后情况、寿命统计分析和制定公共卫生决策乃至研究英国文明进步史都发挥了重要作用。

中国公安部门有较完整的死亡人口统计登记。卫生部从 1957 年开始在北京等 13 个市,1975 年开始在上海、江苏所辖的 18 个县(全县或部分乡镇)系统地收集统计死因分类资料。1990 年统计范围已扩大到 32 个市(或部分市区)和 72 个县。

1980 年,中国医学科学院流行病学微生物学研究所(现属于中国预防医学科学院)在国内建立了自愿组成的疾病监测系统,开始了死因分类统计工作;1990 年,通过分层抽样方式牵头组建有 145 个市、县监测点参加的疾病监测系统,并采用国际通用的 ICD - 9 疾病分类法进行死因分类。

死亡统计和死因分析是卫生服务研究的重要内容。有了死因分类的基础资料就容易发现异常死亡现象,各国以异常死亡为线索开展了一系列目的明确的流行病学调查。近年来,艾滋病等新发现的疾病都是从发现异常死亡现象开始着手调查而取得重大突破的。死因分类统计也为确定和修正公共卫生决策提供了重要依据。

(三) 疾病资料

疾病与死亡不同,疾病的发生不是一个很明确的概念,采用不同的诊断方法,对疾病的判断可能不同,甚至会有较大差异。疾病发生于一个时点,患病后持续一个时段,发病与患病的意义截然不同,一个是指新发生情况;另一个是指现患情况。前者用发病率进行统计,后者用患病率作为统计。疾病的发生不仅可以造成死亡,也可以造成短期或长期劳动力的损失。由于绝大多数疾病的发生率显著高于死亡率,因此人们将调查疾病发生的原因列为卫生服务研究的重要内容。

世界各国对疾病资料的系统收集是从传染病疫情统计开始的。根据国际卫生法规,目前世界各国根据本国国情规定了法定报告的传染病病种,建立了法定传染病报告系统。系统收集的传染病疫情资料为开展卫生服务研究和制定卫生防病规划提供了重要的基础资料。

近年来,一些发达国家率先开展了对肿瘤、心脏病、脑卒中和高血压等慢性病的监测工作,在监测工作中不仅收集死亡资料,也对发病率或患病率开展调查,在此基础上开展病因学调查和实施控制策略。国内一些有条件的城市(例如天津市、北京市东城区)和一部分疾病监测点也已开展了慢性病的监测工作。

(四) 其他资料

其他资料包括的范围较广,收集资料的内容与研究目的有关,并受研究者专业知识和观察视野的影响。开展任何研究,都要围绕卫生事件、人和社会环境因素 3 个方面来收集资料。

社会环境泛指社会结构、经济、文化、民俗、计划生育、人口流动、保健制度等对卫生事件发生的影响。例如,上海人生食毛蚶曾导致甲型肝炎暴发流行、经济高度发达的国家流行肥胖症、贫困的非洲地区流行营养不良症等。社会环境资料中,对一个具体问题要善于发现对卫生事件产生影响的关键因素。例如某县脊髓灰质炎流行,它与乡村卫生保健网的健全情况、计划免疫工作的好坏、流动人口的多少及管理状况、计划免疫保偿制覆盖率的高低,以及当地政府对传染病防治工作的重视程度密切相关,其中当地政府的重视程度是关键因素。

三、卫生事件的分布

卫生事件的分布(distribution)主要是指卫生事件在不同的群体、时间和地区中的分布。

(一) 卫生事件的群体分布

这里的群体一般是指人群,也可以是指产生卫生事件的机构群、社区群等。

1. 年龄　在研究疾病与健康的分布时,年龄往往是最重要的因素。大多数疾病在不同的年龄组其发病率不同,麻疹、猩红热、脊髓灰质炎、流行性乙型脑炎、百日咳等病的发病率以儿童为高,森林脑炎、炭疽病、血吸虫病、淋病、艾滋病以青壮年为高,乳腺癌、胃癌、冠心病和脑卒中的发病率则随年龄的增高而上升。因此,对不同年龄组需要采取不同的预防措施。例如,对 1 岁以下儿童要按计划接种卡介苗、麻疹疫苗、百白破疫苗和脊髓灰质炎疫苗;对中、青年要加强对意外伤害的预防,防止因接触传染源而发生的传染病(如森林脑炎、炭疽病、钩端螺旋体病和性病)的传播;对老年人要预防癌症及心脑血管等疾病的发生。

在病因学调查中,年龄经常作为配对的主要因素之一,以避免由此带来的混杂作用(confounding factors)。必要时采取对年龄结构作调整的方法,以消除因年龄结构不同而带来的假象。此外,还应考虑到年龄本身也可以是一项病因学调查的效益修正因子。

2. 性别　某些卫生事件在男、女性发生率不同。生理解剖和暴露机会的不同,是男、女性发生率不同的重要原因。在卫生事件调查中,性别也常作为配对和调整的因素。

3. 职业　从事不同职业的人因暴露的危险因素不同和工作紧张程度不同,各种卫生事件发生的概率也不同。例如,不同职业暴露于噪声、尘埃和各种化学物质的机会不同;教师和警察由于经常站立,容易发生下肢静脉曲张;工作高度紧张的人易患高血压和胃溃疡等等。

在调查职业暴露与发病的关系时,应注意人们因对职业暴露因子的敏感性和耐受性不同,而对职业有不同选择所造成的选择偏倚。

4. 种族和民族 同一种卫生事件在不同的种族和民族的分布可能不一致,同一种暴露因素对不同种族和民族造成的致病性也可能不同。例如,美国黑种人的艾滋病、结核、梅毒和脑血管病的发病率和死亡率均高于白种人,而白种人的动脉硬化性心脏病、白血病和乳腺癌的死亡率又都高于黑种人。再例如,1918~1919 年世界流感大流行,无一国可以幸免,但白种人的死亡率却明显高于其他种族。华人包括大陆、台湾和侨居海外的华人乙型肝炎表面抗原阳性携带率均明显高于其他民族。不同种族和民族卫生事件发生率的不同,可能与遗传因素、风俗习惯、经济文化发展水平、卫生条件等综合因素有关。

（二）卫生事件的时间分布

在不同的时间内,卫生事件的发生频率可能发生变化。多数传染病都有严格的季节流行特点,例如 7~9 月是中国肠道传染病和疟疾的高发季节。对于非传染病,例如冠心病的死亡在严酷的冬季会增多。其他各种卫生事件的发生也可能具有季节性变化,例如对于痔疮、疝气的切除手术,在夏季施行的较少,因为人们往往等待气候变凉后再去择期手术,而对于急腹症手术却一年四季变化不大。在中国,春节期间眼科手术次数急剧增加,这与春节除夕燃放鞭炮、烟火的习惯有关。

（三）卫生事件的地区分布

有些卫生事件有明显的地区分布特征,例如中国河南林县是食管癌的高发地区,江苏启东县是原发性肝癌的高发区。

地区分布的不同往往是一种现象,其根本原因在于危险因子的分布和致病条件不同。几乎没有一种地区高发性疾病绝对发生于高发区而其他地区没有病例,只要条件具备其他地区也可以发生。因此,在研究发生卫生事件的原因时,不仅要在高发区去调查,也要重视对低发区的研究。

四、描述卫生事件的常用指标

描述卫生事件的常用指标分为两类,即定性指标和定量指标。

（一）定性指标

1. 相对比(ratio) 为对比指标,是 A、B 两个有关指标的比。说明 A 是 B 的倍数或百分之几。

$$相对比 = \frac{A}{B}$$

2. 构成比(proportion) 为构成指标。说明事物内部各组成部分所占的比重,以百分数表示。

构成比=(某一组成部分的观察数/同一事物观察单位的总数)×100%

3. 率(rate) 为频率指标。说明某一事物发生的频率或强度。

率=(发生某一现象的观察单位数/可能发生某一现象的观察单位数)×(100%)

（二）定量指标

1. 平均数(average) 算术均数(arithmetic mean)、几何均数(geometric mean)、中位数

(median)。描述一组计量变量的集中趋势和平均水平。视资料的分布不同,用不同的平均数表示变量的集中趋势。其中算术均数比较常用。

2. 标准差(standard deviation) 描述一组计量变量的变异程度。结合算术均数,从集中趋势和变异程度两个方面描述变量的分布情况。

第二节 横断面研究

横断面研究(cross-sectional study)是指在一个特定的时间内,即在某一时点或短时间内,按照研究设计的要求,在一定人群中通过普查或抽样调查的方法,收集有关疾病与健康状况的资料,从而描述疾病或健康状态及其与影响因素的关系。它是描述性和分析性研究中应用最为广泛的方法。横断面研究由于所收集的资料既不是历史的记录,又不是随访研究所得,而只是调查当时所得到的资料,故又称为现况调查或现况研究。正是由于调查时因与果是同时存在的,故只能为病因学研究提供线索,而很难得出因果联系的结论。

一、横断面研究的目的

1. 描述疾病或健康状况的分布情况 通过对某一地区或人群的调查,获得某种疾病在时间、地区和人群中的分布,从而发现高危人群或发现有关的病因线索,为疾病的防治提供依据。

2. 描述某些因素或特征与疾病的关联,确定危险因素 如通过冠心病及其危险因素的调查,发现高血压、高脂血症、超重、吸烟及有关职业与冠心病的关系,从而为降低危险因素、减少冠心病发生提供依据。

3. 为评价防治措施及其效果提供有价值的信息 通过卫生服务研究,针对不同疾病和危险因素提出预防和控制措施,通过横断面调查,并将结果与采用某项干预措施前的结果进行比较,判断防治措施效果的好坏。

4. 查出某一地区患有某种疾病的人群,从而达到早发现、早诊断和早治疗的目的 在横断面研究中,普查主要的目的就是为了早期发现病例并给予及时的治疗。如乳腺癌的普查就是中国实施二级预防的典型实例。

二、横断面研究的用途

(1) 描述疾病或健康状况的分布。
(2) 评价一个国家或地区的健康水平。
(3) 研究影响人群健康和与疾病有关的因素。
(4) 用于卫生服务需求的研究。
(5) 用于医疗或预防措施及其效果的评价。
(6) 用于有关卫生标准的制订和检验。
(7) 用于检查和衡量既往资料的质量。
(8) 用于社区卫生规划的制订与评估。

三、资料的来源

卫生服务研究的实质就是进行调查分析,它是建立在事实和材料的基础之上。调查就是收集数据资料,对所收集的资料运用统计学方法加以整理和分析;对分析出来的结果,结合生物医学和其他学科的知识,进行科学的合乎逻辑的解释,得出恰当的结论。这个过程就是卫生服务研究。由此可知,收集资料是实施卫生服务研究的第一步,也是最基本的任务之一。

第三节　病例-对照研究

一、概念

病例-对照研究(case-control study)是一种由果及因的回顾性研究方法。它是先按疾病状态确定调查对象,分为病例(case)和对照(control)两组,然后利用已有的记录或用询问、填写调查表的方法,了解其既往(发病前)某些因素的暴露情况并进行比较,推测疾病与暴露因素之间的联系。在卫生服务研究中,用以推测卫生事件与影响卫生服务利用的因素之间的关系。适用于一种或几种因素与一种事件的关系研究,也适用于多种因素之间交互、协同、效应修正作用的研究。

如研究吸烟斗与口唇上皮扁平细胞癌、生殖因素与乳腺癌的关系、吸烟与肺癌的关系、口服避孕药与心肌梗死、食用污染的毛蚶与甲型肝炎的关系等。

二、研究步骤

1. 提出假设,确定待检验的影响因素

2. 选择研究对象

(1)病例的选择

1)确定病例的定义:根据症状、体征、实验室检查、诊断试验、组织病理检查等确定病例定义和诊断标准,也可根据教科书上的记载、已有的标准、向专家咨询、参照他人研究中规定的标准。

2)确定病例的入选标准:凡被选为病例者均应符合病例的定义和诊断标准,并有代表性,有暴露的可能性,病例应能合作。

3)尽可能选用新病例(incident case):用现患病例(prevalence case)有可能产生偏倚。如果间隔时间较长,疾病的诊断方法、记录保存等都会改变,回忆错误的机会也增加,病后死亡病例被排除在外对研究结果也会产生影响。如采用死亡病例和存活者对照,由于死者的暴露资料不齐,可低估影响因素的作用。如存活的对照较一般人更健康,则可高估影响因素的作用。

(2)对照的选择

1)确定对照的定义:对照的定义取决于病例的定义,应能除外病例。确定对照时采用的诊断标准应与病例相同。

2)确定对照的入选标准:有代表性,有暴露于研究因素的可能性。使用其他疾病对象作为对照时,勿使对照病例的病因与所要研究的病因相同或有联系。影响疾病发生的其他变量在病例和对照中的分布应相同,并注意病例与对照的资料来源和收集方法应相同。

(3)医院病例和医院对照的问题

1)优点:费用省,易组织,合作好,易于询问,所获信息较完整、准确。可减少病例与对照在回忆和其他特征方面(如社会背景、地区)的差异,抵消部分选择因素的影响。

2)缺点:不能代表一般人群,其疾病危险性较高,只反映了住院病例的情况。易发生选择偏倚,因较重的病人才可入院。如病例选自大医院,代表性更差,也难以确定病例的总体,除非知道当地全部医院,且所有病例均有同等机会在医院就诊。有的暴露因素也可影响入院机会,难以用盲法获取信息。如病例的疾病与对照的疾病在病因上相似,可减低效应。如吸烟可致多种疾病,因此在研究吸烟与某种疾病的联系时,选用医院对照可低估危险,有时病例与对照所代表的基本人群也可能不同。

(4)医院病例与人群对照的问题

1)优点:对照的代表性好。

2)缺点:医院病例不能代表一般人群,只是代表疾病危险性较高的部分人群,这部分病例与一般病例的暴露情况可能不同,故可发生选择偏倚。选择人群对照费时、费力、费钱,且人群对照的参加率较低,医院病例与人群对照在回忆既往暴露史时会有差异。

(5)匹配问题:匹配(matching)是一种选择对照的方法。通过匹配,可以使对照在一些特征方面与病例相似。即在选择对照时,尽可能使对照中可能的混杂因素与病例一致,从而提高病例与对照的可比性和统计效率。已匹配的因素,在以后的分析中将被排除,不能再分析其病因作用。

1)匹配方式

频数匹配(frequency matching or group matching):一组病例配一组对照,进行成组比较。

个体匹配(individual matching):每一个病例匹配一个或多个对照。一个病例配一个对照,称1∶1匹配,或配对(paired matching)。一个病例配 M 个对照称1∶M 匹配,一般 M 不超过4,因为匹配的检验效率与 M/(M+1)成正比。故 M 达4以上时,选择对照难度增加,而增加的效率甚微。

2)匹配的注意事项:在探索性研究中,一般只匹配一些基本特征,如年龄、性别,不必对所有变量都匹配。只匹配一些最重要的、明显可致混杂的变量,即可使统计效率提高,消除偏倚。

3)匹配的优缺点

优点:均衡性好,可提高检验效率(使方差缩小),减少样本含量。

缺点:费时、费力,已匹配的因素无法再分析其作用,有可能匹配过头。

4)过分匹配(匹配过头):对不起混杂作用的变量进行匹配,其中有的可能是疾病的潜在危险因素,或是暴露于疾病因果链中的一部分,即可致匹配过头(overmatching)。例如,在研究使用外源性雌激素与子宫内膜癌关系的病例-对照研究时,如将"子宫出血"作为一个因素进行匹配,即可导致匹配过头。

过分匹配的缺点是低估危险性,致使产生假的安全感,费时费钱,有时因匹配因素过多,找不到适当的对照,不得不将病例也弃去。因此,使一些外部变量在病例和对照中适当交叉是有益的,尤其在其作用不明的情况下更是如此。

三、病例-对照研究的优缺点

1. 优点　简便、快速、省费用；需调查的对象较少；同一项调查可识别一个以上的危险因素；易获得个体特征方面的信息，如吸烟、饮食习惯等。

2. 缺点　易发生各种偏倚，包括选择、信息、比较、混杂偏倚；不能直接计算疾病率，只能估计相对危险性；虽可为进一步研究提供线索，但无法直接得出因果联系的结论。

四、病例-对照研究的分析指标

最简单的病例-对照研究所得结果的归纳模式如表 11-1 所示。

表 11-1　病例-对照研究资料的归纳模式

组别	既往有过暴露	未暴露	合计
病例	a	c	a+c
对照	b	d	b+d
合计	a+b	c+d	a+b+c+d

病例-对照研究是通过回顾来比较病例和对照在得病前暴露于某种可能的危险因素方面的差异，分析该因素与疾病的可能联系。病例-对照研究中，由于病例和对照最多只是所有病例和所有对照的有代表性的样本，并不知道暴露组和未暴露组观察数是多少，故无法直接计算两组真实的疾病率，因而无法直接计算相对危险度，但可以对相对危险度进行估计。

1. 比值比（odds ratio，OR）　表示疾病与暴露（接触）之间联系程度的指标。

（1）比值（odds）：是指某事物发生的可能性与不发生的可能性之比。

$$病例组的暴露比值 = \frac{a/(a+c)}{c/(a+c)} = \frac{a}{c}$$

$$对照组的暴露比值 = \frac{b/(b+d)}{d/(b+d)} = \frac{b}{d}$$

在病例-对照研究中，病例组的暴露比值与对照组的暴露比值之比称为比值比。

$$OR = \frac{a/c}{b/d} = \frac{ad}{bc}$$

（2）OR 的优点：①如果病例和对照都是各自有代表性的样本，且疾病率<5%，比值比是相对危险性（度）的极好近似值。相对危险性（度），是指暴露组的疾病危险性为未暴露组的多少倍。因此比值比也可作为暴露因素致疾病危险性大小的指标。②OR 不仅可用于病例对照研究，而且也适用于队列研究。③无论用暴露比值或非暴露比值计算，或以有病比值或无病比值计算，算得的比值比其结论都是一致的。④OR 恒等于 ad/bc。

（3）OR 的统计推断

1）显著性检验

$$\chi^2 = \frac{(ad-bc)^2(a+b+c+d)}{(a+b)(c+d)(a+c)(b+d)}$$

查 χ^2 界值表可确定 P 值。

2) OR 的 95%可信区间(CI)

$$CI = OR^{(1 \pm 1.96\sqrt{\chi^2})}$$

可信区间中不包括 1,可认为 OR 值在 0.05 水平上有显著性。

2. 归因危险度百分率(attributive risk proportion, ARP) 是指暴露者中该病的危险性有多少是因该暴露所致。

$$ARP = \frac{OR - 1}{OR} \times 100\%$$

3. 人群归因危险度百分率(population attributive risk proportion, PARP) 是指人群中由于暴露(接触)某因素所致疾病率占人群疾病率的比例。它表示,如停止接触该因素,人群中的疾病率可减少的程度,也称病因分数(etiologic fraction, EF)。这是一个复合性指标,它既反映相对危险性(度)的大小,又反映人群的暴露(接触)比例的高低。

$$PARP = \frac{Pe(OR - 1)}{Pe(OR - 1) + 1} \times 100\%$$

式中,$Pe = b/(b + d)$,为对照组的暴露比例。

第四节 定 群 研 究

一、定群研究的基本概念

在定群研究(panel study)中,根据以往有无暴露经历,研究者将研究人群分为暴露人群和非暴露人群,在一定时期内,随访观察和比较两组人群的发病率或死亡率。如果两组人群发病率或死亡率的差别具有统计学意义,则认为暴露和疾病之间存在联系。定群研究是基于观察人群自然暴露于可疑病因相关因素后疾病变化规律的研究。虽然有时候也称为自然实验(natural experiment),但其本质仍属观察性质。

定群研究是由因到果的研究,它所验证的暴露因素在研究开始前就已经存在,而且研究者也知道每个研究对象的暴露情况,这与病例-对照研究和干预试验不同。在病例-对照研究中,研究者预先并不知道病例和对照的暴露情况;在干预试验,实验者主动将暴露因素(即干预因素)分配给受试对象。

大多数情况下,定群研究的目的是验证某特定暴露因素对某一疾病发病率或死亡率的影响,但它也可同时观察特定暴露因素对整个人体健康的系统影响。例如观察吸烟与肺癌关系的定群研究,毫无疑问也可同时观察吸烟对其他人体器官的致癌作用。在一定条件下,它还可研究多种暴露因素与多种疾病的关系。

定群研究在正式开始前,经常先进行一次现况研究。研究者通过现况研究查出不宜作为定群研究的个体,同时为进一步划分暴露和非暴露人群提供依据。

二、定群研究的类型

根据研究开始时事件是否发生,定群研究主要分为前瞻性和回顾性两种类型。

（一）前瞻性定群研究

前瞻性定群研究(prospective cohort study)的特点是在研究开始时,暴露因素已经存在,但疾病尚未发生。尽管前瞻性定群研究在研究正式开始前,经常要求研究对象回忆其过去的暴露经历,这只是为了解和估计研究对象既往暴露经历的累积情况。前瞻性定群研究不仅可预先获得每个研究个体的暴露情况和确定有关观察指标,在以后随访期间,可继续获得这些对象在暴露方面的变动情况,并且根据需要改用新的检测方法和观察指标。前瞻性定群研究的设计类似于干预试验,因此在因果关系推断上作用较大。

前瞻性定群研究属于规模巨大的研究,需观察大量人群或较长随访时期,经费开支庞大。研究者可通过以下方法降低前瞻性定群研究的费用:①利用现有疾病登记系统收集病例。②只收集暴露人群资料,非暴露人群情况用社会一般人群资料来代替。但这种做法会使暴露人群和非暴露人群在数据质量上产生不可比性。③在随访的研究人群中再进行嵌套式病例-对照研究。④选择疾病高发地区进行研究。⑤考虑应用回顾性定群研究方法。

（二）回顾性定群研究

回顾性定群研究(retrospective cohort study)又称历史性定群研究(historical cohort study)。其主要特点是,在研究开始时暴露和疾病均已发生;研究者先追溯有关历史资料确定暴露组和对照组,然后通过各种途径查出这些对象发病和死亡情况。

回顾性定群研究完全依赖于有关暴露、疾病和生死状况的历史记录。所以,历史资料的完整性和真实性,将直接影响研究的可行性和研究结果的可靠性。需要指出的是,回顾性定群研究可能缺乏影响暴露与疾病关系研究的混杂因素资料,以致于造成暴露组和非暴露组之间的不可比性,歪曲研究结果。

由于回顾性定群研究无需长时期等待疾病发生,因此花费较少,可迅速得到研究结果。

除上述定群研究类型外,也有在前瞻性定群研究时再嵌套进行病例-对照研究,这种设计由于分析的只是少数随访对象,节约了大量的人力和物力。嵌套式病例-对照研究,是以整个随访人群中一个有代表性的样本作为对照,故选择性偏倚较小。

三、定群研究的步骤

（一）确定研究人群

1. 研究人群的类型　根据研究人群的流动性,定群研究人群有固定队列(fixed cohort)和流动人群(dynamic population)两种类型。

（1）固定队列:是指一组可按研究要求而固定不变的研究人群,主要特点是事先确定的研究对象属于暴露组和非暴露组的状态在随访过程中是固定不变的。例如在随访期内,某些职业暴露对象尽管会由于健康原因而调离原来工种,但他们仍归类为暴露组。在固定队列中,研究者比较容易获得每个对象的暴露和疾病信息。

根据随访开始后是否有研究对象的加入和退出,固定队列又可进一步分为完全固定队列和不完全固定队列两种类型。前者特征是所有对象都从随访开始被观察,并都被随访到终止,期间没有任何对象加入或失访,但年龄会随着时间增大,总人数会由于发病、死亡结局的出现而减少。完全固定队列只有在观察样本量较小和随访期较短的定群研究才会遇到,是最理想的定群研究人群。事实上,绝大多数研究者可采纳的研究人群属于不完全固定队列。在不完全固定队列中,研究对象并不都是从同一时点开始随访,他们既可在任何时点进入随访,也可在任何时点退出随访。

(2) 流动人群:是一组难以固定的人群。在整个随访期,不仅研究对象会不断流动,而且随访人群中暴露因素也会发生改变。流动人群中的个体可在某一时点属于研究对象,但又可在另一时点不属于研究对象,或者以后再重新成为研究对象。例如,观察饮用污染水和不饮用污染水两个地区的肝癌发病率。研究人群是两地居民,在此研究中,研究者无法详细了解到每个居民的实际饮水情况,而只能从两地总体水平进行估计。鉴于社会经济活动需要,两地居民亦会流动。除了不施加干预因素外,选择流动人群作为研究人群的定群研究类似于社区干预试验。

2. 暴露资料的收集 暴露因素泛指各种会影响人体健康的物理、化学、生物和社会行为因素。人们把导致疾病事件增加的暴露因素称为危险因素(或致病因素),把导致疾病事件降低的暴露因素称为保护因素。

对暴露因素进行定量研究可以提高研究价值。这样做:①有利于了解暴露因素的致病机制;②增加对疾病因果关系的可信性;③为制定公共卫生政策提供依据。

虽然有时候整个人群的平均暴露水平可作为暴露定量的基础,但采用每一个体暴露信息进行定量价值会更大。对暴露因素进行定量,除注意暴露剂量水平外,还应考虑它的时间长度,以及是否曾经停止过。例如在研究吸烟和肺癌关系时,对吸烟史要了解,即目前吸烟量、吸烟开始年龄和停止吸烟年龄。

有关暴露因素资料可通过雇佣记录、医学记录、专门设计的调查表等来收集。但源于这种资料的暴露信息有可能不太完整,如果暴露本身也是一个漫长过程,例如某些职业人群接触有害物质并不是一次性的,而是要经历一个漫长的过程,这时暴露信息的收集变得十分复杂。

定群研究除收集主要暴露因素的资料外,也应同时收集其他次要的暴露因素资料,以便进一步分析研究结果。

3. 非暴露人群的选择 非暴露人群是由没有受到暴露因素影响的个体组成,在定群研究时,它作为暴露人群的对照。定群研究结果的可信性依赖于是否已正确地选择了非暴露人群对照。非暴露人群对照大致可分为以下3种。

(1) 内对照:同一研究人群中部分没有暴露或具有最低暴露剂量的人员即为内对照。例如在某人群中研究吸烟与疾病的关系,不吸烟者或少量吸烟者就是内对照。定群研究应尽量采用内对照。因为除暴露因素本身外,它与暴露人群在其他因素上的可比性较强,是最理想的对照。

(2) 外对照:没有暴露或具有较低暴露水平的其他人群属于外对照。如某人群全部受到暴露,那么就必须选择另外非暴露的人群来作为对照。这种情况在职业流行病学研究中尤为多见。有时可以将具有可疑暴露因素的某工厂的全体工人作为暴露组,而以无该因素的其他工厂作为非暴露对照。采用外对照时,必须注意各组间在年龄、性别、住地、文化水平,以及随访开始时间等特征的可比性。

（3）一般社会人群对照：定群研究经常采用一般社会人群作为对照，用这种方式可节省大量的研究经费和研究时间。由于一般人群涉及的人数众多，故用作比较的发病率或死亡率相对比较稳定。然而，一般人群中存在一定比例暴露者，采用一般人群作为对照时暴露与疾病联系的研究结果会被低估。对于这种低估现象，需予以校正。

（二）随访

1. 确定随访期　每个研究对象开始随访和终止随访日期都应当被很好地定义，便于计算人时数和暴露导致的事件。开始随访时间及时间长短直接关系到定群研究功效的大小。

随访时间的长短取决于暴露与疾病的联系强度，暴露因素作用强，导致的病例数多，随访时间就可以短。反之，随访时间就长。随访时间的长短也与疾病的潜伏期有关。潜伏期只有数天或数月的急性病，随访可以很快结束；但潜伏期很长的慢性病，随访时间可以延续许多年。

2. 研究对象的随访

（1）随访目的：①确定研究对象是否仍处于观察之中，即确定分母信息；②确定研究人群中的各种疾病事件，即确定分子信息；③进一步收集有关暴露和混杂因素的资料。

（2）随访方法

1）利用常规登记的人群和疾病资料来随访研究对象：在某些发达国家，每个公民都有一个全国计算机联网的个人识别号，通过个人识别号可查到有关就业、医疗、死亡等情况。在中国，可利用职工人事登记资料、肿瘤及传染病报告卡、死亡证明等。

2）进行特殊安排的随访：由于很多研究无法通过常规资料进行随访，所以也可用其他方法与人群保持联系，如定期家庭访视、电话询问或通信等。必要时，也可对研究对象作健康检查、采样检测、询问调查。一般要求每隔一段时间定期进行一次随访。

四、定群研究的分析方法

定群研究结束时，一般可先按年龄、性别、时间分别计算各研究组在随访期疾病的发病率和死亡率，然后比较暴露组和非暴露组这些率的差别。

（一）人年计算

定群研究的对象在随访过程中人数往往会有变动，以致于各人暴露于某种危害的时间长短不一。为了正确计算对象的暴露历史，必须计算暴露人年（person-years）或人时。

1. 人时　是将观察人数与时间相结合的一种度量单位。人时单位可以是人月、人周或人年。

2. 人年　慢性病最常用的是人年。人年的意义，1 个人暴露 1 年为 1 人年，1 人暴露 10 年为 10 人年，10 人暴露 1 年也为 10 人年。人年计算方法包括精确法、寿命表法、简化的近似法等。从目前来看，精确法应是首选方法。这是因为随着近年来计算机的不断普及，以往较为繁琐的精确人年计算过程已变得简单易行。现已有专用的人年计算机软件，较为著名的如 PYRS 和 OCMAP 等。

（二）标准化率

定群研究最基本的测量指标是疾病发病率或死亡专率。当随访人群病例总数被总人时数相除时,得到的发病率称为粗发病率。粗发病率反映的是随访人群实际的疾病发病率或死亡率。当几个随访人群年龄构成不同,而不同年龄的发病率有区别时不能直接比较粗发病率,而必须采用已校正年龄因素的标准化率(standard rate)或标准化比进行比较。

(三) 率差

率差(rate difference,RD),又称特异危险度、归因危险度(attributive risk)及超额危险度(excess risk),是暴露人群和非暴露人群发病或死亡率之差。

1. RD 的计算　设 N_1 是暴露人群人年数;a 是暴露人群发病数;N_0 是非暴露人群人年数;b 是非暴露人群发病数。则

$$RD = (a/N_1) - (b/N_0)$$

2. RD 的可信限

$$RD \text{ 的标准差}(SD) = \sqrt{\frac{a}{N_1^2} + \frac{b}{N_0^2}}$$

RD 的 95% 可信限为 RD $\pm 1.96SD$。

(四) 率比

率比(rate ratio,RR),又称相对危险度(relative risk,RR),是暴露人群和非暴露人群发病率或死亡率的比值。

1. RR 的计算

$$RR = \frac{a/N_1}{b/N_0}$$

2. RR 的可信限

$$RR \text{ 的标准差}(SD) = \sqrt{\frac{1}{a} + \frac{1}{b}}$$

RR 的 95% 可信限为:$exp(Ln\,RR \pm 1.96\sqrt{1/a + 1/b}\,)$

RR 通常可测定某一暴露因素与疾病的联系强度,>1 时,表明暴露与疾病有很强的联系。但也受到用作比较的非暴露人群率高低的影响。RR 的值也和随访时间的长短有关。如假设人只能活到 100 岁,随访一批 60 岁观察对象 40 年,暴露组和非暴露组对象的死亡率会接近,此时 RR 也会接近于 1。所以在报告 RR 时,应同时说明随访时间的长短。

五、定群研究的优缺点

1. **优点**　①研究人群定义明确,选择性偏倚较小;②在随访过程中,病例是以无偏方式获得的;③暴露因素作用与疾病的时间关系很清楚;④可直接计算发病率或死亡率,并对其进行标准化;⑤适合于评价某种罕见暴露因素对人群健康的影响;③可同时观察研究一种暴露因素与多种疾病的关系。

2. **缺点**　①前瞻性定群研究方法需大量对象,因而费用昂贵;②回顾性定群研究往往缺

乏准确的暴露记录及混杂因素资料;③在研究罕见病时,由于观察到的病例数较少,故研究功效较低;④为了提高研究功效,定群研究经常以具有重度暴露经历者作为暴露人群,因而导致难以对人群归因危险度进行估计;⑤研究者虽然可预先根据暴露与否进行分组,但有时难以控制暴露以外的其他特征在两组中的分布;⑤随访期过长,不仅造成失访增加,而且研究对象的各项特征(包括暴露与否)都会发生改变。

第五节　现 场 试 验

一、概述

1. 实验的定义　实验(experiment)是指在研究者的控制下,对人群施加某种因素或干预措施,或清除某种因素,以观察其对发生疾病或者健康状态的影响。

2. 实验的分类　根据不同的研究目的和研究对象等特点,把实验分为 3 类:现场试验(field trial)、社区干预试验(community intervention experiment)和临床试验(clinical trial)。

(1) 现场试验:涉及的对象尚未患病,接受处理或某种预防措施的基本单位是个人,而不是人群。如确定大剂量维生素预防感冒效果的研究和脊髓灰质炎疫苗人群现场试验。

(2) 社区干预试验:是现场试验的一种扩展,接受某种处理或预防措施的基本单位是整个社区,或某一人群的各个亚人群,如学校的班级、工厂的车间、城市的街道等,如氟和龋齿预防试验。

(3) 临床试验:是以病人作为研究对象的实验。

3. 实验的主要用途　实验的应用范围日益广泛,可以归纳为 4 个方面的主要用途。

(1) 预防措施的效果评价,如儿童百日咳菌苗免疫效果的研究。

(2) 评价某种新的治疗药物、疗法或制剂的效果,如降血脂药物对预防冠状动脉粥样硬化、急性心肌梗死作用的研究。

(3) 探讨疾病的病因,如江苏启东县改变饮水类型对肝癌发病率影响的研究。

(4) 医疗保健措施的评价,如医疗门诊和医疗保险划定门诊服务质量的研究。

4. 现场试验的主要用途　近年来,现场试验越来越广泛地被应用于癌症、冠心病、地方病、先天性畸形、尿石症等非传染性疾病和原因未明疾病的病因研究。现场试验还可用于评价保健设施和保健工作等。

二、现场试验设计的主要内容

(一) 明确试验目的

一项实验研究,目的必须首先明确。是单纯验证病因还是评价某项措施效果。如为评价措施效果,是预防试验还是治疗试验。如为预防试验,是控制个体发病还是控制疾病流行;如为治疗试验,是减轻症状、降低病死还是彻底治愈。一次试验最好解决一个问题,以免措施不集中,力量分散,影响试验结果。

（二）确定试验现场

试验现场的选择必须符合下列要求：①试验地区（单位）人口相对稳定，流动性小，以保证试验能顺利进行；②试验研究的疾病在该地区有较高而稳定的发病率；③评价疫苗效果时，应选择近期内未发生该病流行的地区；④试验地区（单位）有较好的医疗卫生条件，卫生防疫机构健全，医疗诊断条件较好；⑤当地领导支持，群众欢迎。

（三）确定试验对象

根据研究目的选择试验对象。如对疫苗预防效果的评价，研究对象应选择比较易感的年龄组人群，且近期内未接受过与本病有关的其他生物制品或药物者。如探讨某病病因研究，试验对象应是未患过该病的健康人。

（四）确定试验样本的大小

1. 确定试验样本大小的主要依据　①事件在一般人群的发生率；②试验组和对照组比较数值差异的大小；③检验的显著性水平 α（第一类错误），取单侧检验抑或双侧检验和检验效力 $1-\beta$（β 为第二类错误）取单侧。

2. 试验样本大小的计算

（1）计数资料样本大小计算：如研究发病率、感染率、阳性率、死亡率、病死率等。当现场试验的评价指标是计数资料时，按下式计算样本大小：

$$n = \frac{\left[Z_\alpha \sqrt{2\overline{P}(1-\overline{P})} + Z_\beta \sqrt{P_1(1-P_1) + P_2(1-P_2)} \right]^2}{(P_1 - P_2)^2}$$

式中，P_1 为对照组发生率；P_2 为试验组发生率；$\overline{P}$ 为 $(P_1+P_2)/2$；Z_α 为 α 水平相应的标准正态差；Z_β 为 β 水平相应的标准正态差；n 为计算所得一组的样本数。

举例：假设对照组发病率40%，通过干预措施发病率下降到30%。水平为5%，1 为10%。本研究为双侧检验，问两组要观察多少人？

从表查得：$Z_\alpha = Z_{0.05} = 1.96$（双侧），$Z_\beta = Z_{0.1} = 1.28$（单侧）。

$$\overline{P} = (0.4 + 0.3)/2 = 0.35$$

代入公式：

$$n = \frac{\left[1.96\sqrt{2(0.35)(0.65)} + 1.28\sqrt{0.4(0.6) + 0.3(0.7)} \right]^2}{(0.4 - 0.3)^2} = 480$$

即各组需 480 人。

（2）连续变量样本大小计算：所谓连续变量是指计量资料，如身高、体重、血压、血脂和胆固醇水平等。当现场试验的评价指标是连续变量时，按以下公式计算样本大小：

$$n = \frac{2(Z_\alpha + Z_\beta)^2 \sigma^2}{d^2}$$

式中，σ 为估计的标准差；d 为两组连续变量均值之差；Z_α、Z_β 和 n 所示意义同上。

举例:假设某膳食可使干预组的血清胆固醇水平较对照组降低 0.26 mmol/L,已知从其他材料获得胆固醇标准差为 1.3 mmol/L。本设计为双侧检验,α 水平为 5%,$1-\beta$ 为 90%。试计算各组样本数。

代入公式:

$$n = 2(1.96 + 1.282)^2 (50)^2 / (10)^2 = 525$$

即各组需 525 人。

(五) 确定试验组和对照组

进行现场试验一般要遵循 3 个原则即随机、对照和盲法。首先要做到的是从一个大的人群中随机选择对象,同时随机地分配试验对象到试验组或对照组,使各组均衡、齐同、可比,避免造成偏倚。

1. 随机分组　常用的随机分组方法有 3 种,即单纯随机分组、区组随机分组和分层随机分组。

(1) 单纯随机分组(simplified randomize groups):其方法有掷硬币、抽签、使用随机数字表和袖珍计算器产生随机数字法等。

(2) 区组随机分组(blocked randomize groups):将某特征相近的研究对象分到同一区组内,全部对象组成例数相等的若干区组,再将每个区组内的研究对象进行单纯随机分组,称为区组随机分组。

(3) 分层随机分组(stratify randomize groups):把研究人群中可能产生混杂作用的某些因素(如年龄、性别、种族等)先进行分层,然后在每层内随机地把研究对象分配到试验组和对照组,这就是分层随机分组。

2. 设立对照组

(1) 非随机对照(non-randomize control):即以某一地区人群为试验组,同时以另一个大致可比的地区的人群为对照组。例如,以 A 镇的人群为试验组,在饮水中加入氟化物;而在 B 镇的饮水中不加氟化物作为对照组的实验研究。

(2) 历史对照(historical control):是以他人或本人过去研究结果进行对比。由于这种对照不易均衡,故使用时要慎重。例如,把试验区 A 镇饮水氟含量提高到 1.0 ppm,10 年后该地区儿童龋齿罹患率比 10 年前明显下降。

(3) 空白对照(blank control):对照组不加任何处理因素,只是观察。例如,观察某种新疫苗预防某种传染病的效果,试验组的一批儿童接种这种疫苗,对照组的一批儿童不接种这种疫苗,也不接种任何免疫制品,试验因素完全是空白的。最后对比两组血清学和流行病学观察指标的效果。

(4) 自身对照(self control):同一人群进行某种防治措施前后,各相应的有关观察指标作比较。如选择特定人群注射乙型肝炎疫苗,比较注射前后的免疫学变化。

(六) 开放试验与盲法试验

1. 开放试验(open trial)　不用盲法的试验叫开放试验。例如,关于外科手术、改变生活习惯(包括饮食、锻炼、吸烟)等的干预效果的观察。其优点是:①易于设计和实施;②研究者了解分组情况,便于对受试者及时做出处理。主要缺点是容易产生偏倚。

2. 单盲法(single blindness approach) 即只有研究者了解分组情况,受试者并不知道自己是试验组,还是对照组。其优点是简单易行,泄密机会少;由于研究者了解情况,当有病情变化时,可及时采取措施,保证病人安全。缺点是避免不了研究者方面带来的偏倚。

3. 双盲法(double blindness approach) 即研究者和受试者都不知道每个对象被分配到哪个组,从而可以消除由主观因素引起的偏倚。

4. 三盲法(triple blindness approach) 即不但研究者和受试者不了解分组情况,而且监督资料的收集和分析者亦不了解分组情况,从而较好地避免了偏倚。此法理论上应更完善,但实际执行很困难,常涉及医德、安全等问题,故很少使用。

（七）措施的标准化

进行现场试验研究应采用统一的措施、方法和标准。指标应有特异性,并能用客观方法衡量。根据研究目的和内容的不同,选择合适的人员统一培训。培训内容除有关专业知识、试验技术以外,还要求按照统一标准和方法进行观察,在正式试验前进行必要的检查和考核。

（八）确定试验观察期限

观察期限是根据试验目的决定的。如观察疫苗效果宜在流行季节前 $1\sim2$ 个月开始,至少观察一个流行季节。药物预防观察时间较短,通常 $1\sim2$ 个月或更短些。但肿瘤、心血管疾病等非传染性疾病的试验观察时间较长,可数年或数十年。

三、现场试验结果的分析

1. 用"人年"计算暴露人数 在现场试验研究中,由于试验的人数多、时间长,中途退出或进入的情况比较常见。因此,在计算发病率时可用"人年"计算暴露人数。

2. 评价现场试验结果的主要指标

（1）效果指数(index of effectiveness, IE)

$$IE = 对照组发病率 / 接种组发病率$$

（2）保护率(protect rate, PR)

$$PR = (对照组发病率 - 接种组发病率) / 对照组发病率$$

（3）保护率的95%可信限

$$PR \pm 1.96 \sqrt{\frac{P_2 Q_2}{P_1^2 n_2} + \frac{P_2^2 P_1 Q_1}{P_1^4 n_1}} \times 100\%$$

式中,P_1 为对照组发病率;n_1 为对照组人数;P_2 为试验组发病率;n_2 为试验组人数;Q_1 为对照组未发病率;Q_2 为试验组未发病率。

3. 评价现场试验结果的主要分析方法

（1）χ^2(卡方)检验:两个率或多个率之间进行比较时,可用 χ^2 检验。在试验样本较小,不能满足 χ^2 检验条件的情况下,可用精确法计算概率。

（2）t 检验：当两组平均数进行比较且样本含量较小时,可用 t 检验。

（3）u 检验：当两组平均数进行比较且样本含量较大(100 例以上)时,可用 u 检验。

（4）二项分布方法：当受试人数很多、率接近于零时,可用二项分布方法进行分析。

四、类实验

（一）定义

一个完全的实验必须具备 4 个基本特征：①必须设立对照组；②试验组和对照组的每一成员必须是来自一个总体的抽样人群,并且是随机分配至两组；③对试验组施加由研究者所控制的干预措施；④实验进行的方向是随着实验开始向前进行的。如果一项实验研究缺少其中任何一个或几个特征,这种实验就叫类实验(quasi-experiment)或叫准实验。

（二）类型

类实验按有无对照组可分为以下两类。

1. 不设对照组

（1）完全自身对照：即同一受试者在接受干预措施前后比较。例如观察某药物降血压的效果,可比较高血压病人服该药物前后的血压水平。

（2）与已知的不给措施的结果比较：例如,观察乙型肝炎疫苗阻断母婴传播的效果,不一定专设对照组,可与文献报道的乙型肝炎病毒母婴传播平均概率为 40%~50% 相比较。

2. 设对照组,但不是随机分组　这类试验在卫生服务研究中用得很多。例如甲地饮水中加氟,乙地不加氟,然后两者进行比较。有时这种比较可自然形成,例如 1854 年美国的 Snow 调查了伦敦的霍乱流行情况,他发现一个水厂的水源受到污染,另一个厂的水源没有受到污染,而饮用污染水的人有高的发病率。这实际上就是饮用洁净水可减少或不患霍乱的一项人群实验,可称为"自然实验"。

（三）应用

类实验可用于临床试验和现场试验研究。常用于研究对象数量大、范围广而实际情况不允许对研究对象作随机分组的情况。在社区现场试验中,并不是总能获得随机对照的。如果只能对整个居民区人群实行预防措施,随机分组就不可能进行,可选择具有可比性的另一个社区人群作为对照组。例如,在饮水中加入氟化物来预防儿童龋齿的研究。

五、现场试验中应注意的问题

1. 医德问题　现场试验首先应注意医德。因为现场试验人群涉及的面广、人数多,若采用或推广那些未经毒性试验及"三致"试验(即致突变、致畸形、致癌试验)的新疫苗或预防药物,有可能造成非常严重的后果。例如,1959~1961 年在西德和英国等西欧国家大量销售沙利度胺(反应停)事件,导致发生数千名"海豹肢畸形"新生儿的严重后果。

2. 排除(exclusion)　是在随机分配前对干预措施有禁忌证者、可能以后无法追踪者、可能失访或拒绝参加试验者,以及不符合标准的研究对象,排除于样本之外。其结果不会引起偏倚,但可能影响结果的外推,被排除的研究对象愈多,结果推广的可能性愈小。

3. 取消(withdraw)　是指在随机分配后从试验组或对照组取消研究对象,这样可能产生偏倚。常见的取消原因如下。

（1）不合格：在入选时未发现有问题，但后来由于种种因素的影响，发现一些研究对象不符合标准，于是将其取消。

（2）不依从性：即不遵守试验规定执行干预或对照方案。试验组不遵守干预规程，相当于退出试验组；对照组暗自接受干预规程，相当于加入试验组。在资料分析时，一般不应将不遵守试验规定者取消或重新归并至试验组或对照组，否则易造成两组缺乏均衡性。

4. 失访(loss to follow-up)　研究对象可能因各种原因而失访。如离开、对研究不感兴趣、有药物反应或副作用等。在现场试验研究中，完全无失访一般难以办到，但尽量设法减少失访。如在随机分配前，将以后可能失访者除外。在出现失访时，尽量用电话、通信或专门访视进行调查。

（舒宝刚）

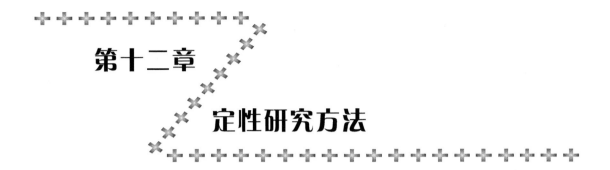

第十二章 定性研究方法

第一节　定性研究概述

一、定性研究的定义

（一）定性研究的定义

定性研究（qualitative research）是研究社会现象广泛采用的一种方法和手段。定性研究以问题开始，为了获得问题的答案，研究人员需要收集大量资料。定性资料通常是以文字、声音、图像形式表示，而不是数字形式。定性研究是一个发现问题的过程，并可以帮助解释定量研究的结果，回答事件为什么会发生。

（二）定性研究的特征

第一，定性研究人员面向自然世界，收集有关感官经历的资料，包括人们看到、感觉到、听到、尝到和闻到的一切。定性研究不是在实验室条件下进行实验或通过邮寄问卷进行，研究人员深入到社会，接触人们的日常生活，系统理解人们的生活经历。

第二，定性研究人员工作在现场，与人面对面接触。他们通过人文主义的多种方法如听、说、看、读等试图理解人们怎样认识他们的世界。研究人员与人们交谈，就像他们的亲属一样深入其日常生活聆听他们的谈话，观察他们的居住空间、服饰、工具和装饰等。

第三，研究人员评价人们生活世界的一切，包括凌乱的东西。通过探索复杂的事物，获得对人们经历的详细理解。研究人员整体地、全面地将社会作为一个综合系统来观察，而不是以可测量和统计处理的变量来观察，通过详细描述和解释，而不是测量和预测。

第四，研究人员本身在定性调查研究中非常重要。研究人员系统地反映对人们日常生活的影响，因为他们进入到被调查者的世界，可能将被调查者的世界以某种方式定型。

第五，定性研究对于个人经历非常敏感，研究人员的世界观可能使整个项目定型。从最早的好奇到最后的报告，研究人员的个人经历是一面透镜，凭它来观察世界。研究人员的性别、种族、年龄、政治、信仰等都会影响定性研究的结果。

第六,研究人员试图不对社会的世界提出一个刚性的、先验的框架,他们想了解哪些是组成被访谈者生活的重要问题。在研究之前,往往没有正式的假设,但研究人员可提出一些引导性问题。这种概念框架可以且常常被改变、修改和精练,或许更重要的问题被发现。根据对研究的场所、被访谈者的认识和研究者对于项目不断增长的知识,这种资料收集活动可以被改变。

第七,定性研究依靠多方面和反复的复杂推理,它在部分和整体之间移动,如从理论到经验的演绎推理和从经验到理论的归纳推理。定性研究人员传统上是进行从特殊到一般陈述的推理,归纳多于演绎。

第八,定性研究是解释性的,注重描述、分析、解释。研究人员理解和描绘那些通过个人特有的社会、经济、历史经历滤过所了解的东西。通过这面透镜,研究人员理解他(她)所了解的、解释他(她)所进入的世界。现场记录和访谈片段本身不能说明什么,必须经过有思想、伦理的和有政治敏感的方式解释。

二、定性研究的用途

1. 定性研究可作为提供解决方案或建议的工具 当针对某个问题要想达到某个目标时,定性研究可以确定一个较好的解决方案或达到目标的途径。例如,一个学校请研究人员做定性研究,以揭示为什么该校的入学人数出现下降。研究的发现形成知识,然后付诸行动。评价和政策研究及行为研究都将定性研究作为工具使用。

2. 定性研究是产生新想法的工具 可以通过对目标人群的访谈或观察获取第一手资料,了解自己不知道或不了解的有关目标人群的语言和行为范围,了解目标人群在被访谈或观察后的想法和反应,给研究人员提供产生新想法的信息。定性研究可以深入了解人们行为、情感、思想等领域里的一系列问题及变化范围,为定量研究问卷设计提供必要的信息。

3. 定性研究可以提高理解力 定性研究的发现可以启发使用者。定性研究可以作为知识积累的储存库,使用者做出决定时可以从中挖掘。研究发现可能挑战现有的信仰,改变大众意识,以及研究发现积累的知识利于研究人员的思路并提高理解力和改善行为。定性研究可以帮助理解、解释和补充定量研究的结果。

4. 定性研究提供解释现象的新途径 定性研究鼓励以新眼光看待相似的问题,使研究发现成为知识。定性研究过程可以产生故事,这些故事可提供各类人群能分享的解释。定性研究通过排序和解释,使复杂和含糊不清的经历或信仰便于理解和交流。解释和理解是人类重要的需要,定性研究可以满足这种需要。

总之,问题的产生致使研究人员去收集资料,然后将这些资料、信息排列成有意义的形式,并转变成知识。定性研究是产生能服务于社会的知识的研究,研究结果可以即刻影响决定,或帮助人们对一个复杂主题的理解或解释某些事件的意义,或对被访谈者有利的行动。

三、定性研究的常用方法

1. 深入访谈(in-depth interviewing) 是利用没有问卷或提纲的开放性谈话,或是利用准备好的访谈提纲(开放式问题)进行的访谈,问题的顺序不是严格的。这种访谈可能是与非故意选择的个体间随意的非正式谈话,或是与关键的知情者的正式访谈,这种访谈能产生一些想法和假设。

2. 专题小组讨论(focus group discussion) 是根据研究目的确定好要讨论的主要问题和目标小组,然后召集一小组同类人员在主持人用事先准备的讨论提纲引导下进行开放式讨论。

3. 选题小组讨论(nominal group discussion) 是一种程序化的小组讨论过程,其目的是为了寻找问题,并把所发现的问题按其重要程度排列出来。也就是要在一个由具有各种不同既得利益、不同思想意识和不同专业水平的人组成的小组中发掘问题并排出先后次序。

4. 观察法(participant observation) 是通过生活在另一种文化或亚文化环境中和参与被观察人的日常生活而收集资料。观察能使人理解生活的完整文化模式,非语言表达的行为也能记录,它能产生假设并帮助解释由其他方法获得的资料。

5. 案例调查(case studies) 提供与某个特定的人、家庭或事件(如医生和患者的关系)经历有关的深入的定性资料。社会学研究中,在深入调查个人与机构的关系,研究某种行为发生的原因,解释某种观点、信念时需要用案例研究方法。

四、定性研究的抽样

定性研究通常对小样本人群进行深入调查,不像定量研究的目标是大样本人群以寻求统计学意义。样本量通常以信息饱和原则确定。

定性研究的抽样是非概率性抽样,往往是目的性的,而不是随机的。定性研究的样本通常不是全部事先指定的,可以随着现场调查的开始而发展。

第二节 个人深入访谈

深入访谈(in-depth interviewing)是定性研究的一种基本技术。谈话是理解人们对某些问题的想法、感觉和行为的基本手段。深入访谈通过研究者与研究对象之间的个别谈话,了解研究对象的经历、态度和行为等。通常,深入的理解通过长谈产生。通过访谈把访谈者带入被访谈者的世界,至少可了解能用语言表达的被访谈者的内心世界。一个熟练的访谈者,通过询问详细的、具体的情况,引出丰富的详细描述。

深入访谈可以在许多方面应用,可以在定性研究中单独使用,也可以结合定量方法,以帮助发展封闭结构式的问卷,提供信息帮助理解定量研究的结果。

一、访谈的特点

访谈是获得丰富、详细的有关人们观点的途径,但有一定的局限性,它受到被访谈者的合作、研究人员访谈技巧的影响。被访谈者可能对采访者要了解的内容不愿意谈或感到不舒服。有时,因为访谈者有限的访谈技术或不熟悉的方言,提出的问题可能得不到丰富、详细的回答;被访谈者有意回答的问题访谈者却不感兴趣。被访谈者可以有很好的理由不真实回答问题。

无论是正式或非正式的访谈,都可以看作是一次有目的的谈话。在任何有意义的谈话中,双方都很诚意地对某一主题有兴趣,虽然可能是暂时的。询问那些你确实想要得到回答的问题,且对那些回答作出响应。虽然我们常常以开放式的问题开始,在问题、回答和下一个问题间有一个流程,所有这些都由主题为引导。一个完全没有范围、没有组织的谈话通常到结束也不能得到一个故事。

访谈可产生叙述性的描述。虽然访谈以一定的结构和次序开始,但谈话的流程和组织形式应根据你和被访谈者之间的细微的交流而定。叙述可以有许多形式,如围绕时间、按年代顺序或插话式,围绕地方或空间,围绕主题或传递的信息。访谈方式可以归纳,以详细内容开始,然后阐述一个大画面;或以演绎的方式进行,从完全到特殊。访谈者与被访谈者在价值、信仰、目的方面的差异或许能培养出双方的理解,或许产生障碍。

访谈询问比较仔细,希望揭示较深入的内涵或发现一些例子。希望被访谈者详细阐述,而不是表面上的一些你真正感兴趣的情况,了解被访谈者的经历包括感觉、语言、声音、思想。访谈者要了解什么是所要寻求的,仔细倾听被访谈者所说的和没有说的,并对其反馈的反应敏感。可以利用语言和非语言的方式表示,如点头、面部表情,说"嗯、啊",甚至沉默,也是表示你理解或想了解更多信息的一种信号。交谈时不能暗示被访谈者把信息收回去,一旦觉得还有细节,应进一步询问详细情况。好的访谈者是极好的听众,具有人与人之间交流、形成问题和探测细节的技巧,从而获得大量的资料。当然,要花很多时间去分析资料。

二、访谈步骤

(一)策划访谈

当决定采用深入访谈技术后,就需要进行访谈内容的设计和准备,包括研究设计、确定访谈对象和样本的大小、选择和培训访谈人员、准备实地调查、收集和分析资料等。同时考虑接受专业人员、顾问或其他有关人员的帮助,特别是对于一个新手进行较大规模的研究时,可从这些人员那里获得支持和帮助。

(二)确定访谈对象

采用访谈方法调查大样本人群是不可行的,通常选择小样本人群中对所调查问题有足够了解的对象提供信息,即知情人,如研究妇幼卫生项目母亲则是知情人。但是,对于知情人的假定有一点需注意,如妇幼卫生项目的知情人不必只限于母亲,因为年轻的母亲在孩子健康方面很大程度上听从年纪较大的妇女如她们的母亲或婆婆的劝告,另外丈夫也起了一定的作用。选择深入访谈知情人的抽样类型是立意抽样或方便抽样。根据研究问题的实质和目标人群的组成,从许多确定的人群中选择一个或多个知情者。

知情人的选择应注意以下几点:①知情人必须较好地代表需要调查的人群;②知情人尽可能不认识访谈人员,以便减少产生偏性回答的可能性;③知情人对需研究的专题没有现成的知识;④应有意识地选择不同年龄、不同种族、不同地位、不同教育程度等属性的访谈对象。

(三)提出问题提纲

提纲包含一系列交谈的话题。准备访谈提纲是研究的重要部分,调查资料的质量取决于研究问题的深度。

1. 问题的类型

(1) 结构式问题:是一般或普通的为深入讨论而给出的一个框架。如询问知情者:你知道艾滋病的传播途径有哪些?

(2) 描述性问题:又分为一般的、根据经验的、假设的、本地语言描述的4种形式。描述性问题和结构式问题相似,但试图创造一个焦点。如讨论昆虫传播疾病时,你可以问知情者苍蝇传播疾病的知识,然后问蚊子传播疾病的知识等。描述性问题常常问知情者自己的经验,也可以问知情者已了解别人的经验是什么。当知情者对某种情况没有任何经验时,可以提出一个假设的情况,如假如你发现一个邻居患了结核病,你将做什么? 本地语言描述的描述性问题,由于某些地方的人群可能有一些特殊的术语用来描述某些事情,因此用当地术语描述问题很重要,如果你翻译成其他方言或语言,需注意引用原始的术语。

(3) 对比性问题:可以突出重要的区别,通常包括两个项目或两种情况,也可以有3种情况,如这个药和你前面描述的两个药之间有什么区别?

2. 研究人员的任务 主要是回顾性研究的内容、制订能获得切实回答的问题。

(1) 拟定问题的框架:包括列出主要研究目标的清单;列出每个目标的主要部分;列出与知情者探讨可能获得信息的问题;对照目标和问题,剔除不适合的问题;再次检查问题,确认列出的所有问题能帮助你获得所需的所有信息。

(2) 设计探针:探针是指当一个原先设计的调查问题在引出所需信息失败时,用于提示知情人更深入谈话的工具。例如,最近一次您身体不舒服是什么时候,是什么问题,是否利用卫生服务,什么服务,为什么? 探针清单包括预防保健、治疗、各种服务、费用、距离、质量、合理治疗的感觉、健康问题的严重程度(个人判断)、可得到服务的情况。

3. 注意问题的顺序 访谈话题的顺序并不是硬性规定的,应该由访谈者来判断,因此,这是需要培训访谈者主持艺术的原因之一。一般,同类信息要求所有的知情者都提供,但问题的用词和顺序可根据每个知情者的特点重新更改。

4. 基本要求 一份好的访谈提纲应使用一般性或非直接性的词语来代替直接性问题,后者可能只得到是或否的回答。问题的文字清晰而不模糊,简单且容易理解,合理且在知情者的经验范围内。

(四) 选择和培训访谈人员

1. 访谈人员的基本要求 访谈人员是深入访谈的主持者,通过询问一系列问题使访谈继续下去,直到获得合适的回答。深入访谈成功与否,很大程度上取决于访谈者本身的素质。因此,要求访谈人员具备一定的素质,如教育程度,受过相关领域(如社会学、医疗卫生)的高等教育、中等教育,且有一定的深入访谈经验。同时,也要考虑一些个人特征,如容易使人产生信任和合作、口才好、语言能力良好是优先考虑的条件。另外,还应具备有深入访谈的经验、能建立良好的人际关系、善于倾听、自信但不傲慢、谦虚、礼貌等。

2. 培训注意事项 深入访谈比一般的问卷调查需要更多的技巧,所以访谈人员的培训尤为重要。培训需注意以下几个方面。

(1) 培训时间:培训的时间要足够长,使研究的所有方面都能讲解到,培训时间的长短与研究的大小和现场人员的技能有关。一般来说,需2~3天,培训时必须保证有一个合适的场所免于日常琐事的干扰。

（2）培训安排：在培训开始时，培训的材料均需分发给访谈人员，使他们能事先阅读，在培训时提出疑问，培训者必须解释并和访谈人员进行讨论。培训可按某些要求编排分段性的日程表，日程表包括理论和实习两个方面。

1）理论内容：包括提出研究的目的和目标，概述深入访谈，如何开展访谈如开始——主持——结束访谈，如何记笔记，提出访谈中可能遇到的问题，如何分析资料和书写报告。

2）实习内容：包括角色扮演和预试验。角色扮演为每位访谈者提供了获得现场访谈经验的机会，同时在评价访谈的个人效果时也非常有用。在实地调查开始前，选择一个与研究目标人群类似特征的人群开展预试验，可以评价访谈提纲是否合适，让访谈人员实习所学的技巧。预试验后，研究小组一起讨论预试验实地调查的经验，包括提纲使用是否适宜、清晰或模糊、调查环境等。

（3）访谈技巧：预试验应以友好的问候开始访谈，注意倾听知情人所提供信息的每个细节；被访谈者在访谈中提到的关键词语或术语，访谈者要让其进一步解释对此的想法；注意知情者回避的话题，留心其故意的歪曲、不正确的概念或误会，对这些问题应立即采取措施进一步解释澄清，合适的时候使用"探针"，引导知情者自然地从一个话题过渡到另一个话题；采取沉默形式，给知情人足够的谈话余地，对预期之外的信息保持开放性。

（五）准备和开展访谈

1. 做好准备工作　现场开展访谈前，应该仔细做好准备工作，包括联系访谈对象并约定访谈时间，约定时间的时候要征求被访人的意见以确保访谈时间有一定的弹性；访谈者需检查访谈所需用品，如谈话提纲、笔和笔记本、录音机、电池、磁带等；如果路程较远，宜尽早安排交通方式以便准时到达现场。

2. 开展访谈　访谈者应在访谈前到达现场并检查各项安排是否妥当，包括座位的安排。访谈者和被访谈者坐下后访谈可以进行，同时注意以下事项。

（1）开场介绍：包括自我介绍、解释访谈目的、请被访谈者介绍自己，以营造使被访谈者感到轻松和不受约束的气氛。同时注意强调被访谈者的意见非常重要。因为人们一旦感到别人认为其意见重要和合理时，往往乐于表达意见或看法，建立友善的气氛和保证访谈的秘密。另外，对于做笔记和使用录音需解释并征求被访谈者的同意。

（2）应在访谈提纲指导下进行：尽可能使用交谈的语调，访谈宜先谈不敏感的话题。当被访谈者足够放松的时候再过渡到专门的深层次的话题。总之要使被访谈者尽量多地谈到与问题有关的内容，并注意语言和非语言（如动作、表情）的信息。同时，访谈者需注意阐述观点、澄清问题、留心问题的新信息。访谈进行中注意对关键问题的笔记，最好全程录音，结束一个访谈后应检查录音内容并做好标记。访谈结束，不要忘记感谢被访谈者，并花一些时间自由交谈一下。

（3）整理现场资料：访谈结束后，访谈者应浏览笔记以保证访谈记录合乎需要研究的问题，并趁被访谈者未离开前澄清不清楚的信息。每个现场结束时，有必要与访谈人员交谈以探讨他们的实地调查感受，包括使用访谈提纲所遇到的问题、实地调查中发现新的主题。随着访谈的继续，可以在访谈提纲中增加新的想法，无关的问题则从提纲中删除。访谈结束后，根据研究目的，逐字逐句或以总结的形式写出访谈录音内容，录音的记录和笔记及访谈者的评论应该相一致。

第三节 专题小组讨论

一、概述

专题小组讨论(focus group discussion)是通过召集一小组同类人员对某一研究议题进行讨论得出深入结论的定性研究方法。它是根据研究目的和预先确定研究主题的讨论提纲,在一个主持人的带领下,小组研究对象用 1~2 个小时的时间,围绕主题并根据讨论提纲进行充分和自由讨论,讨论时有记录员或观察员进行现场记录和帮助录音。

专题小组讨论的目的是利用小组的社会动力,在主持人的协调下,鼓励参加讨论者揭示他们行为的潜在原因。要求主持人最好富有经验,小组以 6~12 人为宜;讨论时主持人用事先准备好的提纲向小组所有人员询问全部问题。为保证调查的覆盖面,通常需要几个组。

通过专题小组讨论,使研究集中在某个焦点上并发展相关的研究假设,允许更深入地探讨要调查的问题和可能的原因;可以为结构式的调查形成适当的问题,因为设计一个好的问卷需要对当地语言和观念有一些初步的理解;可以对已经获得、但可能不完全或不清楚的有关知识、信仰、态度和行为信息作补充或确认,为健康教育的流程发布适当的消息,可以探索有争议或敏感的话题。

二、专题小组讨论的特点

专题小组讨论的费用相当低且可以快速进行。专题小组讨论的被访谈者是根据研究的特殊要求所确定的标准进行挑选的,一组人常常是具有相似的经济文化背景。讨论的主题是事先确定的,研究人员将所要讨论的题目列出一系列开放式问题。因为讨论是以小组形式进行,人多的环境常会鼓励充分表达自己的观点、交流活跃且能产生丰富的信息。有些敏感或有争议的话题通过小组讨论比较好把握,因为被访谈者在小组里讨论表达一些观点会感到舒服或无虑。一个人的观点有时建立于另一个人已说过的内容或受启发,有协同加强的效果。专题小组讨论是灵活的,允许对有关话题的不同观点进行深入探讨。

当然,专题小组讨论也有一些不足。少数人的意见在小组里有可能不能被表达出来,特别是在对质或争论被认为是不合适的文化地域。对于一些不正常或被社会蔑视的行为在小组讨论时显然不能显现出来,除非小组讨论的被访谈者是某一特殊人群。小组讨论还经常产生一些所谓的标准,即什么是应该做的。小组讨论也受通常的偏倚影响。在任何小组讨论里,总会有些支配性或较活跃的被访谈者,他们较自信或有闯劲,对于他们的观点比较健谈,而另外一些被访谈者则较少有机会表达他们的观点。

近年来,专题小组讨论变得很流行。由于可以快速操作,使很多定性研究仅限于做专题小组讨论。但是,专题小组讨论只适合于结合其他研究方法如访谈、调查和观察一起探索或确认假设和研究问题,不能作为主要或唯一的研究方法。

三、专题小组讨论的步骤

（一）制订计划

一旦决定运用专题小组讨论就必须对此进行计划,像其他研究一样,计划包括研究设计、选择和培训现场调查人员、数据收集、资料分析和完成报告,以及小组讨论会所需的场所、数据收集和分析所需的设备、聘请有经验的顾问帮助设计和培训调查人员等。

（二）决定小组的类型和选择被访谈者

1. 小组的人数　专题小组讨论最适宜的规模是 6~12 个被访谈者。如果被访谈者太少,讨论受到限制;如果被访谈者太多,较难推动讨论。小组的大小应该便于被访谈者间相互积极的交流。

2. 小组成员的选择　选择专题小组参加成员的普通方法是有目的性的非概率抽样。研究人员选择那些可以提供必要信息的人,根据研究所涉及的目标人群进行简便或定额抽样。参加成员宜集中于某一人群,以便获得最有意义的信息。虽然,其结果并不一定具有普遍意义,但要确保小组对于较大目标人群的代表性。

一组被访谈者的社会经济学特征应该大致相同或与调查有关论点的背景相似,小组成员的年龄、性别、背景组成应该考虑有利于促进自由的讨论。例如,小组中既有一般的医生,又有医院的行政负责人,这可能不利于讨论。因为医生可能不愿意当着他们上级领导的面发表意见。如果把他们分成两个组,会产生更自由开放的讨论。任何一组被访谈者必须对涉及的议题发表意见,且乐于和其他被访谈者交谈。

3. 小组的数量　如果需要从几种不同类型的知情者获得某个议题的信息,这些知情者可以从不同的方面讨论议题,应该组织不同类型的专题小组讨论,如一个小组是男性,另一个小组是女性;或一个小组是老年妇女,另一个小组是年轻妇女。

进行小组讨论的数量取决于研究项目的需要、资源、是否能获得新的信息,即来自不同组的不同观点是否显现出来。一个有效的策略是设置足够的专题小组讨论,对研究问题提供充分的答案。对于任何有意义的议题,只有一个专题小组的讨论是不够的。一般,每个亚组至少组织两个小组讨论,如男性 2 个组,女性 2 个组,这样允许对收集的信息进行比较。

4. 联系被访谈者　被访谈者在事前至少 1~2 天收到邀请并了解专题小组讨论的一般目的;同时解释专题小组讨论对当地政府官员的作用,尤其是专题小组讨论作为政治活动的地方。

（三）拟订讨论提纲

提纲的主要目的是引导专题小组讨论。为确保研究所涉及的问题都能包含,研究各方应尽心准备、相互协商。提纲由调查研究的题目和专题小组的类型而定。拟订讨论提纲的普遍原则如下。

1. 问题结构

（1）普遍问题:是为开始调查和让被访谈者表达一般观点和态度而设计的问题。

（2）特殊问题:是那些发现关键信息和表达被访谈者的感情和态度的问题。

（3）深度问题:是为揭示更深层次的信息或弄清楚以前的回答而设计的问题。

2. 问题顺序和文字表达 问题的顺序从普遍到特殊,问题的结构性通常不强,多以"开放式"表示,以便被访谈者自由回答。问题必须用简单的文字来描述。避免答案仅仅为"是"或"否",因为这样的回答不利于热烈的讨论。提出的问题不要使人们有罪恶或尴尬的感觉。

3. 问题数量 主持人虽然在实际的讨论中可能经常深入询问,增加新的议题,但多数专题小组讨论的议题并不多。提纲的内容最好是在1小时左右能够结束,应预留一些机动时间。

每个专题小组讨论应该准备一份讨论话题的清单。讨论同一个主题时,不同小组的提纲可以稍微有些不同,这取决于各组被访谈者的知识和态度,以及这个主题第一次是怎样被展开和讨论的。

(四)选择和培训主持人和记录员

1. 挑选调查小组人员 调查小组人员的挑选是必要的,因为研究小组完成任务的能力,从某些程度上取决于研究人员的能力。对于调查小组人员的一般要求如下。

(1)主持人:主持人的任务是引导讨论,但并不操纵讨论内容。鼓励被访谈者充分表达他们的观点并相互交流,建立友好关系,以得到被访谈者的信任;可以探索一定深度的回答,保持灵活性和尽可能的中立。如果讨论离题了,在不伤害参加者自尊的前提下,巧妙地言归正传,控制每一个主题和讨论的时间安排。

主持人应具备一定的领导才能和沟通技巧,对他们的选择必须慎重,尤其注重主持人的教育背景,如社会学、公众传播和心理学,以及小组协调的经验。

(2)记录员:记录员的任务主要是观察会议和做记录,最好能训练记录员如何使讨论记录客观,学会观察非语言的表达。

(3)其他人员:根据需要,有时可以聘请其他人员帮助讨论,如助理,使讨论避免干扰;助理主持人,在主持人对方言不熟悉时,他们可以协助讨论,通常是翻译。

2. 培训研究人员 除了明确上述任务,还要进行角色扮演和预试验,这样有助于改进讨论提纲并帮助研究人员组织好今后正式的专题小组讨论。

(五)进行专题小组讨论

1. 安排现场 在专题小组讨论时应该尽可能地鼓励交流,将椅子围成一个圆圈。讨论的场所避免太大,也不要太小,使打扰限制到最小。专题小组讨论应该在一个中立的场所进行,如你不能将关于卫生服务利用和质量的讨论安排在政府的卫生中心进行。尽量减少其他来源的偏倚。

2. 准备物品 参加专题小组讨论需要花费时间,对参加者应该提供一些激励措施,如在讨论中给予食品和饮料。不管你的激励措施是现金还是其他方面,不要造成使回答者认为激励措施是请求他们给你回答的某些义务。另外,录音机、磁带、电池、记录本、讨论提纲都要准备充分,以保证讨论正常进行。为了方便讨论,还需准备一些其他的材料,如黑板、笔和对讨论有帮助的其他物品。

3. 研究小组成员 应包括主持人或协调人,以及记录员。主持人或协调人不应该扮演讨论主题的专家,其角色是促进和支持讨论。

(1)主持人的第一个任务是介绍讨论会。包括介绍主持人你自己和记录员,介绍所有被访谈者的名字或让他们进行自我介绍。采用随便、友好的方式讲话,营造轻松自由讨论的氛围。介绍专题小组讨论的目的、所讨论信息的类型和信息对社会的用途,说明讨论内容的保密性。

(2) 主持人的第二个任务是鼓励讨论。保持热情、活跃、幽默,显示对小组讨论意见的兴趣,鼓励尽可能多地表达真实观点,给所有被访谈者发言的机会。避免与特别健谈(支配性)者的目光接触,或轻轻地表示你需要听取其他人的意见,多鼓励那些比较被动或不善于发言的发表意见,还可以通过点名来问他们的观点。

(3) 主持人需提醒被访谈者,回答是没有"对"或"错"的,允许有不同的观点。对于问题应取中立态度,避免简单答案或只是得出"是"或"否"的回答,注意探究那些简单回答后面的深层次原因。

(4) 营造和谐的气氛是主持人的一个重要职责。让被访谈者挂好胸卡(有姓名、单位等信息),这样可以让参与讨论的相互记住对方,也让主持人记住被访谈者,以便相互联系、交流。

(5) 主持人需注意观察非语言的交流。注意被访谈者和你自己的语调、面部表情和动作,留心被访谈者变得厌烦、不安宁、不自在的迹象。当被访谈者问主持人的想法或观点时,无需对提问做详细解答,应该将问题引导到小组讨论上来,例如你认为怎么样? 你将怎么做? 当然,如果有必要,会后可以给被访谈者谈及问过你的信息。不要去评论被访谈者说的每一件事。当被访谈者沉默时,应稍微观察一会,而不是马上催促他们回答问题。

(6) 主持人需仔细聆听并将讨论从一个问题转移到下一个问题,巧妙地控制不同问题的时间分配。如果被访谈者自然地将一个话题跳到其他话题上,让讨论应继续,因为有用的额外信息可能随之出现,你可以总结一下提出的观点并将话题引回到原来讨论的话题。如果偏离题目,需要注意将话题引导到主题上来,可以通过连接或归纳某些想法和观念,尽量使讨论的话题集中。如 X 先生,你的经历与 Y 先生谈到的情况相似,还是不同?

(7) 记录员负责观察会议和做记录,负责录音机的使用。注意应和专题小组成员分开坐。一般要求记录员不参与讨论,但在某些情况下进行可以发言,如主持人忽略了被访谈者的重要观点、提出涉及的新问题等。

(8) 在讨论结束时,主持人和记录员应该进行总结,总结讨论所产生的重要论点,核对小组对这些重要观点的感觉,让被访谈者知道他们观点的价值,聆听讨论结束后的额外意见。

一个小组讨论通常持续 1~2 个小时,最好 1~1.5 个小时。一般对某个主题的讨论会,第一个组比以后的组所用讨论时间会长一些。因为刚开始所有信息都是新的,以后对某个主题的观点各个组基本相同时,主持人可以很快地将讨论转向可能得出新的观点的话题。

4. 使用录音和笔录

(1) 录音:录音可证明讨论的内容,也包括讨论的过程,有助于澄清讨论中的一些观点或术语。在专题小组讨论使用录音前,主持人应该向被访谈者解释使用录音设备的目的。录音应包括的内容有:①日期、时间和地点;②被访谈者的姓名和特征,包括性别、年龄、职业等;③描述被访谈者的水平、感兴趣的程度;④被访谈者的意见,尽可能多地以他们自己的话录下,特别是一些关键性陈述;⑤情感方面,如附于某些意见的勉强的强烈的感情;⑥使用的词汇,特别是想通过专题小组讨论帮助制定问卷或健康教育材料。

(2) 视频:有条件的可以使用录像。视频可以提供记录,包括讨论说了什么,怎么说的表情、动作等,可提示讨论中小组受到怎样的影响等。

（3）记录员的笔录:记录员的记录应该更为重要。记录的内容通常包括专题小组名称、会议日期、会议地点（位置和简单描述,如大小和舒适程度）、座位安排、讨论开始和结束时间、被访谈者人数和其特征等信息,以及专题组人员的参与水平和兴趣程度、积极或消极被访谈者的情况、个人印象和观察、讨论不同主题的记录（注意非文字的反馈如音调、手势,被访谈者的直接引用语要加引号）。

第四节　选题小组讨论

一、概述

选题小组讨论（nominal group discussion）是一种程序化的小组讨论过程,其目的是为了寻找问题,并把所发现的问题按其重要程度排列出来。也就是说,在一个由具有各种不同既得利益、不同思想意识和不同专业水平的人组成的小组中发掘问题并排出个先后次序来。选题小组讨论来源于美国 20 世纪 60 年代后期在制订社区发展规划过程中取得的经验,由 Delbecq 和 Van de Ven 提出,现已在社会服务、教育、政府工作及工业等诸多行业的评估工作中被广泛应用。在目前卫生领域研究中该方法被用来发现运作过程中的问题、确定优先领域、筛选评价指标等。

二、选题小组讨论的特点

通过选题小组讨论的方式进行存在问题的发现和初选指标的提出,是一种具有较高效率和有效性的方式,它比头脑风暴法和专题小讨论等形式更为有效。特别是在指标的评选方面,是一种集思广益,融定量与定性方法为一体的程序化方法,避免了前两种方法中个别人在讨论过程中的垄断性发言、身份、地位的影响等缺点。

选题小组讨论法能让与会人员和研究者确定问题的相对重要性序列,或确定各因素的影响程度,能把每个人的观点综合起来,能在同一时间内让多个个体不受外界干扰的情况下表达自己的观点。

（一）选题小组讨论的优点

（1）在观点形成阶段,每位与会人员的地位都是平等的,都能不受他人影响地把自己的观点列举在纸上,而不是口头表达。因为预期到自己的主张能在小组的讨论中形成影响力,所以会增强对小组的责任感,提高参与的积极性,同时也不会出现个别人主宰讨论的情况。

（2）一个研究人员就可组织讨论,时间一般<1.5 个小时。与专题组访谈法相比,选题组讨论法相对节省时间,效率更高。

（3）与会人员不会有"受挫"的顾虑。在比较开放的讨论如专题组访谈中,参加人员可能会产生类似"受挫"的感觉,如讲话声音太小、讲述"错误"的事情、没有得到其他人的支持等。

（4）选题组讨论能产生一致的效果,有可能影响与会人员今后的行动,他们可能会把最后产生的各条目视作自己工作中的挑战，从而在今后的工作中有意识地加以重视和改进。

（二）选题小组讨论的困难与缺点

（1）受文化水平的制约。

（2）选题小组讨论一开始提问的语言组织非常重要，要求清晰而明确，任何文字或语法组织上的细微偏差，都可能导致收集的信息过于宽泛，或模糊，或偏离主题的情况。一种减少偏差的方法是，从调查的具体目的出发来思考和组织问题，使问题尽量围绕主题。另外，为使调查更全面，要求对不同的相关群体作不同的选题组讨论，因此目标人群的选择也很重要。

（3）与其他定性研究方法一样，选题组讨论法的目的不在于结果的推广，而是通过调查少部分人，深入地理解某一问题的本质，关注的是问题的"深度"。因此，试图通过小样本归纳某种统计学的结论是不妥当的。

三、选题小组讨论的步骤

1. 开选题小组讨论前的准备工作

（1）大白纸、夹白纸的夹子或粘条。

（2）水笔、色笔等。

（3）计算器。

（4）纸条若干、信封若干（收集纸条用）。

（5）采访机及磁带（可用可不用）。

（6）确定与会人员：每组6~10人，可以同时进行几组，可根据研究的目的和性质选择小组成员。

（7）确定会议地点与时间。

2. 主要步骤

第一阶段：列出与陈述问题。

（1）主持人给出要讨论的问题。

（2）问题的提出：小组成员不出声地酝酿各自的想法，结合自己的工作经验和工作体会，把认为必要的问题写在卡片（或纸片）上，10~15分钟。

（3）然后把每人的问题依次列到大图纸或黑板上，至全部问题列完为止。

（4）每人向大家解释自己写的每项内容。

第二阶段：讨论所列问题。

（5）提问，对相同的问题进行合并，无关问题进行剔除。

（6）回收各小组成员的记录问题，分别保存，以备之后分析。

第三阶段：重要性评判。

（7）小组内问题打分：各小组成员对所产生的问题进行重要性排序打分。例如从所列指标中选出认为重要的10个指标，最重要的为10分，最不重要的为1分，未选中的为0分。

（8）收集每人的评分结果，汇总计算所列每个问题的得分情况。

（9）按每个问题的得分情况进行排序，排序结果基本上代表了小组成员的共同意见。

（10）最后根据所列问题的得分情况进行分析。

（三）应用案例

从社区卫生服务部科长的角度看待社区卫生服务运转过程中存在的问题。如上海市某区10个社区卫生服务部的科长在选题小组讨论中列出41个相关问题,进一步归纳合并为26个问题,并对这26个问题进行打分,其中得分>15分以上的问题见表12-1。

表 12-1　上海某区 10 个社区卫生服务部科长的选题小组讨论分析结果

序号	存在问题	得分
1	政府在预防保健经费方面投入不足	70
2	人员素质低,不利于发展社区卫生服务	65
3	人员待遇较差,体现不出医务人员的价值	47
4	缺乏人员素质配置标准	30
5	医保有关规定与社区卫生服务的发展有冲突	29
6	上级对下面的指导缺乏针对性、明确性	29
7	人员配备不足(数量)	28
8	考核时要重点考核(各条线无明确的量化标准)	27
9	社区卫生服务中心人员对社区卫生服务的认识存在偏差(应以整体来看待)	27
10	领导的实际重视程度不够	26
11	服务站以医疗为主,防保人员管理面过宽,未形成有效的工作团队	26
13	街道居委会对社区卫生服务的认识不够(特别是大卫生方面)	23
14	公共卫生专业人才缺乏(人员均为其他专业转行而来)	20
15	社区人群整体素质提高问题	19
16	与街道的融合存在问题(应体现主动性)	18
17	条块结合,以块为主,没有明确的标准	16

根据以上得分高低,上海某区管理人员可以了解到社区卫生服务中心对"政府在预防保健经费方面投入不足、人员素质低、不利于发展社区卫生服务、人员待遇差、体现不出医务人员的价值"等方面的问题较为突出,由此可以确定优先需要解决的问题。

第五节　观　察　法

观察是社会调查研究的基本方法之一。观察法就是用眼看、用耳听及其他手段有目的地对研究对象进行考察,以取得研究所需要的资料。

一、观察法的特点

观察是日常生活中普遍发生的行为,但是作为科学研究收集客观资料的一种手段,必须具有下列特点:①科学的观察是在研究目的和假设指导下进行的观察,是为科学研究服务的;②科学的观察必须对观察项目、观察方法制订详细计划,进行系统设计,有系统有计划地进行观察;③科学研究中的观察必须是客观、能被检验和可用于分析的。

二、观察法的类型

作为资料收集的方法,观察方法可简分为以下 3 类:参与观察与非参与观察、结构性观察与非结构性观察、直接观察与间接观察。现将参与观察与参与式研究简要介绍如下。

(一)参与观察与非参与观察

参与观察是指研究者为了达到深入了解情况的目的,直接加入到某一社会群体之中,以内部人员的身份参与,在共同生活中进行观察,收集与分析有关资料。这种方法在社会学、人类学的研究中应用较多。在卫生领域中应用较多的是非参与观察。非参与观察是以旁观者的身份,置身于调查对象群体之外进行的观察,不参与被观察者的任何活动。

非参与观察应用在门诊跟踪观察上,一种方式是观察门诊流程,由观察员记录病人进入门诊从挂号、候诊、就诊、检验、取药和离院的全过程。通常说的看病"三长一短"是指挂号排队时间长,候诊时间长,检验、取药时间长和看病诊疗时间短,是通过非参与观察得出的结论。运用这种观察法分析诊疗过程对缓解看病难有一定用途。另外一种方式是观察诊疗医师的诊疗过程。医师在诊疗过程中有观察者坐在边上以旁观者身份记录医师诊疗过程,不但可以了解门诊工作数量,还可以了解医师诊疗规范化程度、处方用药的合理性、接待病人的态度,以及被诊疗疾病的频度等信息。如有必要,还可以观察医患双方对诊疗过程的意见和建议等。

非参与观察的优点是获得的资料比较客观、真实,能增加感性认识,一般适用于探索性研究,即通过实地考察来发现问题。它的缺点是观察时间短,观察范围局限,因而只能获得某些表面现象而无法获取内心行为方面的信息。

(二)参与式研究

参与式研究是研究者已经从观察者的身份转变为研究者的主体,与接受研究的对象(如管理人员、群众)一起共同探索研究,是参与观察的发展。一个成功的例子是昆明医学院健康研究所参加世界银行卫Ⅵ贷款项目"贫困农村妇幼卫生扶贫资金的参与式研究"。参与式研究的特点是项目的研究人员与利益相关者共同讨论问题,寻找对策,建立目标,确立重点领域,决定采取的行动,以及参与制订资金分配计划等。

参与性研究不仅提供了现场收集信息的手段,尤为重要的是发展了一种对问题的分析和提出解决问题的方式。它强调吸收当地干部、群众的参与作用,通过研究者的共同努力,协助和促进当地人员行为和态度转变,参与调查分析,共同作出计划和提出实施的措施,共同分享项目研究的成果。归纳卫生扶贫资金项目中的参与性研究主要包括优先问题确定、可行性论证和参与性规划 3 个程序,每个程序包含的内容见图 12-1。

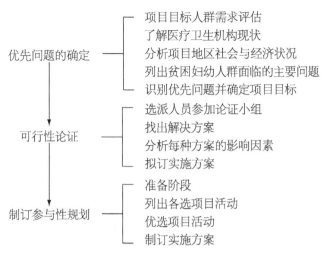

图 12-1　妇幼人群医疗救助项目的参与性研究程序

第六节　定性访谈资料的分析与报告

定性研究在医疗卫生领域中常用的资料收集方法是个别访谈和专题小组讨论,定性访谈资料的分析是一个过程,一旦进入现场它就开始,直到完成报告。

一、定性访谈资料的分析

(一)整理记录与录音资料

资料的分析从访谈人员记录的现场笔记、录音的记录开始,录音逐字转录为文本文件。记录或录音的整理需要在访谈或讨论等完成后及时进行,以便时间长了有遗漏、错误,及时进行整理有利于回忆补充、审查记录来不及或录音不清楚或错误的地方,有的表情、动作、环境现象等感性认识可以及时用文字表达出来。注意听取参与实地调查人员的汇报,因为这是实地调查结束后快速而简便总结资料的方法。

(二)熟悉并理解原始材料

反复阅读原始记录,甚至再听录音、看录像带、照片、图片等。首先,把记录编辑好,有意识地阅读记录,注意讨论中的印象和主要观点;第二,重复阅读记录,搜寻对研究有意义的重要部分,也注意新的兴趣点;第三,再次阅读记录,删除由于协调不当而强加给被访谈者的回答,也可以删除记录错误或没有意义的部分。主持人和记录员是收集资料的主力,研究人员在分析资料中应该和他们紧密合作。

(三)分类与编码归类

分析资料时,为了使资料条理化和系统化,需要对资料进行分类,可以按照调查提纲或专题形式归类,并使用编辑缩略代码。即在记录被访谈者谈论的不同主题和感兴趣的话题中使用代码,对每类回答进行编码,同类的回答给予同一编码。同时,归纳为多种亚主题,使用合适的标题标记分类信息。使用信息清单去检查已获得信息的情况,描述、解释研究主题的重点发现。对每个被访谈对象或小组也给予编号,在以后的报告书写中可以用此编号,也可另取名字。

分类编码可以采用定性分析软件,如采用 MAXQDA(是用于科研和商业机构的定性、混合方法资料及多媒体分析的计算机辅助软件,由德国柏林的 VERBI 软件公司开发并发布)、NVIVO(由国际 QSR 制作的一款定性资料分析软件包)对受访者和其对各主题或亚主题的回答进行编码。

（四）总结与综合结果

把归类后资料的精华提取出来,找出调查对象的共性现象,同时比较不同对象的差异并进行初步分析。例如,通过访谈了解弱势群体的卫生服务利用情况,可以找出弱势人群普遍的健康和卫生服务利用问题;同时比较不同组如贫困人群组、残疾人群组、老年人群组等,他们之间又存在哪些差异? 问题是什么? 分析时根据能力或条件可以用手工或计算机完成。为了帮助定性资料的综合分析,可以采取以下不同方法。

1. 用资料分析表分析资料　如访谈提纲准备的主要或次要主题清单。把关心的议题列在表格的左边,而右边分成多列,以供不同访谈对象或专题小组填写,根据不同的分主题回答并填写在相应的格子中。又如,可以把所了解的存在问题和造成各种问题的原因分两列用表格形式整理出来。这样比较清楚,一目了然。

2. 定性资料量化以说明问题的程度　如分析 60 例病人卫生服务利用的定性资料时,可以将性别、年龄、是否就医、就医机构、不就医原因等输入计算机进行统计,对有关指标适当量化。例如就医情况:42 例就医,占 70%;18 例不就医,占 30%;不就医者中有 7 例因经济原因,4 例自认为疾病轻,3 例因行动不便、没有人陪伴,2 例自己购药服用,2 例采取土办法,1 例没时间治疗。

3. 用图概括定性研究问题的产生、发展和结局　如用流程图表示病人就医的过程。以上述 60 例病人举例,先分出是否就医,然后对就医的 42 例划分出第一次就医的不同机构或地点各有多少人,再划分出是否再次就医及机构或地点各多少人。

（五）报告的结构

1. 报告写作提纲　报告的写作可先列提纲,包括研究题目、目的、资料收集的方法与过程、分析方法、各分题的主要发现、讨论、结论、干预措施建议,然后对照写作提纲归纳核查所有资料。写报告时,除了注意结果的呈现,也需注意描述研究团队和研究设计的过程。

2. 研究者的个人特征　注意描述谁是访谈者、记录者,研究者的背景包括性别、学历、职业,定性研究的经验和培训情况;同时注意研究者与研究对象的关系,如他们的关系是否在访谈前建立,研究对象对访谈者的了解,访谈者的特征及其对结果的可能偏移判断。

3. 研究设计过程

（1）描述理论框架:其方法学观念和理论方法是什么,如扎根理论和内容分析。

（2）描述研究对象的选择:包括抽样方法,是目的抽样还是方便抽样或滚雪球抽样;样本量有多少;研究人员与对象是如何交流的,是面对面还是电话或电子邮件;拒绝参加或中途退出的对象有多少,是什么原因。

（3）介绍资料收集场所和具体过程：如在家里还是工作场所；除了研究对象和访谈者外，是否还有其他人在场；研究对象的特征是什么；访谈提纲来源，有无预调查，有无重复访谈，有无录音和记录及场记，访谈历时多长，信息饱和问题。

（4）介绍资料分析过程：如用了多少代码进行资料编码、主题是预设的还是来自获得的资料、管理和分析资料所用的软件信息。

（六）结果的呈现

写报告的目的是为了将研究发现的问题向有关部门反馈，与同道交流，为进一步制定政策和干预措施提供参考。报告应该具有针对性，对发现的问题进行详尽的描述和分析。同时，注意报告的资料能否得出研究的结果，研究结果是否清晰呈现了重要主题，是否有特殊案例描述，是否对次要主题也进行了讨论。

写报告时，根据所关心的主题或问题写出结果。可用引语来表明被访谈者重点表达的想法、信念和感情，对引文注意身份标记，如标明编号。需注明被访谈者的大多数观点和少数观点，以及因被访谈者的差异而引起的不同观点。研究人员对于资料的分析和认识不应该只停留在资料本身直接提供的信息上，而要应用研究人员自己的知识和经验对资料进行判断和推导，分析存在的主要问题，解释其原因，并将结论升华到理论高度。同时，根据研究结果提出建议，或总结反映来自被调查者的建议。

（王　群　严　非）

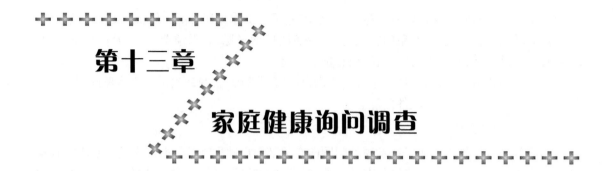

第十三章

家庭健康询问调查

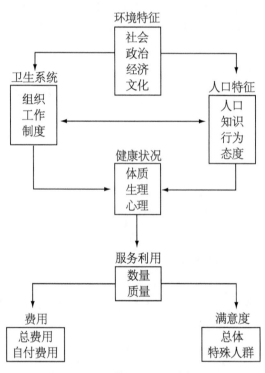

图 13-1　家庭健康询问调查的框架

家庭健康询问调查（household health interview survey）是卫生服务研究的重要手段，是从需方的角度研究卫生服务的需要、需求、服务利用及费用等。卫生机构调查是从供方的角度研究卫生服务供给的特征，包含服务的数量、质量及效益等。家庭健康询问调查和卫生机构调查结合起来形成了对卫生系统供需双方开展调查研究，可以对卫生服务系统进行全局性了解，特别是通过供需两方面的调查研究，探讨两者之间的相互作用及影响，可以为卫生政策分析提供重要价值的建议。本章介绍家庭健康询问调查的原理与方法，从需方角度研究人群卫生服务需要及利用的状况，重点介绍发展中国家进行一次性横断面调查和发达国家进行连续性家庭健康询问调查的基本经验。

图 13-1 为家庭健康询问调查的框架，从健康状况、服务利用、费用和人群满意度 4 个方面组成家庭健康询问调查的主体。社会、经济、政治和文化等因素对卫生服务供需双方具有重要作用，同样对人群健康及服务利用具有重要作用。通过研究社会环境因素对卫生服务需要及供应产生的影响，可以为改善卫生服务的决策提供重要依据。因此，家庭健康询问调查已经成为卫生信息系统提供卫生决策依据的一种常用手段。

第一节　发展中国家的家庭健康询问调查

根据发展中国家家庭健康询问调查的一般经验,结合中国卫生服务总调查的一般规律性问题进行归纳总结,为中国开展家庭健康询问调查的方法学研究积累经验,提高调查质量,提供准确、实用的信息。

一、健康询问调查方法

卫生服务的计划和管理必须收集人群患病率及卫生服务利用资料,了解群众对卫生部门的意见和要求,作为制定卫生事业计划的依据。健康询问调查是收集这一类资料的重要手段。本节主要根据一些发展中国家健康询问调查得出的经验,从方法学上总结一些规律。

健康询问调查按照研究设计方法可以划分 3 类:一次性横断面调查(cross-sectional survey)、重复横断面调查(repeated horizontal survey)和连续性长期调查(longitudinal survey)。这 3 类方法均属于回顾性研究的范畴。

一次性横断面调查的目的是为卫生计划人员提供疾病发生的频率、严重程度及卫生服务利用资料。重复横断面调查是一次性横断面调查的扩大,在 1 年内重复若干次进行类似调查研究,取得不同时间的患病率及卫生服务利用资料。连续性长期调查可以在 1 年内连续不断组织调查员进行调查,取得全年累计的患病率及卫生服务利用资料;也可以积累不同年份的健康询问调查,供动态研究之用。一次性横断面调查中的一些方法和技术问题可以通过重复横断面调查及连续性长期调查来考核与评价。例如,比较调查对象自我回答的准确性、疾病的流行性和季节变动、考核医务人员和非医务人员作为调查员时的调查质量、群众自报和医务人员判断患病率之间差别的一些技术问题等,只有通过仔细设计的连续调查才能得出客观结论。目前,仅有少数发达国家采用连续性调查方法询问健康状况,大多数发展中国家均采用一次性横断面调查方法,因此介绍发展中国家健康询问调查是以一次性横断面调查为主,介绍发达国家健康询问调查是以连续性长期调查为主。

总结各国家庭健康询问调查的共同经验是,由于缺少统一的标准和方法,判断结果时会出现困难,它的实际应用价值自然受到一定限制。下面归纳几个共同性问题作简要介绍。

二、健康询问与健康调查

客观测定人群的医疗需要量是提供卫生服务的前提,分析人群患病率及疾病严重程度是确定人群医疗需要量的客观依据。但是,测定人群患病率时存在许多技术问题。

首先,对患病的定义有不同的理解,由群众自我认识和报告的患病率与医务人员判断的患病率(包括病史询问、体格检查及实验室诊断等)所得出结果的含义是各不相同的。例如,个人无症状时,主观判断患病率为阴性,但是医务人员可能判断患病者为阳性(如贫血、痢疾、轻度心脏病等);相反,个人报告存在某些症状和体征,但是医务人员不易明确是什么疾病(如腹痛和腰背酸痛等)。不能认为这两种患病率之间哪一种含义更正确,而是哪一种概念对卫生计划人员能够提供重要信息。

医学判断的患病率较少受主观判断的影响,具有较强的科学性,但是实际应用的意义就不同了。自己报告的患病率(有时只能计算症状出现率,而不能确定是什么疾病)可能受众多因素的影响,老年人、男性、无文化者及慢性病患者报告的患病程度往往低于青年人、女性、有文化者及急性病患者。在全国城乡卫生服务抽样调查中城市居民患病率普遍高于农村,其中一个重要原因是城市居民文化水平高,对自己所患疾病的认识能力远远超过农民。从医学观点解释由专业人员诊断的患病率质量优于非专业人员及群众自报的患病率。此外,个人认识的患病率表示只有当自己判断存在症状时才会有求医的需要,才会对卫生服务利用提出客观需求。从这个意义来说,分析自我认识的患病率对研究人群医疗需要量是有意义的。

依靠疾病报告制度和门诊、住院疾病登记资料只能反映患者去医疗机构就诊的患病率资料,既不同于个人认识的患病率,又不同于医务人员判断的患病率。许多国家并没有建立患病率的报告制度,即使有些国家建立了对少数疾病的报告制度,但是疾病报告资料仍然不够准确、完整。健康询问调查可以了解疾病在人群中分布的频率,了解患者去医疗机构就诊的情况,还可以研究人群患病不去就诊的程度及原因等,这些信息都是卫生事业计划不可缺少的。

目前还缺乏一种十分理想的方法研究患病率,疾病登记、报告和调查的方法,由个人自我报告及医务人员询问等方法,健康询问及健康调查的方法,均有各自的长处和局限性。从卫生服务研究及卫生计划的观点来说,通过抽样调查取得无论是群众自报还是医务人员询问的患病率资料,都能够提供有实际意义的患病率资料。

三、抽样设计

发展中国家健康询问调查的设计方法,大多数均以总人口作为抽样调查的对象,也有以地区内妇女、儿童或老年人等特殊人群为调查对象,因为这些人群有特殊的卫生问题及医疗需求,是卫生部门重点保护的人群。抽样技术要兼顾调查设计的科学性,调查对象要有足够的代表性,抽样人数既能满足调查设计的基本要求,又不至于过分增加样本而增加调查工作量,因此对抽样调查的设计应提出一些特殊的技术要求。

设计方法及抽样原则取决于调查目的。如果仅仅是为了得到总人口的患病率及卫生服务利用资料,要求样本数对总人口有足够代表性,样本数可以较小。但是,这样的结果往往对卫生计划人员的作用有限。进一步将总人口按不同分组标识细分为若干层次,如研究居住地区、城乡、住处距离医疗机构远近、社会经济状况、文化、职业,以及医疗保健制度等因素对患病率和卫生服务利用的影响,就需要根据上述分层标识将研究对象分层进行抽样研究,此时调查对象应该适当增加。根据大多数发展中国家的经验,多阶段整群分层随机抽样的方法是可行的,如根据经济收入、医疗保健制度等少数几个因素作为分层标识,从省、市、区县及城市的街道及农村的乡等逐级进行整群分层随机抽样,在抽样单位内通常再按居住地址及门牌号随机抽取若干户,调查是以户为单位、以个人为调查对象进行。

样本的大小,即观察例数的多少,这是一个很重要的问题。样本太小,使应有的差别不能显示出来,样本对于全人口的代表性不佳;样本太大,不必要地浪费人力、物力和时间。社会调查和小样本的实验室实验不同,一般应有足够数量才能发现观察标识的一些规律性。从若干发展中国家及发达国家抽样调查的样本规模来看,样本数与总人口之比均在 1：3 000 和

1：4 000。下述原则可供决定样本大小时参考：①统计上要求的显著性水平；②观察指标出现的频率，出现频率高的样本数较小，反之则要求样本数增加；③分组标帜的多少，如要求分组的标帜越多，则样本要求越大；④估计试验组的效果及对照组的效果。

四、调查内容

各国的家庭健康询问调查大致分为两个部分，即基本调查内容和补充调查内容。基本调查内容是各国健康调查中必须包括或在历年调查应该包括的内容，便于连续比较。主要包括：①家庭人口的基本特征，如性别、年龄、家庭人口数、人均收入、职业、文化、医疗保健制度等；②调查一定时期内患病次数、因病伤丧失劳动能力日数、正常活动受限制日数及休工、休学、卧床日数等；③调查一定时期内就诊次数及牙科就诊次数；④调查一定时期内住院次数、天数；⑤有病就诊、住院的医疗费用。补充调查内容在各国不同地区及不同时间段均有不同，可以按当时当地的卫生决策及卫生计划要求，可随时增删补充若干调查内容，如吸烟、饮酒习惯、生育状况、预防接种、婚姻、家庭访视、眼科就诊、残疾调查、健康保险及预防服务等。

五、调查员

卫生专业人员及外行者均可以作为调查员，两种调查员得出的结果不一致主要是因为对疾病的认识上，卫生专业人员可以根据医学知识对一些症状作出诊断的推论，而外行调查员只能对一些症状进行描述。大多数发展中国家均选用医务人员做调查员，只有拉丁美洲、玻利维亚 Montero 区由 Frerichs 领导的一项健康调查是选用群众作为调查员。无论选用专业人员或外行者充当调查员者均应来自被调查地区，和被调查者有相似的社会背景及熟悉当地的风俗习惯及语言等。

健康调查要取得准确可靠的资料，训练调查员是必要的，特别是大规模调查有众多调查员参加的情况下，训练调查员尤其必要，通过训练达到统一认识、统一指标和统一调查方法。许多调查报告并没有提到调查员的训练情况，往往不能对调查质量作出客观评价。有些调查报告提出使用质量指导员在调查现场进行质量考核，必须对一些错误和遗漏项目作出修正补充后才能验收并进行统计分析。

六、自己回答和代替回答

很少有研究报告报道自己回答和代替回答结果的差别，事实上两者的回答是存在差异的。通常认为由户主或知情者代替回答要比本人回答有低报患病率的倾向，特别是轻微疾病、没有严重活动障碍及没有就诊的情况下更是如此。因此，由家庭成员代替回答的结果可能与本人回答不一致。对儿童来说，代替回答是必要的，而且只有母亲代替回答才能准确报告儿童的健康状况。在加纳 Danfa 地区一项健康询问调查时，询问其他成员代替回答，15 岁以下儿童患病率为 200‰。用同样方法询问母亲时，15 岁以下儿童患病率为 500‰。后者询问的结果和医学检查结果相接近。

七、疾病回顾期限

选择疾病回顾期限由在一定时期内检出患病的人数及回忆者记忆力的清晰程度这两方面

所决定。回忆时期短、记忆良好但可能检出疾病次数少；相反，延长回忆时期可以增加检出疾病次数，但记忆误差明显增加。回忆可靠性还与疾病严重程度及使用卫生服务的特征有关，也与疾病持续时间有关。轻微疾病、急性病可能在1周内会有漏报，可以想象如果使用1年为回顾期限时，由于记忆误差可能发生更多疾病漏报。

Frely 和 Wall 在亚的斯亚贝巴详细研究了每日患病率及两周患病率两种不同回顾期限对患病率的影响。结果发现，使用两周询问期限时对近期发生疾病相对多报，而远期发生的疾病相对少报，两种影响相互平衡，因而认为两周患病率得出的结果接近于每日患病率，因此作者推荐使用两周作为疾病回顾期限是可行的。Kroeger 同样建议疾病回顾期限以不超过两周为宜。Nchinda 指出使用4周疾病回顾期时，平均每周患病率高于两周患病率，因此作者推荐使用4周作为疾病回顾期限。

无论选用哪一种回顾期限，难免出现记忆误差，因此有必要估计误差的程度。最简单的方法是将总回顾期分成两个或两个以上时期，比较各个相同期间内疾病发生的频率。一种常见的记忆误差是容易将回顾期限以前发生的疾病转移到调查期限以内，即使调查员严格掌握疾病发生的明确时间界限，仍然难免可能发生疾病期限转移的现象，特别是对一些重要事件如严重疾病及住院等。如果在询问调查时能核对医学检查的记录，可以显著减少记忆误差，提高资料的准确性。例如询问儿童计划免疫的及时性及覆盖程度时，凭母亲记忆很难得到可靠的结果，核对预防接种卡常常可以得到完整的预防接种资料。

对一些轻微易于遗忘然而发生频率较高的事件可以缩短回顾期限，如服药状况的询问期为2天；对一些重要不易遗忘的事件然而发生频率较低的事件可以延长回顾期限，如住院的询问期为1年。Kohn 和 White 报道，在欧洲及北美7国12个地区卫生服务抽样调查时使用不同的调查期限。如服药状况询问期限为两天，疾病为2周，牙病就诊为4周，其他疾病就诊均为两周，慢性病为3个月，住院询问期限为1年。这种根据事件性质选择不同询问期限的方法是合乎逻辑的。不过，这样的设计给调查员和回答者带来一定的复杂性。

八、疾病的流行性及季节性

由于疾病的季节性及卫生服务利用的季节变动，一次性横断面抽样调查得出的患病率及卫生服务利用资料结果只能说明某一时点而不能反映全年的患病率及卫生服务利用特征，除非有充分材料说明某几种疾病不存在季节变动时，则可以用某一时点调查得出的结果外延扩大来判断全年患病率及卫生服务利用特征。克服上述缺陷的方法是采用重复横断面抽样调查，如1年进行4次抽样调查，得出4个不同季节的患病率及卫生服务利用特征，进一步计算得出的全年患病率及卫生服务利用资料要比一次性横断面抽样调查有说服力，这样的调查设计当然只能在小范围内观察研究，不宜于大规模普遍推广。另一种克服一次性横断面抽样调查缺陷的方法是实行连续性长期调查，即固定一批调查员，在1年内连续不断进行抽样调查。例如，荷兰健康询问调查采用连续性调查设计，全国划分两部分，每一部分有13个调查点，每个调查点在两周内完成询问调查。全国雇佣13名调查员，两周完成1个调查点，对每一个调查对象只询问两周内患病及卫生服务利用资料，半年内完成13个调查点，全年全国共计完成26个调查点，将全部调查结果汇总起来，就是全国1年内卫生服务完整资料。

九、疾病调查需明确的问题

（一）疾病起始日期

应该说明，在回顾期以前发生但在回顾期内仍然存在的疾病应包括在患病栏内，许多调查报告并没有明确指出这一点。Nchinda 将 4 周回顾期前发生的疾病都不计算在内，Kroeger 则将 4 周外发生而在回顾期内继续存在的疾病计算在内。这种计算方法不一致对患病率的影响是巨大的，特别是计算慢性病患病率时这一点尤为重要。目前是否存在慢性病无论是过去什么时候发生，只要在调查期间有症状、体征、就诊、服药，或因病休工、活动能力受限或卧床者，上述几项中如出现一项者应认为慢性病尚未痊愈。

（二）疾病期限

若干健康询问调查试图说明疾病发生的期限。在加纳 Danfa 地区的研究报告指出：询问疾病是否起始于两周回顾期内。如果不是，进一步询问起始于何时？结果发现 68% 疾病起始于两周回顾期内，27% 疾病起始于两周到 3 个月之间，5% 疾病起始于调查前 3 个月以上。

当被调查者回答存在两种以上疾病或症状时，判断疾病期限往往出现困难。例如，回答者第一天头痛和不适，第二天呕吐和腹泻，第 3 天发热、畏寒，第 4~5 天无症状，第 6 天又出现发热和头痛。此时患者应该判断是一种疾病的病程，还是一种疾病的几个病程，或是多种病程？

当几种疾病或急慢性疾病并存时，计算疾病期限又会出现新的情况。如在两周内感冒发热 3 天，溃疡病 5 天，可以分别计算上述两种疾病的病程。但是，一个患者如果出现 3 天感冒，14 天溃疡病呢？实际情况可能存在，但在计算时应根据主次将 14 天的病程合理地分配在两个疾病之中，因为合计疾病天数超过 14 天又是不适宜的。

计算因病休工、休学、活动受限制及卧床天数的原则是与计算疾病天数相似，但是上述各事件之间是相互独立，可以同时出现，如出现活动受限及卧床天数，则必然会有疾病天数。而休工与休学不是并列存在，休工是指从事生产劳动者因病休工的天数，休学是学生因病休学的天数。上述各事件之间相互联系，出现休工、休学或卧床天数时必然要有疾病天数，但是休工、休学或卧床天数不可能超过疾病天数。

（三）疾病严重程度

大多数健康询问调查通过测定疾病严重程度，了解人们对卫生服务的需求程度。通常是询问患者健康功能受损害程度来反映疾病严重程度，除了常用的死亡率、病死率及患病率指标外，疾病、休工、休学、活动受限制、卧床人数及日数能直接描述疾病严重程度；此外如就诊率、住院率及平均住院天数和医疗费用等能间接描述疾病严重程度，说明疾病对医疗服务及医疗费用的影响，评价疾病的经济损失等。

有些指标是建立在对人体功能主观评价的基础上，但缺乏客观依据。不同年龄、职业和文化特征对正常活动受限制及休工可以有很大影响，一个失业者及退休者对因病休工及活动受限制者显著不同于就业者，假期学生因病休学及活动受限制者显著不同于就学时期，指出这些差别是要在设计及调查时注意客观判断影响疾病严重程度的因素。Kohn 和 White 试图用正常功能自我评价的方法测定疾病严重程度，对每个患者出现的症状询问下列问题：①是否增加麻烦?②是否有伤痛?③是否妨碍正常工作活动。当然,这种尝试是力求增加疾病严重程度指标的客观性,其局限性也是明显的。

十、卫生服务利用

大多数健康询问调查重视对医疗服务及妇幼保健服务的研究,较少注意对预防及疗养康复服务利用的调查。妇幼保健服务方面如产前检查、分娩、产后访视、预防接种、儿童保健及计划生育等常常是分析卫生服务利用的重点。对老年保健做专题研究分析老年人的卫生服务利用有着特殊的重要意义。发展中国家卫生服务利用分析方面存在的问题是:回顾期不一致,测量指标不明确,预防和治疗服务没有明确区分,因此给资料分析带来一定困难。下列若干问题常常要在健康询问调查中进一步了解:①患病时去哪一级、哪一类医疗机构就诊? 接受哪些医疗预防服务?②患病时哪些对象去就诊,哪些对象不去就诊,不去就诊的原因是什么? ③什么原因使患者选择就医地点及种类?④患者对医疗卫生服务满意程度如何?⑤群众对卫生服务提供的反映和态度如何? ⑥卫生服务利用的费用负担,包括就诊距离、时间、交通费、就诊费、处方用药费、住院费等。

患者使用卫生服务的频率首先要确定是患病者,如果询问调查时患病有漏报,则同时会漏报患者利用卫生服务。预防服务利用和治疗服务利用应分别计算,因为两者之间的意义是不同的。如预防接种、产前检查、产后访视是预防服务;同样,预防性服务如避孕药、抗疟片、服用铁剂预防贫血等应计算为预防服务。在医院过夜者列为住院应有明确时间界限,住观察室过夜同样应按住院天数计算,因为住院在总人口中发生频率低,需要有一个较长的回顾期限,各国统一的回顾时间均以询问 1 年为期。

十一、资料准确性

有多种方法可用于保证健康调查资料的准确性,如选择和培训调查员,编写填表说明和统一解释指标定义,重视复查核对可减少错漏项目,还可使用重复调查、核对医学记录资料及观察研究等多种方法,以提高资料的准确性。

1. **资料核对**　任何调查研究必须要有核对制度,由调查员本人或质量检查员在调查当天检查调查表格有无遗漏和错误项目,发现错漏项目应该及时在第 2 天补充更正。

2. **重复调查**　若干研究报告指出,采用重复调查的方式核对二次调查质量。第二次调查应与第一次调查时间十分接近,这样调查结果出现的差别主要反映调查员的判断误差及调查对象的报告误差。Schulpen 在肯尼亚农村调查时发现,约有 25%症状在第二次调查时与第一次调查不一致,自己服药的不一致性还要大。如果第一次调查是由外行调查员,第二次是由医学专业人员充当调查员,结果出现差别还包含由外行和专业人员对症状和疾病定义理解的不一致性。如果核对调查两次间隔期限超过 1 周,则在时间上已经失去了与第一次调查的核对意义。

3. **医学检查**　在一些发展中国家曾经组织医学检查方法与健康询问调查相比较。虽然医学检查的费用是健康询问调查的 8 倍,但是小规模调查与医学检查两种方法取得资料结果的不一致往往随疾病性质和症状的特征而异。无症状和非特异性症状如贫血、寄生虫病、营养不良和高血压等,医学检查阳性率高于健康询问调查;相反,依靠患者主诉症状如腰背酸痛,询问调查阳性率又高于健康询问调查。

4. 与医学记录交叉核对　这是一项十分费时和困难的工作,大多数发展中国家还没有普遍开展这项工作,发达国家的经验证明这是一项有用的工作。美国利用国家健康调查的结果与就诊记录相比较,在 1 948 例就诊记录中,有 50.4% 出现与健康询问不一致(如出现就诊记录,而在健康询问调查时可能未报告有病,以及其他不一致结果)。特别是住院者记录中有97% 与健康询问调查的结果一致。

5. 重复研究　应用相同方法在不同时间、地点和不同人群间进行重复研究,目的在于研究调查方法的稳定性(如探索抽样误差允许范围)。这是一项很不经济的设计方法,只有在小规模的试点调查设计时采用,可以检验调查方法的实用价值。

6. 观察研究　小规模应用社会学的观察研究方法,如选派质量检查员在现场直接观察调查员的质量,有利于现场指导及质量控制。

综上所述,在发展中国家进行一次性健康询问调查的结果往往存在很大差别,这种差别既有国家和地区人口在患病率和卫生服务利用之间的差别,又有研究设计及研究方法不一致而引起的差别。要在不同研究者之间比较患病及卫生服务利用的标准,如果不首先在设计方法和指标分类等方面取得统一的标准,客观评价是不可能进行的。如对疾病分类来说,有的报告疾病名称,有的按疾病系统分类(如呼吸系统、消化系统疾病等),应该建立适用于健康询问调查的疾病分类标准。大多数发展中国家的健康询问调查报告并没有详细报告就诊距离、社会阶层、经济和医疗保健制度对就诊、住院的影响程度,这些都是卫生计划和评价工作不可缺少的信息。

本文重点介绍了在组织健康询问调查时应该遵循的一般原则和方法,在发展中国家组织这一类调查时应注意的一些原则及重点。如果在组织调查时吸收了各国在健康询问调查中使用的主要方法及原理,健康询问调查的质量将进一步提高,调查得出的结果可以在卫生服务工作中发挥重要作用。

第二节　发达国家健康询问调查

通过健康询问调查收集居民患病率及卫生服务利用资料已经从一次性抽样调查演变为长期连续性调查,成为常规收集卫生资料的一种重要手段。许多发达国家,如美国、英国、日本、加拿大和荷兰等已经连续几十年或十几年建立了连续性健康询问调查制度,为卫生部门提供了许多社会经济及卫生状况的资料。为了借鉴和学习若干发达国家健康询问调查的经验,推动中国卫生服务研究工作,兹将美国、英国、加拿大和荷兰健康询问调查的方法作一简要介绍。

一、美国家庭健康询问调查

作为美国人口健康信息的主要来源,美国国民健康询问调查(national health interview survey,NHIS)从 1957 年开始施行,至今已开展超过 50 年。调查工作由国家卫生统计中心负责设计和分析,联邦人口调查局(the U.S. Census Bureau)负责资料收集。调查结果主要用于监测健康状况、卫生保健的可及性(health care access)以及国家卫生目标的实现情况。

（一）调查回答的问题

通过抽样调查可以回答下列卫生问题：①急性病、外伤和 3 个月内患慢性病及伤残患病率；②因病伤丧失劳动能力的人数及天数；③享受医疗保险制度的覆盖率以及医疗保险制度对卫生服务利用的影响；④不同种类、不同层次医疗预防机构向群众提供服务的种类和数量，居民医疗需要量满足程度和分析不能满足的原因；⑤居民因病就诊自付医疗费用；⑥居民接受预防服务的数量；⑦社会经济及文化对健康状况及卫生服务利用的影响；⑧行为生活方式如吸烟、饮酒、体育锻炼对健康状况的影响。

（二）调查内容

美国家庭健康调查中有 70% 的内容为基本调查内容，是历年家庭健康询问调查中必须包含的内容，可以进行连续动态比较，另有 30% 为补充调查内容，可以根据当时实际需要决定调查内容的增加或删减，具有一定灵活性。每户调查平均大概需要 1 小时，其中补充调查内容大概需要 20 分钟。基本调查内容如下。

（1）家庭人员的人口学特征，如姓名、性别、年龄、家庭收入、文化、职业和家庭人口。

（2）调查前两周内患病的种类及频率，因病伤丧失劳动能力的人数及天数，如疾病、正常活动受限制、休工、休学及卧床的人数及天数。

（3）前两周内因病就诊及牙科就诊数。

（4）调查前 3 个月内患慢性病人数及患病种类，因慢性病引起正常活动限制及长期丧失劳动能力的程度。

（5）1 年内因病伤住院的人数、天数以及接受手术的次数和种类。

（6）门诊、住院及手术支付医疗费用。

（7）最近一次就诊间隔的时间等。

补充调查内容根据当时当地的实际状况决定，主要由联邦机构和私有的非营利性机构发起和赞助，赞助费用取决于补充内容的复杂程度及调查所需时间。补充调查内容是不同健康主题专题调查的一个重要来源，表 13-1 列举了 NHIS 几个补充调查内容及发起机构。

表 13-1 NHIS 补充调查内容及发起机构（举例）

调查主题	发起机构	调查年份	调查内容
癌症 （cancer）	国家癌症研究所，国家卫生研究院，国家慢性病预防和健康促进中心，疾病预防和控制中心	1987，1992，2000，2003，2005，2008，2010	癌症筛查，饮食与营养，体育活动，烟草使用，日光防护，癌症家族史
补充和替代医学 （complementary and alternative medicine）	国家补充和替代医学中心，国家卫生研究院	2002，2007	针灸，阿育吠陀，生物反馈，整合疗法，精神康复，催眠术，推拿疗法，物理疗法，脊椎推拿疗法或整骨疗法，放松和压力管理技术，传统疗法，运动疗法、自然草本，维生素，顺势疗法，特殊饮食，瑜伽、太极和气功，祈祷

续表

调查主题	发起机构	调查年份	调查内容
免疫 （immunization）	国家免疫和呼吸系统疾病中心，疾病预防和控制中心	每年	关于流感、肺炎、甲型肝炎、乙型肝炎、破伤风、带状疱疹以及人类乳头状瘤病毒接种情况
关节炎 （arthritis）	国家慢性病预防和健康促进中心，疾病预防和控制中心，国家关节炎、肌肉骨骼和皮肤疾病研究院，国家卫生研究院	2002，2006，2009	关节炎对人们工作数量和类型的影响，为改善关节症状而减肥的医疗建议情况，为改善关节症状而参加体育锻炼的医疗建议情况，是否参加如何处理关节炎或关节症状问题的有关课程

（三）调查设计

美国家庭健康询问调查以户为调查单位，个人为调查对象，一年合计调查 3.5 万~4 万户，7.5 万~10 万人，约占全国总人口 1/2 000。抽样方式为多阶段随机抽样设计，从全国 50 个州及哥伦比亚特区按人口普查区划分的 1 900 个地理区中，随机抽取 376 个地理区作为初级抽样单位（primary sampling units），再从每一个初级抽样单位中随机抽取 30 个小组（segments），每组由 4 户家庭组成。为利用每 10 年一次的人口普查的信息，同时也为了满足新的调查要求和实施新的或者效率更高的抽样技术，NHIS 抽样每 10 年进行一次重新设计（在每次人口普查之后）。

（四）资料收集方法

直接指派调查员到家中进行面对面询问调查是家庭健康询问调查的主要形式。NHIS所有的调查均通过计算机辅助的个人询问调查（computer assisted personal interviewing，CAPI）的方法进行，全国雇佣 120 名调查员在 1 年内进行连续调查。这种设计思路的优点是保证资料收集的时间连续性，可以研究患病率及服务利用的季节差异。对调查员必须进行训练，明确调查目的，熟悉调查项目含义，了解询问调查程序及有关归类的依据等，这是保证取得准确资料的前提。对 18 岁以上调查对象应由本人直接回答，儿童则由母亲代替回答。调查对象不在家时应由熟悉情况的直系亲属代替回答，成人直接回答率应在 65% 以上。对失访家庭要求第二次重访，偶然可以采用通信或电话访问以弥补缺失信息，一般只能限于第二次采访时使用。

二、英国家庭基本状况调查

生活方式基本状况调查（general lifestyle survey，GLS/CLF），原来（2008 年前）称为家庭基本状况调查（general household survey，CHS），由国家统计局（Office for National Statistics，ONS）组织开展。

英国从 1971 年起在全国范围内实行 CHS，除了 1997~1998 年（期间对调查进行回顾）和1999~2000 年（期间对调查进行重新开发）有两次间断，每年连续进行抽样调查。在 1997 年对调查进行全面回顾（review）的基础上，对 CHS 进行了重新设计，并于 2000 年 4 月实施。经重新设计的 CHS 包括两大部分：用于连续调查的部分（continuous survey），这部分在 2000~

2004 年基本保持不变;另有一部分是补充模块(extra modules, or trailers),可以根据当时的需要决定调查内容,具有一定的灵活性。

现场调查时间安排方面,在 1994~2005 年期间,CHS 根据财政年度(a financial year)实施,即从当年的 4 月到下一年的 3 月;从 2005 年开始,CHS 调整为日历年(a calendar year)实施,即从当年的 1 月到当年的 12 月。

从 2008 年起,CHS 作为一个模块,整合到家庭综合情况调查(integrated household survey,IHS)中[家庭综合情况调查的几大模块分别是劳动力调查(labour force survey,LFS)、生活方式基本状况调查(general lifestyle survey,GLS)、生活费用及食物调查(living costs and food survey,LCFS)、英国住房调查(English housing survey,EHS)、生活机会调查(life opportunities survey,LOS)],同时,CHS 更名为 GLS/CLF。GLS/CLF 的抽样设计与 CHS 相同,调查问卷大部分内容与原来相同,主要的变化是 GLS/CLF 包含了一些与 IHS 其他模块共通的核心问题。这些核心问题包括就业、吸烟率、总体健康状况、种族、公民身份和公民特性(national identity)。如果调查对象无法接受调查,这些问题可以由该家庭成员代答。而在之前的 GHS 中,要求关于吸烟率和总体健康状况的问题不能由其他人代答。

(一) 调查设计

在全国范围内全年连续不断地进行面对面询问调查。从 1994 年起,面对面的询问调查采用计算机辅助的个人询问调查方法;从 2000 年起,通过中心单元(a central unit)使用计算机辅助的电话询问调查(computer assisted telephone interviewing,CATI),CHS 电话询问调查得以从代理访问(proxy interviews)转变为完整访问(full interviews)。从 2001 年起,在调查对象接受电话调查之前先向其邮寄一封信,信中简要描述了调查目的和调查性质,使调查对象准备好接受电话询问调查。调查对象为 16 岁及以上人口。从 2008 年起,寄宿学生也纳入所在家庭调查对象,一些有关儿童的信息也在调查中收集。

抽样调查采用两阶段分层随机抽样设计法。第一阶段,以邮政编码作为分层标志,共确定 30 个初级抽样单位;第二阶段,根据家庭中没有轿车(car)的比例大小分为高、中、低 3 类(每类包含的户数大致相等),进而在每类中按户主经济收入水平分为高、中、低 3 组(每组包含的户数大致相等),最后在每组中根据退休人数所占比例分为高、中、低 3 组。其中,为了将排序分类带来的差别最小化,按照退休人数所占比例的分组与按户主经济收入水平分组的顺序标准相反(图 13-2)。全国共计抽取 11 713 户,实际调查 7 959 户、18 367 人(上述设计是指 2010 年的抽样设计及实际调查数)。

(二) 调查内容

1. GLF/GLS/GHS 的内容　①家庭问卷,由家庭知情人员(household reference person)完成;②个人问卷,由家庭中所有常住的 16 岁及以上成员完成。另外,从 2000 年开始,每年有不同的补充主题调查。

2. 家庭问卷的内容　家庭信息、住处类型、住房使用权/成本、包括车辆等耐用消费品。

3. 个人问卷的内容　家庭资料中的数据(data from the household dataset),移民/国籍/民族认同/种族、就业、养老金、教育、健康、儿童保健、吸烟、饮酒、家庭信息、财务状况和收入。

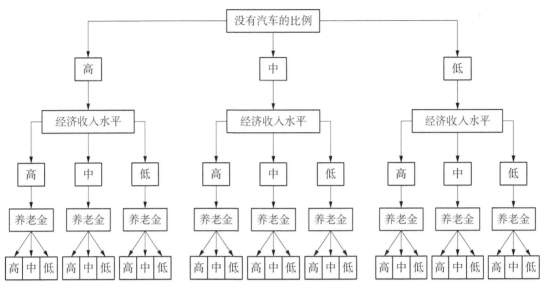

图 13-2　英国生活方式基本状况调查的抽样设计方法

三、加拿大健康调查

（一）调查内容

与其他国家相比,加拿大健康调查(Canada health survey)独具一格,虽然它的基本模式来自美国国家卫生统计中心组织的全国健康询问调查。对人口和营养调查另有专题调查;健康调查除了收集有关人群疾病、卫生服务利用及医疗费用资料外,还有一个重要内容是其他各国健康调查中还没有涉及的,就是询问与疾病发生及发展有关的危险因素,包括人们的行为生活方式,通过病史及实验检查测定机体和环境因素有关的生物致病因素,以及一些生理、生化指标。这样可以将人群健康状况、有关危险因素及卫生服务利用和影响等纳入一个整体内加以研究、分析和评价,调查结果对改善社会卫生状况及改进卫生服务工作提供具有重要意义的信息。

加拿大健康调查的主要内容如下。

1. 危险因素测定

（1）生活方式:饮酒、吸烟、体育活动、安全带使用、预防妇女病的行为因素。

（2）生物医学指标:免疫状态、血糖、血胆固醇、血尿酸。

（3）环境因素:测定血铅、铜等微量元素。

2. 健康状况调查

（1）自报健康状况:急性病、慢性病、外伤、残疾、视力和听力损害、活动限制。

（2）体检及实验室结果:血压、心肺功能、体脂百分数、血红蛋白、肝功能、肾功能。

（3）心理因素:心理健康状况、饮酒引起的行为变化。

3. 卫生服务利用及影响

（1）卫生服务利用:服务项目、服务地点、不就医的原因、使用药物情况。

（2）疾病影响:休工天数、伤残天数、卧床天数。

（二）基本模式

$$危险因素测定 \longrightarrow 健康状况调查 \longrightarrow 卫生服务利用及影响$$

加拿大健康调查的特点是除采用常规健康询问调查方法外，还采用了体检及实验室检查手段，将人群健康状况与疾病发生发展有密切关系的危险因素测定联系起来。对危险因素的测定可以从行为生活方式、生物医学指标及环境因素 3 个方面来分析与评价。危险因素与健康的关系在个体评价时往往不能同时在一个时间断面上显示两者之间的因果联系，但是应用群体评价时，人群危险因素程度的大小往往和健康状况的变化有着必然的联系，这对于制订社会防治措施计划和控制慢性病工作有着十分重要的意义。过去仅仅局限于不能判断疾病的危害及影响程度，特别是医疗设施不够普及，医疗保健制度不够合理，存在大量有病患者未就医的情况下，仅仅利用医疗机构登记资料来评价疾病的影响时，这种缺陷就更加明显。通过健康调查，既可以了解人群患病率及卫生服务的普及程度，又可以探讨与疾病发生发展有关的危险因素，分析疾病对生产及生活的危害程度，研究疾病可能引起的经济损失，这就是在许多发达国家几十年来将健康询问调查列为常规调查的原因。

（三）调查设计

从省一级开始分层，每个省划分为 3 个层次，即市区、郊区及农村地区。全国按人口数多少划分 100 个初级抽样单位，按随机抽样原则抽取 1.2 万户约 4 万人。调查对象为 15 岁以上的人口，加拿大健康调查由下列 3 个部分组成：①健康询问调查包括家庭人员特征、社会经济特征、人口特征、患病率特征、行为生活方式及卫生服务利用特征等；②体格检查；③血液、尿液检查。

（四）健康调查的作用

加拿大健康调查的目的是改进卫生计划和疾病预防保健工作，具体说来可以发挥下列几个方面的作用。

（1）通过健康调查，首先在全国范围内对非志愿人群建立有关免疫水平、血液微量元素、血液生化指标及血压的基础数据，定期系统地分析这些数据对疾病监测及开展病因学和流行病学研究有着十分重要的意义。

（2）帮助确定重点防治的疾病及制订疾病防治计划。从疾病谱组成、疾病严重程度、疾病可能损失的人年数以及疾病可能造成的经济损失等不同方面评价疾病的严重性，确定重点防治的疾病。

（3）通过调查研究收集在行为生活方式、环境因素、生物遗传因素及医疗卫生服务方面危险因素的分布及严重程度，分析危险因素与疾病的关系，为制定消除危险因素的计划提供科学依据。

（4）分析卫生服务利用资料可以了解卫生部门提供服务的普及程度和及时性，人群医疗需要量的满足程度；分析医疗服务利用不能满足的原因，将有利于改进卫生服务的接受性，提高卫生服务的质量。

（五）结果分析

加拿大健康调查主要回答下列 3 个问题：人群健康状况如何？危险因素与疾病的关系如何？卫生服务利用是否满足了人群的医疗需要？

加拿大男子吸烟超过女子 2 倍，饮酒超过 4 倍，女子体力活动明显低于男子，男子青少年吸烟相当普遍。女子的体质和心理障碍高于男子。女子休工率超过男子。随着年龄增加疾病明显增加,有 1/2 人口报告至少患有一种以上疾病,不同社会阶层间总患病率比较接近,但是低收入人群的精神损害、心脏病、支气管炎、肺气肿、风湿病和高血压病患病率较高,低收入者心理障碍及压抑较多见,体力劳动者高血压患病率较低。

1979 年因病正常活动限制平均每人 15.7 天,高收入者利用卫生服务程度明显高于低收入者,文化程度高的人群接受防癌检查,乳腺肿块自我检查及宫颈癌细胞涂片检查普遍要高于其他人群。总之,在青年男子、缺乏文化者、老年妇女及穷人面临的危险因素要多于其他人群。由于青年男女接触危险因素的程度不同,可能对疾病及其预后会有不同的影响,亦可以解释在不同性别间造成平均寿命差别的原因之一。此外,在老人和穷人的健康和疾病预防是值得引起重视的一个问题。

美国、英国及加拿大的健康询问调查方法的比较见表 13-2。

表 13-2　3 个国家健康询问调查方法的比较

国家	调查名称	起始年份	调查内容	调查方法	样本数	调查对象	抽样设计	负责执行单位
美国	全国家庭健康调查	1957	患病率、卫生服务利用、医疗费用	询问	4 万户 12 万人	全国人口	多阶段概率随机抽样调查	国立卫生统计中心
英国	家庭基本状况调查	1971	社会经济人口、婚姻生育、患病率、卫生服务利用	询问	1.2 万户 3.2 万人	年龄 >16 岁	两阶段分层抽样设计法	人口调查办公室
加拿大	全国健康调查	1974	危险因素、健康状况、卫生服务利用及影响	询问、体格检查、实验室检查	1.2 万户 4 万人	年龄 >16 岁	分层随机抽样	统计局、健康研究分析所

注:3 个国家均采用连续性横断面抽样调查

四、荷兰连续性健康抽样调查

从 1981 年起,荷兰中央统计局开始组织连续性健康抽样调查,目的是为居民提供有关健康状况及就医资料。调查内容包括人口基本状况、健康与疾病、正常活动受限、通科和专科就诊、住院、用药等。按居民住址为标志的随机抽样调查,全国划分 26 个调查区,每个区调查 2 周,全年全国调查 1 万人。1983 年以前对抽样的家庭全部人口进行调查,1983 年以后每户调查 <4 人。调查结果在中央统计局卫生统计月报、季刊和年刊上定期发表。以下仅简介其中的 18 个项目,以供了解概况。

1. 安装义牙　荷兰人口 16 岁以上有一半装义齿,约 1/3 有全牙,8% 有上义齿或下义齿,9% 不同程度的安装部分义齿。在 30~55 岁年龄组女性义齿率超过男性。比较健康保险和私人保险组的差别,以 50 岁组为例,健康保险组全牙率为 50%,私人保险为 30%。对已经安装义齿者询问是否存在什么问题时,有 45% 的全义齿安装者,30% 安装上、下义齿,以及 15% 其他形式安装义牙者反映安装后义牙存在各种问题。

2. 通科医师就诊　1986 年健康询问调查发现,女性就诊高于男性,特别是 20~30 岁年龄组;健康保险者就诊率高于私人保险组。对就诊疾病用编号分析,结果发现呼吸系统疾病、上呼吸道感染、胃肠道不适、头痛、眼耳疾病、皮肤病、腰背疼痛、高血压和购买避孕药是最主要的就诊原因;复诊随年龄增加而增加;在就诊者中出诊为12%,电话就诊8%,另有10%由全科医师转至专科医师治疗。

3. 就诊次数的记忆误差　调查前3个月就诊记录与询问个人就诊回忆结果,有4%遗忘就诊次数,遗忘次数与回答者的文化程度与就诊性质有关。定期就诊(如测量血压等)不易遗忘,而电话就诊最容易遗忘。

4. 口服避孕药的影响因素　使用避孕药与妇女年龄有关,从20~24岁组开始增加,30岁以后明显下降,绝育和装环的人数增加。和前几年相比,口服避孕药人数在增加,特别是年轻妇女。在16~50岁育龄妇女中大约有25%~27%服用避孕药,全国估计有90~100万妇女服用避孕药。

未婚妇女有稳定同居对象,有职业者喜欢服用避孕药,文化程度低、无固定工作及私人保险组妇女口服避孕药者较少。采用多元分析,将年龄因素校正后,发现职业因素和有无稳定同居对象是采用口服避孕药的重要因素。

5. 处方用药和非处方用药　两周内处方用药占总人口15.5%,非处方用药占15.4%。女性非处方用药多于男性,年龄、健康状况及医疗保险制度是影响用药的重要因素,老人用药明显超过其他年龄组。在用药者中,有3.1%用于循环血液系统疾病,2.3%用于神经系疾病,2.1%用于呼吸系统疾病,1.9%用于抗感染;在各类药品中,退热止痛药使用最多。20~40岁组愿意自己买药。

6. 身高、体重调查与测定　在健康询问调查中,对身高、体重的询问结果具有主观性,但是调查结果与第3次全国生命统计调查测定的身高、体重值十分一致。除了女童的体重询问与测定结果有较大差别外,男、女儿童的身高和男童的体重,两者相近。服兵役体检测量的身高和体重与询问结果十分吻合,可以认为在20岁以下年龄组身高与体重询问结果不一定正确反映实际测定值,但是可以客观反映居民身高、体重变化的趋势。

7. 医疗服务次数　建立在连续性抽样调查基础上的医疗消费数据表明,开业医师就诊数稳定,私人保险者就诊数略有下降,专科医师就诊数变动很少,健康保险者门诊治疗有所增加。住院数保持恒定,牙科门诊有些变化,健康保险牙科门诊数在增加,30岁以下年轻人和老年人享受健康保险者牙科门诊明显超过私人保险组。

8. 就诊距离　患者找全科医师的就诊路途时间为8.2分钟,90%患者就诊时间在15分钟以内,说明患者去全科医师就诊是方便的。路途时间长短对就诊总次数无影响(包括出诊、电话就诊和诊所就诊)。病情轻重对就诊次数有重要影响,但是患者路途时间长短对出诊及去诊所就诊有关,路远者接受出诊次数多而去就诊少。采用何种交通工具与就诊次数无关联。

9. 医药费用　享受健康保险者一张处方平均自付2.5基尔得(荷兰货币单位),平均1年内自付25基尔得;全国约有400万户家庭,每户平均1人享受健康保险,全国患者支付医药费为1亿基尔得。约有40%家庭医药费少于10基尔得,4%超过100基尔得,2%达到125基尔得。年龄与支付医药费密切相关,老年人医药费为30岁以下者的3倍;经济收入对支付医药费的数量无明显差别,说明不同收入者支付大致相等的医药费用。健康状况对支付医药费有重大影响,调查中采用两项指标评价健康状况,即体弱多病的户数及每千人口患慢性病人数。

健康家庭 1 年支付 15 基尔得医药费,中等健康家庭支付 25~35 基尔得,多病家庭平均支付 45~75 基尔得。

10. 妇幼保健 在 1972~1982 年期间,平均 5% 的 15~49 岁育龄妇女在 1 年内有生育史,其中一半生育者在 25~29 岁组,第一产占 40%。有 35% 产妇在家分娩,25% 在诊所(接生站)分娩,35% 在医院分娩。约 2/3 产妇接受围产期保健,是否接受围产期保健的主要因素是分娩地点:95% 在家分娩的产妇接受围产期保健,诊所分娩者为 90%,住院分娩者为 20%。其他因素同样对围产期保健有重要影响,如初小文化程度者在医院分娩和接受围产期保健多,家庭收入高者接受围产期保健要少。出生地点和产妇接受医疗照顾的天数有关,在家接生者平均照顾 9 天,在诊所接生平均照顾 8 天,医院接生平均照顾 7 天。私人保险妇女接受围产期保健的天数短于健康保险的妇女,居住在北部地区的居民接受医疗照顾的天数短于东部地区居民。

11. 专科门诊 根据连续性健康询问调查提供的资料,在两个月内 15% 调查人口中至少有一次专科门诊,年轻人专科门诊 10%,老年人超过 20%,这是由于随年龄增长而健康水平下降所致。女性专科门诊大城市高于小城市,北部和东部居民专科门诊略低于其他地区。上述这些差别并不完全由健康状况引起。教育程度低的专科门诊超过文化程度高的;妇产科、内科、眼科、耳鼻喉科、外科和矫形外科的就诊率最高。专科门诊中患者常见的主诉有眼病、视力障碍、过敏、皮肤病、腿膝疾病、心脏损害、妊娠疾病等。85% 专科门诊在诊所,1/4 是初诊,2/3 的专科门诊由通科医师转诊。平均预约等候时间为 2 周,其中牙科预约时间最长,约为 6 周。

12. 牙科就诊 18 岁以上牙科就诊患者健康保险组为 39%,私人保险组为 57%;1983 年这一数字分别为 56% 和 70%。年龄、性别和经济收入与牙科就诊密切相关。女性牙科就诊率高于男性。教育水平与牙科就诊有关,低文化程度者就诊率最低,老年人和低收入者很少利用牙科服务。

13. 物理疗法 若干次询问调查收集 1974~1983 年的理疗资料,10 年中大约增加了 1 倍。1974 年 5% 人口接受理疗,1983 年增加为 10%。这种增加不完全是人口老龄化的影响,而是男、女性各年龄组均有增加。私人保险组理疗率逐渐在增加。

理疗次数和人们患有慢性病,以及对自己身体状况认识是否患病有关,治疗腰背疼痛和关节痛是最主要原因。理疗次数与年龄有关,儿童理疗占 2%,老年人超过 10%;老年女性理疗次数高于男性;在健康保险和私人保险组之间理疗次数基本无差别;高收入人群理疗次数超过低收入组;团体开业的全科医师要比个体开业医师更多采用理疗方法治疗患者。

14. 妇女肥胖和拥有儿童数 1981~1983 年连续性健康询问调查发现妇女肥胖与生育数有密切联系。未婚妇女和已婚无生育史妇女的体重分别为 60.1 kg 和 62.1 kg,过重的比例分别为 1.7% 和 2.3%。进一步分析这种差别的影响因素(如年龄及妇女文化程度等),如果校正了这两个因素的作用,已婚妇女的平均体重、生育儿童数、超过体重百分数,以及 Quetelex 指标之间无直线相关。但是,有 3 个孩子以上的妇女体重超过平均水平。已婚妇女未生育者要比未婚者重 1.4 kg。

15. 住院率 每年住院率约为 7%(包括综合医院、专科医院和精神病院),有一半以上住院患者经手术治疗。平均住院日 12 天,手术患者住院 14 天,其他住院 14 天。年龄、文化程度、婚姻状况、健康保险类型、家庭收入和疾病严重程度等因素对住院天数及次数都有影响,老年人、失业者、低文化程度者人群的住院率及住院天数分别高于青年人,就业者和高文化程度者。已婚者住院率高于未婚者,但是未婚者住院天数较长于已婚者。住院率和住院天数的差别可能与健康状况不一定有关,例如大城市的住院率高于小城市。

16. 全科医师就诊的候诊时间 平均每名患者去找全科医师在候诊室等待时间为 21 分钟。50%患者候诊少于 15 分钟,10%患者候诊超过 1 小时。这是根据 7 247 名调查对象医疗服务调查得出的结果。平均每名全科医师诊视患者 5 分钟,全体荷兰居民因等候全科医师的候诊时间为 1 750 万小时。

17. 缺勤 根据连续性健康询问调查结果,1981~1984 年平均每人 1 年内因病缺勤至少 1 次。35 岁以下年龄组缺勤率高,特别是未婚女子。低收入组缺勤高于高收入者,大企业职工的缺勤时间长,在工业、贸易和银行系统缺勤时间长;妊娠、哺乳、血液系统病引起缺勤时间最长,呼吸系统,消化系统疾病缺勤时间最短。

18. 健康指标的变动趋势 对 18 岁以上荷兰居民的健康状况指标进行分析发现,健康指标由 3 个部分组成:认识到的健康状况、主诉和慢性病。这 3 类指标在 11 年期间是稳定的,性别和医疗保险制度对健康指标无明显改变。

第三节　世界健康调查

卫生政策制定者往往都面临 2 个主要挑战:一是开展改善人群健康工作的前提是需要掌握这个群体的相关可靠信息;二是随着经济发展和人们对健康重视程度的增加,需要全面增加和配置卫生资源。

应对这些挑战的方法之一是要掌握高质量的相关信息,包括卫生系统投资与健康产出的关系、目前卫生系统运行机制的循证信息,以及有能力监测卫生系统的投入、运行过程和结果。虽然,通过常规卫生信息系统(health information systems)能提供一些上述信息,但仅靠报告的信息是不够的,开展调查研究可以补充提供相关的信息。世界卫生组织(WHO)各成员国根据要求提供各自的常规信息和调查信息给 WHO。然而,各国的健康调查信息存在两个主要问题:一是各国间的很多指标不可比;二是信息量显著不够。原因是各国的调查水平、设计思想、调查方法和内容不一样。为补充信息的不足和增加国际间的可比性,以及进一步研究各国卫生系统的绩效,WHO 发展并执行了《调查计划和世界健康调查》(survey programme and a world health survey,WHS)。第一轮调查始于 2002 年,并于 2002 年 12 月完成。

所有世界健康调查的调查工具都是在对现有调查工具的严格科学总结和国际咨询以后发展起来的。例如,关于健康测量的模块是基于《功能丧失和健康的国际分类》(the international classification of functioning disability and health)。世界健康调查至今已在 70 个国家进行过测试。

一、世界健康调查的目的

世界健康调查的目的主要有以下 3 个方面:①建立一种能提供低成本、有效、可靠并且有可比信息的方式;②建立一种用来监测卫生系统是否取得了预期目标的循证手段;③为决策者提供用于调整政策、策略和规划的证据。

二、调查设计

根据不同国家的需求,各国的样本量可能在 1 000~10 000 人。第一轮调查的对象是成人(18 岁以上),第二轮调查将关注更加年轻的人群。

WHS 的调查单位分为 2 种,一种是家庭,另一种是个人。调查采用概率抽样设计(probability sampling design)。对于家庭的抽样,如果可行,采用单阶段随机抽样(single stage random sample),但大部分采用的是多阶段整群抽样的方法(multi-stage cluster sampling),每户只调查 1 人。对于个体调查对象的抽样,采用 Kish 抽样方法。Kish 抽样的特点是在一个多阶段抽样的过程中,完成家庭抽样后确定户中唯一被调查者的抽样。Kish 抽样能保证某一户的每一位合格的成员均有相同的机会被抽中,保证了抽样的无偏倚。

三、调查方法

不同的调查方式都是可以的,并且都经过预试验调查。每个国家可决定本国采用何种方式来进行调查,调查方法应符合有效、成本–效益高的原则。有以下 3 种方式可供选择。

1. 面对面的入户调查(face to face survey)　随机抽取住户,并从中抽取 1 位合格被调查者进行询问调查。

2. 计算机辅助的电话询问调查(CATI)　在一个良好的电话网络覆盖的情况下,通过电话和计算机系统进行调查。

3. 计算机辅助的个人询问调查(CAPI)　用一个手提式电脑帮助数据收集,替代传统的用纸和笔记录数据的方法。

四、调查内容

WHS 的调查问卷采用了模块化的结构,每个模块都可以提取出来用于独立的调查。模块选择菜单包含各种调查内容,各国可根据需要增减。模块内容涵盖了以下几个方面:①人群的健康状态,从多领域(domains)衡量健康;②危险因素(如吸烟、饮酒、污染情况)与健康状态的联系;③卫生系统反应性,即卫生系统是否满足人群的合理期望;④主要卫生服务(key health services)的覆盖情况(coverage)、可及情况(access)及利用情况(utilization),如免疫、儿童疾病的治疗、性病和 HIV/AIDS;⑤医疗保健支出,即家庭用于卫生保健的支出。

(一) WHS 的问卷设计

1. 基本信息　主要包括登录信息、抽样信息、地理信息、联系记录、户名册、KISH 表。

2. 家庭问卷　由以下几个部分构成:①家庭知情同意书;②疟疾预防情况、家庭保健、蚊帐使用情况、家中有无成员住院或需照顾人员;③健康保险,主要是家庭全体成员的健康保险情况,包括参加强制保险和自愿保险情况、购买保险每年支出的费用等;④固定财产情况;⑤家庭开支,包括家庭日常支出分项调查、医疗保健支出分项调查、家庭支出的主要来源;⑥健康职业,主要是对家庭从事卫生行业人员的调查。

3. 个人问卷　由以下几个部分构成:①个人知情同意书;②社会人口学特征;③健康状况描述;④健康状况评估;⑤危险因素;⑥死亡情况;⑦服务覆盖范围;⑧卫生系统反应性;

⑨卫生系统目标和社会资本；⑩调查员的观察报告。

（二）WHS 的主要内容

（1）调查者的社会人口学特征：包括母语、性别、年龄、身高、体重、文化水平、民族、工作状况等。

（2）健康状况描述：包括总体健康、活动性、自理能力、疼痛和不适、认知、人际关系、视力、睡眠和精力、情绪，以及对上述方面进行健康状况描述情景（vignette）的评判。

（3）健康状况评估：通过对模拟的不同健康状况情景进行评估，情景包括单腿截肢、酒精依赖、远视、慢性腰痛、双目失明，以及对上述模拟的场景进行健康状况排序。

（4）危险因素调查：包括吸烟、饮酒、营养情况、体力活动、环境危险因素、饮水情况和卫生设施（厕所）。

（5）死亡情况调查：第一部分为生育史，询问 18～49 岁的育龄妇女所有分娩孩子的存活及死亡情况；第二部分为成人死亡情况，询问被调查者的所有成员的存活及死亡情况。

（6）卫生服务内容的覆盖范围：慢性病的诊断和治疗情况，包括关节炎、关节僵硬、背部疼痛、心绞痛、胸痛、哮喘、呼吸困难、抑郁症、精神疾患、幻觉、糖尿病和结核病等；18～69 岁女性的宫颈癌和乳腺癌的筛查情况；18～49 岁有活产史妇女的孕期保健，其中包括产前检查、艾滋病病毒检查及分娩情况调查；儿童的预防保健；儿童的疾病治疗；疟区人群的疟疾情况调查；生殖健康；眼保健，包括视力和白内障情况；口腔保健情况；交通事故等损伤与中毒情况调查，包括损伤的时间和治疗情况。

（7）卫生系统反应性调查：最近一次需要得到医疗保健的情况，包括时间、地点和药品的可获得性等；对卫生系统反应性 8 个主要范畴的重要性评价、就诊的反应性情况、住院的反应性情况、卫生系统反应性的情景评价。

（8）卫生系统目标和社会资本调查：是指对卫生系统 5 个主要目标的评价，包括：①增进人群健康（延长寿命并减少疾病）；②尽可能减少人群间的健康不平等（所有人获得健康的机会均等）；③改善卫生系统反应性；④尽可能降低卫生系统反应性的不平等；⑤筹资公平性。同时还有对政府的信任度、对选举的参与度、安全感、言论自由度及政府决策的参与情况，以及卫生系统目标的情景调查。

（9）调查员的观察报告：要求调查员记录被调查者是否有听力和视力障碍、活动困难、精神问题及对调查的合作情况等。

（吴来娃　严　非）

参 考 文 献

[1] Centers for Disease Control and Prevention. National Health Interview Survey. http://www.cdc.gov/nchs/nhis.htm.

[2] U.S. Department of Health and Human Services, Centers for Disease Control and Prevention,

National Center for Health Statistics. National Health Interview Survey Brochure(2010).

[3] SN 7000 -General Lifestyle Survey, 2010: Special Licence Access. http://www. esds. ac. uk/ findingData/snDescription. asp? sn = 7000.

[4] General Lifestyle Survey Technical Appendices 2010.

[5] Integrated Household Survey. http://www. esds. ac. uk/government/ihs/.

[6] World Health Organization. WHO World Health Survey. http://www. who. int/healthinfo/ survey/en/index. html.

[7] World Health Organization. World health survey brochure. Geneva: WHO, 2001.

[8] 钱军程,饶克勤,陈育德. 世界健康调查基本思想、方法和内容概述与探讨. 中华预防医学 杂志,2004,38（1）:62-64.

[9] 曹阳. 世界健康调查项目中国预调查的测量方法及质量评估. 复旦大学,2004.

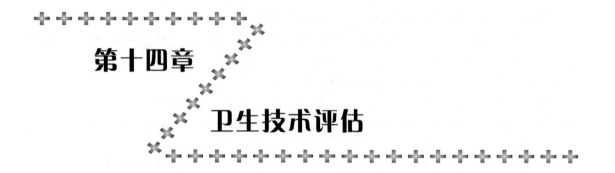

第十四章 卫生技术评估

随着医学和生命科学的进步和发展,卫生技术在医药卫生领域获得了越来越广泛的应用和推广,已经成为提高卫生领域科技水平和服务质量的重要推动力。卫生技术的发展显著增强了诊断和防治疾病的能力,改善了人群的健康水平。但是,与其他科学技术的发展和应用一样,卫生技术具有两面性。它在发挥大量积极作用的同时,也可能带来一些消极影响和不良后果,如卫生技术的不良反应、医疗费用的不合理快速增长,以及社会伦理问题等。

人们希望在享受卫生技术带来的提升诊疗质量、改善健康结果等益处的同时,能够避免卫生技术广泛应用所带来的医疗费用迅速攀升、社会伦理问题等不良后果。在这种背景下,公众对医疗卫生服务核心的卫生技术配置、使用和管理方面的研究需求显得尤为迫切,卫生技术评估(health technology assessment, HTA)应运而生并得到越来越广泛的关注,已经成为世界各国卫生决策的重要组成部分。

第一节 卫生技术评估的概念

一、卫生技术的定义

1. 定义 卫生技术是指用于卫生保健领域和医疗服务系统的特定知识体系,包括药物、医疗器械、卫生材料、医疗方案、医学信息系统、后勤支持系统和行政管理体系等,或泛指一切用于疾病预防、筛查、诊断、治疗、康复,以及促进健康、延长生存期和提高生命质量的技术手段。卫生技术是提高卫生领域科技水平和服务质量的重要推动力,其研究、发明、应用与推广是医学科学进步和发展的重要标志。

2. 分类

(1)从技术的物理特性进行分类,卫生技术可分为:①药物(用于疾病的诊治和预防的化学或生物制剂);②医疗仪器设备;③医疗程序(主要指提供者利用自己的医疗技能对药物和医疗器械的综合运用)。

（2）从医学特征或目的进行分类,卫生技术可分为:①诊断技术,帮助诊断疾病和患病程度;②预防技术,保护个人免受疾病侵害;③治疗与康复技术,减缓病情或根治疾病;④医疗组织管理技术,保证业务活动的高效率;⑤医疗后勤支持技术,为患者特别是住院患者提供后勤服务。

二、卫生技术的生命周期

(一)卫生技术生命周期的主要环节

卫生技术的生命周期主要包括基础和应用研究(basic and applied research)、开发(innovation)、首次被利用、临床试验(prototype testing)、早期使用(early diffusion)、推广使用(wide utilization)和淘汰(obsolescence)等几个环节(图14-1)。对卫生技术的生命周期进行研究,有助于总结卫生技术发展的规律,寻求促进卫生技术产生、传播和利用的策略。

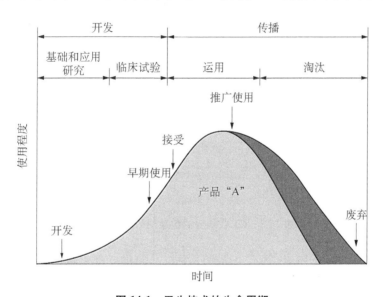

图14-1　卫生技术的生命周期

(图引自:David & Judd, Medical Technology Management, 1993)

在基础和应用研究阶段,研究人员通过实验室和临床的研究,试图发现和创造新的卫生技术。在进一步传播前,新的卫生技术一般需要经过严格的临床试验,以获得安全性和有效性方面的相关证据,为技术上市审批提供依据。若审批获得通过,新技术则进入传播阶段(包括早期使用、推广使用等环节),新技术被介绍给潜在的客户如病人、医生、医院等。这些群体对技术"有用性"的认识和偏好,决定了技术传播的范围和程度。一旦技术进入常规的医疗程序,就等于进入了接受和使用的阶段。之后,可能又会有比现有技术效果好,或者副作用更小的新技术的出现,常规技术可能逐渐被新技术代替而成为临床工作中的二、三线选择,以后逐渐被淘汰、废弃。

大量研究表明,许多卫生技术的应用和推广呈"S"形曲线。因为,对于一项新的卫生技术,刚开始一般都较为谨慎地使用,推广也就较为缓慢。随着时间的推移,新技术被使用的次数逐渐增多,使用后的经验积累和更多积极效果的报道,会促进更多的医疗机构和医务人员使用这项新技术,这时的推广就较为顺利,在曲线上表现为稳步上升。当达到一个应用已十分广泛的状态后,曲线趋于平稳。如CT扫描技术推广过程也呈现"S"形曲线(图14-2),CT被使用的数量在初始阶段极少,增长相当缓慢;进入一个推广使用的高速增长阶段,在达到一定使用规模后,又进入一个处于饱和状态的平滑期。

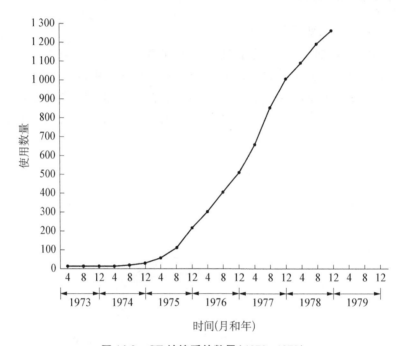

图 14-2　CT 被接受的数量(1973~1979)

当然,由于不同技术的特点,并不是所有卫生技术的推广都一成不变地遵循"S"形曲线。有些技术一旦成为有用后几乎立即达到很高的推广率,例如在美国化学药物治疗白血病这一技术的传播,称为渴望-反应模式(desperation-reaction model)。

(二)影响卫生技术传播的主要因素

卫生技术的传播主要由3个因素决定:①卫生技术的特征;②技术传播和利用的利益相关方;③所属的环境、结构。

1. 卫生技术的特征　主要包括卫生技术的安全性、有效性,以及使用的成本等。显然,如果一项技术被充分证明是安全、有效的,那么它就具备了被推广应用的前提条件,如果广大公众又能够承受使用该项技术所花费的经济成本,那么它的推广速度就会更快一些。反之亦然。

2. 卫生技术传播和利用涉及多个利益相关方　围绕卫生技术的生产和销售,有卫生技术的生产方(一般为生产厂商)、销售方(一般为销售代理商等),以及受买方(一般为医疗机构);围绕卫生保健服务的提供及利用过程,有服务供方(一般为医疗机构和医务人员)、服务需方(一般为患者),以及支付方(主要为提供服务补偿的医疗保险机构和政府部门)。

由于医学学科极强的专业性、医患双方的信息不对称,以及临床诊疗活动的高度复杂性和不确定性,医疗机构和医务人员远比患者更加了解相关的卫生技术,同时他们也代表需方选用相应的卫生技术。在对患者的检查、处方、手术等卫生技术使用过程中,医疗机构和医务人员对技术应用的偏好、趋利倾向,对卫生技术的传播和利用产生了很大的影响。

虽然患者在医疗服务过程中处于被动地位,但在要求尊重患者知情同意权的社会背景下,作为卫生技术消费者的价值取向对于技术的传播和利用存在一定的影响。

3. 卫生保健服务的补偿和支付制度　在传统的按服务项目付费的支付制度下,医疗机构和医务人员倾向于更多利用卫生技术,以获取更多补偿;而在按照人头付费或者总额预付的支付制度下,医疗机构和医务人员提供服务越少,则产生的成本越低,其收益也就越大,因此会抑制其利用卫生技术。

4. 其他　宏观的经济发展水平、风俗文化因素、国家政治体制、政府政策导向、法律法规的相关规定,以及公共媒体的宣传,都对卫生技术的传播和利用产生深远影响。

三、卫生技术评估的定义

1. 定义　卫生技术评估是指对卫生技术的安全性、有效性(效力、效果和生存质量)、经济性(成本-效果、成本-效益和成本-效用)和社会适应性,以及社会影响(社会、伦理、道德与法律)进行系统全面的评价,为各层次的决策者制定卫生技术管理政策提供信息依据,从而合理配置卫生资源,提高有限卫生资源的利用质量和效率。

2. 特征　卫生技术评估不只是单纯的研究工作,所具有的 4 项特征使之与一般的研究不同。①卫生技术评估是以政策为导向。卫生技术评估不只是产生单个科研人员所需的信息,而是为政策制定提供科学依据。②卫生技术评估内容和过程的多样性,卫生技术评估特性和力量也是来自于多学科的共同努力。③卫生技术评估是通过检测数据库或产生第一手资料,综合信息来对卫生技术进行评估。对这些方法的选择是根据提高决策所需结果的相关性来决定的。④卫生技术评估结果的传播非常重要。研究的结果常会发表在出版物上,这些出版物多数是被同一领域的研究人员所阅读。卫生技术评估必须积极地使评估的结果进入决策的程序,针对不同的听众使用不同的传播手段和策略。

3. 重要作用　Renaldo 将卫生技术评估比喻为桥梁和大树。每个科学和政策领域都有其自己的运作方式,而卫生技术评估的重要作用是为两个领域建立一种沟通方式(一个桥梁)。通过桥梁的作用,减少因相互不理解而造成政府对科学家工作的过度阻扰,或决策者因临床研究中相互矛盾的证据而雪藏临床研究结果。

也可以将卫生技术评估看作一棵大树,他紧紧植根于科学调查,枝叶伸向决策者。决策者所需的信息就像养育卫生技术评估的阳光,如果没有信息的服务对象如使用者、服务提供者或服务支付方,卫生技术评估毫无意义。如果卫生技术评估没有深深植根于科学这块土地,那么其可信度就会减弱,就可能受到政治力量、经济效益和公众观点的过多影响而无法做出客观准确的判断,就像根系不发达的树木容易被大风吹倒。

第二节　卫生技术评估的内容与方法

卫生技术评估的内容主要包括 4 个方面:安全性、有效性、经济性和社会适应性。安全性和有效性是评估的基本出发点。如果安全性存在问题,就不需要考虑其他方面。在安全性和有效性达到相关要求的情况下,卫生技术评估进行经济性和社会适应性的评估。

一、安全性和有效性

（一）安全性和功效的内涵

1. **安全性定义** 安全性代表了对卫生技术风险可接受程度的价值判断。风险是指人体健康伤害的可能性及严重程度的测量指标,个体接受卫生技术服务后发生不良反应或意外损害的概率及其严重程度。没有绝对有效的技术,也没有绝对安全的技术。如果一项技术引起不当的伤害风险可以被病人、医生、社会及相关决策者所接受,这项技术就可认为是"安全的"。

2. **功效定义** 世界卫生组织将功效(efficacy)定义为医疗服务措施的效益和效用。美国卫生技术评估中心认为功效是技术在理想使用条件下,特定人群中患有特定疾病的个体接受医疗保健后可能获得的效益。Cochrane 将功效定义为在理想的使用条件下,特定技术改变特定疾病自然进程的能力。

3. **效果定义** 效果(effectiveness)是在现实状态下,特定技术改变特定疾病自然进程的能力。Tugwell 等认为技术的效果受到技术实施过程因素的影响,应体现为"功效×诊断正确率×医务人员的依从性×病人的依从性×保险覆盖率"。也就是说,影响效果的因素与卫生系统本身(如医疗保险的可及性、技术是否包括在保险目录中、地理位置)、提供者(包括技术应用的指征是否适当、支付系统影响、实施技术人员的素质)和病人(如对服务的需求,信息的可得性,依从性)有关。卫生技术的效果是卫生系统本身、提供者和病人相关因素影响的综合结果。

4. **安全性与功效的关系** 安全性与功效是两个独立的概念,安全性借风险定义,功效借效益定义,两者分别测量。不过安全性与功效的评价是相互依赖的,一项医疗技术效益的价值在一定程度上取决于技术运用所包含的风险。任何技术包含着对技术效益和潜伏危险的权衡与折衷。例如,抗糖尿病药物罗格列酮(文迪雅)的应用过程就反映了评估的重要性。罗格列酮是 1999 年推出的一种胰岛素增敏剂,主要成分为罗格列酮。上市以来,市场反应一直不错,全球约有 600 万人使用该药。仅 2006 年,罗格列酮在美国的销售额达到 22 亿美元,处方量为1 300 万张,使用罗格列酮的人数达到 100 万人。2007 年,刊登在国际著名的《新英格兰医学杂志》上的一篇研究论文称,服用罗格列酮会使患者心脏病的发病风险提高 43%,并使患者的心脏病死亡率提高 64%。文章一出,即在学术界引起轩然大波。美国食品药品管理局(FDA)召集的独立咨询委员会专家表决认为,罗格列酮的确存在引发心血管疾病的风险,罗格列酮销售需加"黑框"警示。由于安全性方面的考虑,生产厂家于 2010 年将罗格列酮撤出欧洲市场。

（二）安全性和有效性评价

评价安全性意味着要在较大的范围内确定所用技术可能带来的危害和危害程度,如使用技术带来的不良反应、残疾、死亡事件等。对安全性的评价可以根据医学文献和日常收集的数据(如 FDA 的危害事件收集系统、临床数据库或质量控制项目)。日常收集的数据是文献资料的补充,但不同的数据库数据的质量和可信度不同。优点是数据量比较大,数据覆盖的时间比较长。缺点是这些数据库常记录普遍性的数据,没有涵盖足够的信息。

1. 评价设计　主要分为试验设计(true experimental design)、准试验设计(quasi experimental design)和非试验设计(pre-experimental design)。每一大类设计又分为不同的设计类型(表14-1)。

表 14-1　各种评价设计及类型

评价设计	评价设计类型	评价设计示意图
非试验设计	案例研究	X O
	未设对照的干预前后测试的设计	O X O
	静态组比较设计	X O
		O
试验设计	干预前后测试的对照组设计	R O X O
		R O O
	所罗门四组设计	R O X O
		R O O
		R X O
		R O
	干预后测试的对照组设计	R X O
		R O
准试验设计	时间序列设计	O O O O X O O O O
	非等效的对照组设计	O X O
		O O
	多组的时间序列设计	O O O O O X O O O O O
		O O O O O O O O O O

注:O:观察或测量(observation or measurement);R:随机分组(random assignment);X:干预(treatment)。

对卫生技术的安全性和有效性进行评价,必须选择一个适宜的评价设计,即选择直接影响评价的内部效度(internal validity)和外部效度(external validity)。内部效度研究具有判定自变量(independent)和因变量(dependent)之间关系方面的准确性(accuracy)。内部效度是研究的基本要素,没有内部效度,就没有充分的证据判定是否是自变量的变化真正导致了因变量的某种改变。而外部效度则是涉及评价结果外推性的问题,即决定评价的结果可以推广到哪些人群、哪种环境和时间。

(1)试验设计:是测试自变量和因变量之间因果关系的科学方法。需要将参与评价的对象随机分配(random assignment)到试验组(experimental)和对照组(control),一般需要在干预前后分别对两组进行测试。

(2)随机对照试验(RCT):是指在一个试验中采用随机原则进行抽样,并在试验中设有对照组与干预组,试验对象将被随机分配入各组中。一个优良设计与实施的随机对照试验被认为是保证内部效度的最好方法。因为在这种设计中,研究人员能有效地控制影响因果关系的混杂因素。内部效度很高,它的外部效度则有一定的局限性。内部效度与外部效度是在方法选择中经常要考虑的问题。

大多数随机对照试验是研究某种特殊病人的干预效果,其因果联系不太可能受病人的变异所影响。但若随机对照试验的结果来自一个定义狭窄的病人群体,其结果就很难被应用到其他类型的病人中。随机对照试验在选择试验对象时,经常设有严格的入选与排除标准。目的在于排除对试验结果可能发生影响的混杂因素,也同时局限了病人对治疗结果的变异程度。因此,随机对照试验中的病人群体不能很好代表目标病人群体,局限了结果的外部效度。

(3)准试验设计:是介于试验设计与非试验设计之间的研究设计,它对无关变量的控制比非试验设计严格,比试验设计欠缺内部效度。正是准试验设计的这些特征,在卫生领域中应用很广。由于卫生政策覆盖的地域性、医疗服务中的伦理原则等,技术评估完全按照试验设计实施有很大难度,此时,准试验设计就是一个较理想的选择。

(4)观察性研究:经常是指病例-对照研究、横断面研究及监测研究,这些都是流行病学研究的常用方法。观察性研究比随机对照研究有更好的外部效度。研究结果能很好的代表干预措施在一般病人中的实际情况。但是,由于多种形式的偏差及混杂因素,研究结果的内部效度较差,因此很难确定干预措施的归因结果。

(5)大样本试验:具有较好的内部效度与外部效度。这种方法采用前瞻、随机化设计原则,采用大样本,使用较灵活的病人入选标准及较多的研究基地,以提高结果的外部效度及获得效果指标,在一定程度上吸取了随机对照试验与观察性研究的优点。

2. 系统性综述 是一种全新的文献综述评价方法。基本过程是以某一具体临床问题(如疾病的治疗、诊断)为基础,系统、全面地收集全世界所有已发表或未发表的临床研究结果,采用临床流行病学严格评价文献的原则和方法,筛选符合质量标准的文献,进行定性或定量合成,去粗取精,去伪存真,得出综合可靠的结论。

(1)系统性综述与叙述性文献综述的区别:系统性综述和叙述性文献综述均是临床研究文献的分析和总结。但与传统的叙述性文献综述相比,系统性综述通过系统的研究,采用科学的方法可减少偏倚、混杂因素的影响。因此,系统性综述逐渐成为卫生技术评估中评价卫生技术安全性和有效性的有力工具。系统性综述和叙述性文献综述的区别如表14-2。

表 14-2 系统性综述和叙述性文献综述的区别

特征	叙述性文献综述	系统性综述
研究的问题	涉及的范畴较宽泛	集中于某一临床问题
文献来源	未说明,不全面	明确,全面
检索方式	常未说明	有明确的检索策略
原始文献的选择	未说明,有潜在偏倚	有明确的选择标准
原始文献的评价	评价方法不统一	有严格的评价方法
结果的合成	多采用定性方法	多采用定量方法
结论的推断	有时遵循研究依据	多遵循研究依据
结果的更新	未定期更新	定期根据新试验进行更新

(2)系统性综述的步骤

1)确定题目,制订系统性综述计划书:确定明确的研究问题是进行系统性综述的基础和方向。研究问题的确立需要明确以下4个要素(PICO):①研究对象(patient);②研究的干预措施或进行比较的措施(intervention);③对照组(comparison);④主要研究结果,如重要的结果及严重的不良反应(outcome)。

系统评价的问题确定后,需要制定系统性综述的计划书。内容包括系统综述的题目、背景资料、目的、检索文献的方法及策略、选择合格文献的标准、评价文献质量的方法、收集和分析数据的方法等。

原则上在制定计划书和收集文献前必须确定研究问题,目的是避免作者根据原始文献的信息和结果改变系统评价的题目及内容,从而导致结论的偏倚。但可能在综述的进行过程中发现根据现有信息和内容需要修改研究问题,如果需要修改研究问题必须更改问题的原因及动机,并相应修改查寻文献和收集方法。

2）检索文献:全面的检索文献是系统性综述与传统综述的重大区别之一。全面的文献检索是根据检索策略对各种渠道和系统资料进行检索,以避免发表偏倚和语言偏倚。因此,检索的来源不仅包括相应的文献资料库,还包括通过与研究者、专家和药厂联系以获得未发表的文献资料,如学术报告、会议论文或毕业论文等。检索的文献语言不仅包括英文,还应包括其他语言。近年来为了获取最全面的文献,新的检索方法和数据库得到了发展。如 Cochrane 建立了试验注册库（cochrane controlled trials register，CCTR）和各专业评价小组试验注册库,达到弥补 Medline 数据库等标识 RCT 不完全的问题,有助于系统评价者快速、全面获得相关的原始文献资料。

3）选择文献:是根据事先拟定的纳入和排除标准,从收集到的所有文献中选择能够回答研究问题的文献资料。纳入标准应根据以上提及的 4 个要素,即病人、干预、对照和主要研究结果决定。例如,文献资料的选择应分以下几个步骤：①根据检索文献的简要信息（如摘要、题目）剔除明显不合格的文献；②对肯定或不能肯定的文献查找原文进行进一步的筛选。③如果根据全文还不能确定是否符合纳入标准,通过与作者联系获得有关信息后再决定取舍或在以后的选择过程中进一步评价。

4）评价文献质量:研究结果的解释来源于研究的设计、实施和分析,也取决于人群、干预措施和结果评价指标。系统性综述中的文献质量评价主要是对内部效度的评估,即是否存在各种偏倚因素及其影响程度。单个研究存在不可避免的偏倚,在进行系统性综述的过程中需要评价各个研究的偏倚对研究结果的影响程度。

Cochrane 协作网的系统性综述指南中根据研究的设计对治疗性文献分成 5 级,详见表 14-3。

表 14-3　根据文献的研究设计建立文献分级标准

等级	文献设计	举例
治疗性文献		
（1）	试验设计	随机对照试验
（2）	半试验设计	半随机对照试验
（3）	有对照的观察性设计	队列研究,病例-对照研究
（4）	无对照的观察性研究	现场调查、前后比较、案例研究
（5）	专家意见	

质量评价在系统性综述的各个阶段具有以下作用：①决定文献选择的最低质量（研究设计）门槛；②探索质量的不同是否可以解释研究结果的异质性；③在 meta 分析中根据文献的质量设置综合结果的权重；④引导结果的解释和帮助确定干扰的强度；⑤引导对未来研究的

建议。

评价质量可采用不同形式的评价方法,如清单或一览表(checklist)和量表评分。清单或一览表的形式即有许多条目进行评价,但不给予评分;量表评分(scale)即对评价质量的每一条目均给予评分,不同的条目之间权重相同或根据重要性给予不同的权重。随着系统性综述的发展,至少有9种清单和60余种量表用于评价随机对照试验的质量,条目分别为3~57个条目,需要10~45分钟完成。每一种清单或量表都有自身的特色,可能包括一些与内部效度无关的信息,而量表的评分易受主观因素制约。因此,Cochrane协作网不推荐使用任何一种清单或量表,而是由评价者自行选择。

为了避免评价文献质量的偏倚,可以考虑两人同时评价一篇文章,也可采用专业与非专业人员相结合的共同选择和评价的方法。当出现意见分歧时,可通过共同讨论或请第三人裁决的方法进行讨论。此外,也应进行预试验以摸索经验,标化和统一选择与评价方法。

5) 收集数据:根据确定的调查表和需要收集的内容收集有关的数据资料,其中包括:①一般资料,如评价的题目、评价者的姓名、原始文献编号和来源、评价的日期等;②研究特征,如研究的合格性、研究对象的特征和研究地点、文献的设计方案和质量、研究措施的具体内容和实施方法、有关偏倚防止措施及主要试验结果等;③结果测量,如随访时间、失访和退出情况,分类资料应收集每组总人数及事件发生率,连续资料应收集每组研究人数、均数和标准差或标准误等。

6) 分析资料和报告结果:收集到的数据可通过定性或定量的方法进行分析,以获得相应的结果。定性分析,是采用描述的方法,通过对研究对象、干预措施、研究结果等特征的分析,解释不同研究的差异,定性地总结和纳入研究的综合结论。定量研究,是通过同质性的检验、荟萃分析和敏感度分析等步骤,通过统计学分析来综合纳入研究的一系列过程。

7) 解释系统评价的结果:在数据分析和综合结果后,需要仔细地解释系统评价的结果,应包括以下几个方面的内容。

▲ 系统综述的论证强度:取决于纳入研究的设计方案和每个研究的质量、是否存在重要的方法学局限、合成结果的效应值大小和方向、是否存在剂量-效应关系等。

▲ 推广应用性:在确定系统评价结果的应用价值时,首先应考虑干预措施对患者的利弊;其次应考虑纳入系统评价的研究,研究对象是否与患者情况相似？ 是否存在生物学、社会文化背景、依从性、基础危险度、病情等方面的差异？

▲ 对干预措施的利弊和费用进行卫生经济学分析。

▲ 对医疗和研究的意义:系统评价的结果对临床医师和卫生决策者的使用价值、对今后研究的指导意义,目的在于帮助医务人员和决策者进行正确的选择和应用,为进一步的研究作导向。

(3) 系统性综述的注意事项:许多医疗领域没有或很少有RCT,因此在系统性评价中不得不加入其他试验设计。但是,RCT也存在着一定的问题,如RCT的人群不能代表我们需要研究的人群。即使临床的特征与需要研究的人群的特征相同,但参加试验的人都是同意参加这项试验,与不同意参加这项试验的人群的特征也许就有不同,即在RCT中观察到的效果代表理想状态下的技术效果。

系统性综述是评价效果和功效的重要方法。如果检索发现已经有高质量的系统性综述包含现有卫生技术评估项目评价的效果所需要的信息,研究者不需要再重新进行系统性综述。对于这样高质量的系统性综述研究者只需要更新已有的信息即可。例如,2004 年需要评价脊柱按摩对腰背痛的效果,经过检索,研究者发现 Cochrane 协作网中有一篇评价脊柱按摩对腰背痛效果的系统性综述,文献的检索年份到 2002 年为止。此篇系统性综述所研究的问题和评价腰背痛的指标都与现有项目一致,因此研究者只需要将 2003 年后出现的新文献增加到原有的系统性综述当中即可。

当二手资料不能获得需要的一手资料时,前瞻性研究比回顾性研究可靠,有对照的研究比无对照的研究可靠,随机化研究比非随机化研究可靠,大规模研究比小样本研究可靠,盲法研究比非盲法研究可靠,当前对照比历史对照可靠。在研究设计上要充分考虑研究的内部效度和外部效度。

二、经济学评价

经济学分析已成为技术评估的重要组成部分,成为选择卫生技术的重要工具。经济学的评价关注卫生技术的成本、费用以及由于技术对疾病的作用所产生的效果和效益。

1. 评估方法　主要评估方法有 5 种,即成本分析、最小成本分析、成本-效果分析、成本-效益分析和成本-效用分析。

2. 成本　主要分为直接医疗成本(direct medical costs)、直接非医疗成本(direct nonmedical costs)、间接成本(indirect costs)和无形成本(intangible costs)。

(1) 直接医疗成本:是指直接用于疾病预防、诊断、治疗与康复的费用,包括个人、家庭和社会支付的,主要是直接支付给医疗保健机构的费用,如手术费、住院费、门诊诊疗费、急救费、药品费、检查费、卫生技术劳务费、家庭病床治疗与护理费、预防保健费等。

(2) 直接非医疗成本:是指在接受卫生服务过程中,病人及陪护人员所支付的与医疗保健服务相关的其他附加费用,如就医交通费、差旅费、营养费等。

(3) 间接成本:是指由于患病、伤残和死亡致使有效劳动时间减少和劳动能力降低,包括休学、休工、早亡所造成的经济损失,从而引起的社会和家庭目前价值和未来价值的损失。狭义是指生产力损失,包括患者本人工作时间减少或工作能力下降所带来的损失、陪护人员因工作时间减少而带来的损失。广义则是指包括社会生产力损失、收入损失、家务劳动损失、雇佣费用、培训费用、保险费用、管理费用等。

(4) 无形成本:是指疾病对病人本人及其亲友造成的痛苦、悲哀、忧虑和不便,引起生活质量的下降等。

(5) 成本-效果分析:主要是评价使用某一卫生技术(成本)后的个人健康效果,用非货币、健康相关单位表示,指标可以使用单个指标、综合指标或中间指标。

(6) 成本-效益分析:它是采用货币化的形式去表现卫生技术干预结果的价值,即卫生技术干预所获得的健康结果的一种货币测量。由于成本和结果均采用货币表现,因此通过比较各种备选方案的全部预期效益和全部预计成本的现值进行经济评价(效益和成本均用货币量表示),作为决策者进行选择和决策时的参考和依据。

(7) 成本-效用分析:是成本-效果分析的一种发展。在评价效果时,不仅注意健康状况,而且注重生命质量(quality of life),采用一些合成指标,如质量调整生命年(quality adjusted life

years，QALYs)和伤残调节生命年(disability adjusted life years，DALYs)。

总之,经济学评价的基本框架可概括总结为图14-3。

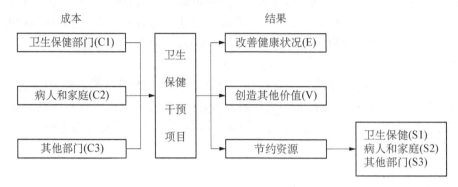

图14-3　经济学评价的基本理论框架

三、伦理和社会影响的评估

伦理可被认为是对"责任、义务、权利、平等观念、善与恶"等若干方面的总体认识与行为规范。社会的伦理体系是具有生存价值的社会道德准则的综合运用。

社会影响是一项技术发展或进步所引起的社会环境变化,包括社会、伦理、理论和法律影响。卫生技术的发展要求技术运用的后果应尽可能与社会的政治、经济、文化、伦理、道德等方面相符合,具有社会的适应性。

社会影响常属于非直接效应,一般是非本意的,既可发生于长期使用的最后阶段,也可作为其他效应的结果发生,所以是间接性的,称为更高顺序的效应。例如,避孕药的出现直接影响是防止怀孕(conception reliably),其次是松开妇女与生儿育女功能的纽带;另一个效应是性行为的社会态度的转变,如性解放。

器官移植引发的伦理问题也较多。伦理准则的4个方面包括尊重自主、有益、无害和公正的原则,这些正是制定器官移植伦理问题的框架。涉及到这4个方面的问题有:供者和受者的资格和安全性问题、经济或其他方面刺激方式的利用问题、公平获取和分配问题,以及跨境的组织器官交换和商业化问题等。1991年,世界卫生大会签署了有关器官移植的9条原则(WHA 44.25)。指导原则的基本前提是由于"供给永不能满足需求"的现状,导致非血缘供者买卖器官,以及对人体器官贩运的担忧。指导原则的3个基本准则为:①器官应当从死者身上取得;②活体捐献者应当与受者有血缘关系;③不应当通过此种活动给予或收取金钱(9条原则中有4条涉及到偿付、捐献者广告和商业化的问题)。"指导原则"影响到国家的法规和职业法令,过去10年中许多移植行为在社会和医学上都有悖于指导原则,包括活体捐献者持续增加、无血缘关系的捐献者接受某些形式的报酬、更广泛复杂的安全问题、与异种移植有关的问题、组织移植和组织库的增加等,正向"捐献"模式发起挑战,这就需要卫生技术的伦理评估。

一项新的或现有卫生技术的社会影响是技术评估过程中具有挑战性和最困难的一个环节。原因之一是卫生技术的社会影响评估方法仍不太成熟;社会影响方面的可得信息一般是非量化的,并且大多数不是出现在专业期刊,而多刊登在非专业出版物,如新闻报纸或杂志。这种信息似乎肯定增强了公众对社会影响的意识,但仍无明显的类似证据。因此,概括描述有关医学技术的社会影响的现有信息比较困难。

第三节 卫生技术评估的步骤

一、卫生技术评估的基本步骤

卫生技术评估由一系列复杂的活动组成,其步骤见图 14-4。

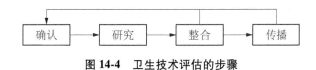

图 14-4 卫生技术评估的步骤

1. **确认(identification)** 是指确定目标技术,选择那些有研究价值的技术进行评估。进行评估前,必须根据优先重点的原则确认待评估技术所处的优先排列顺序。

2. **研究(testing)** 主要进行数据资料的适当收集和分析,包括原始数据与二手资料的收集和分析。由于技术整个生命周期包括不同阶段,而且不同阶段评价的重点不同,使用的研究方法亦有所不同。

3. **整合(synthesis)** 是对已有的资料和检验步骤得到的结果进行深入分析和解释,并对技术的合理使用进行判断。

4. **传播(dissemination)** 是指向适当的人群,即使用卫生技术的人群或卫生技术利用相关领域的决策者提供整合后的相关信息。卫生技术评估信息的传播大多经被动途径传播,主要的传播媒介是医学科学文献和会议,如何扩展传播途径也是技术评估的重点。

二、卫生技术评估的流程与实验方法

卫生技术评估的范围、选择方法在不同的评估报告中差别很大,大多数评估活动的流程包含以下 9 个步骤。

(一)确定优先评估项目

1. **确定优先评估项目的流程** 包括确定决策者关心的卫生技术问题、确定有助于决策者解决这些卫生技术问题的评估方法、判断进行技术评估的成本与效益以决定技术评估的优先顺序、将需要进行评估技术的先后顺序告知评估人员与使用这些技术的有关组织和人员,以及监督评估活动。

2. **评选优先评估项目的目的** 确定可以创造最大成本效益的评估活动。

3. **确定决策者关心的卫生问题和技术清单的方法**

(1)反应法:是根据决策者本身感兴趣的领域来选择需要评估的卫生问题,而这些卫生问题通常是新技术的应用和目前公众普遍感兴趣的领域。

(2)主动法:是研究者根据一定策略主动确定一些决策者应该感兴趣的卫生问题,也可以召开一个决策者与公共卫生、卫生服务与卫生服务技术方面的专家参与讨论,以决定卫生决策者感兴趣的卫生问题与需要评估的卫生技术。

(3)多方协商:因为各方的兴趣所在不完全一致,评估技术的确定和评估的内容要由多方协商来确定。如卫生行政部门在选择优先评估项目的标准时主要考虑该项技术的安全性、潜在的社会伦理和道德法律方面的影响、技术经济学效果以及技术准入标准等。企业选择优先评估项目时则往往考虑该技术的成本效果等。

4. 确定优先项目的顺序　应综合考虑评估活动的成本与效益。理想的状态是采用定量和定性相结合的方法,客观地对技术评估活动的成本和效益进行评判。这是目前卫生技术评估中的一个挑战。确定优先顺序后要向评估人员和技术使用人员传播这些信息。一旦在评估过程中出现新情况,或发现在优先顺序确定时未考虑某些重要问题,则需要对评估活动进行修改。

目前,国际上卫生技术评估开展得比较好的国家如瑞典等建立了官方的技术评估优先项目选择标准,定期对一些根据标准所筛选的"重点"项目进行评估。

（二）明确所要评估的问题

明确所要评估的问题是评估活动最重要的一个方面,它将会影响所有的后续步骤。评估问题的确定包括人群特征的确定、评估技术的界定、对照和结果指标的确定。

（三）决定由谁进行评估

决定由谁负责开展技术评估活动依赖于被评估问题的性质、现有人员的专业知识、时间限制、资金等因素。卫生保健决策者既可以自己开展全部的评估活动,也可以委托其他评估机构,或者是把资料的收集和综合工作委托给专业评估机构,其他的步骤则由卫生保健决策者自己完成。一般小规模的卫生保健服务提供者和支付者往往选择从专业的卫生技术评估机构那里获得评估报告,而形成一定规模的提供者和支付者则更倾向于自己完成。

决策者在参考技术评估报告的信息时,必须对评估中潜在的利益冲突问题有充分的估计。从公正客观的角度出发,各种评估报告都应该公布诸如由谁资助、由谁执行、评估机构的隶属关系、评估方法、资料来源等信息,以供判断该评估报告的可靠性。

（四）资料收集

1. 收集现有的资料　收集充分的可信的资料是开展卫生技术评估的难点之一。许多技术的相关资料是非常零星和散乱的,而且资料的质量也差异很大;特别是一些很新的技术,相关资料非常少,而且很难找到。

除了公开发表的文献之外,还可以在其他一些非正规的文献中获得许多有价值的信息,以避免发生偏倚。例如,医药行业或行政部门的专题论述、政策法规性文件、专业委员会的报告、市场研究报告、专业会议摘要或者来自互联网上的资料和信息。互联网是信息含量非常巨大、可及性非常好的信息载体,这种非主流文献往往时效性很好,可提供主流文献所没有提供的资料。但是,它也有固有的缺陷——通常没有经过专家同行的评阅,因此在利用时应该加以认真审查和筛选。

收集相关资料时对资料收集的范围、时间、费用、质量等都应在事先进行详细计划。另外,由于有些资料需要付费查阅(如 Cochrane 数据库),有的专业报告要用高价才能买到,因此资料收集的费用可能会非常昂贵。

2. 获取新的原始资料　许多卫生技术评估可以通过对现有资料进行系统性综述完成,有些评估项目需要获取新的第一手资料,各种研究方法所获得的资料可靠性不完全一样。评估者在进行新的试验时必须考虑到成本和时间限制,应该权衡试验的边际投入和边际收益。

(五)资料质量的评价分析

如何从来自不同研究、质量优劣不等的资料中推断可信的结果是卫生技术评估的另一个主要难题。通过对研究设计、患者特征、患者结局和统计分析结果等特征的评价,对所得资料进行有效性评价和质量等级分类,已经成为一个必需内容。对研究特征的评价必须依赖一定的标准,而评估者在报告中也应该对这些标准加以说明。一般说来,研究设计的优劣顺序如表14-4 所示。

表 14-4　研究设计的优劣顺序

排序	研究设计	排序	研究设计
(1)	系统评价	(7)	病例-对照研究
(2)	大样本随机对照试验	(8)	横断面研究
(3)	小样本随机对照试验	(9)	监测研究
(4)	非随机同期对照试验	(10)	连续病例的系列研究
(5)	非随机历史性对照试验	(11)	单个病例报告
(6)	纵向研究		

(六)资料综合分析

在对资料的质量进行分析评价后,评估人员必须整合可利用的结果。对绝大多数技术评估而言,没有一个单一的原始研究能回答某种技术是否比另一种技术更好的问题。因此,有效地整合已经发现的证据,在卫生技术评估中显得尤为重要。常见的综合分析方法如下。

(1)非定量的文献评阅:由于存在固有的偏性,在技术评估中很少使用此种方法。

(2)团体判断(group judgment):几乎所有的评估项目都或多或少的采用团体判断的方法来得出某些结果和建议,常见的如 Delphi 法等。由于这类方法得到的结果只能代表一组专家的意见,因此,在科学性上有时不能令人信服。

(3)荟萃分析:是一种常用的对文献进行定量综合的分析方法。

(4)决策分析:是指通过对各替代技术之间成本和效果的定量估计和比较,决定何者是最优技术。

(5)经济分析:是指对技术干预所引起的经济影响进行分析和评价,主要的分析方法包括疾病成本分析、最小成本分析、成本-效果分析、成本-效用分析和成本-效益分析。

(七)形成结果和建议

卫生技术评估的主要目的就是要根据收集到的资料形成评估结果,然后根据评估结果提出政策建议;结果与建议应明确与证据的质量相联系;之前的资料质量评价分析和资料综合分析的过程有助于评估人员了解是否有充分证据解决所评估的问题;证据质量越高越有助于提出明确结果与高强度建议。但有时在有限的证据情况下,评估人员也不得不提出一些发现与建议;此时评估人员必须在有限证据情况下使用理论或其他主观判断进行推断。应明确提出在目前有限证据情况下,对所评估卫生技术的建议,如结果是什么,建议使用或建议不使用或暂不使用,建议如何使用。结果使用者应被清晰地告之做出建议的基础及证据的力度。

(八) 传播结果

在现实中,"知识-行动"的差距(knowledge-do gap)很普遍。在知识产生和整合过程后,知识向宏观政策或微观决策转化是知识产生社会影响的关键环节,知识的信息、受众、信使、传播和评价是知识转化的重要内容。只有将最新的科学知识和证据传播给政策决策者、服务提供者和目标服务人群,并促成其态度和行为改变,才说明知识转化是成功的。

因此,在得出有价值的卫生技术评估结果和建议后,很重要的一步就是要传播结果。尤其在实际生活中有关卫生技术产品的各种信息非常丰富,其中不乏虚假或欺骗性的信息。如果不通过各种渠道对评估结果进行广泛的、正确的、及时的宣传,那么结果可能被曲解或误解,可能会失去时效性,也可能和那些不真实的信息相混杂,就不能切实发挥卫生技术评估对决策的支持作用。

卫生技术评估结果的传播有很多途径,如出版论文和专著、大会交流、在大众媒体上宣传评估结果、通过官方的网站进行公告、把评估报告递交给卫生行政部门,并转化为相应政策法规等。传播前应拟定一个较为周密的计划,对卫生技术评估结果传播的目标人群、传播的方式方法、传播内容的深度与广度、结果的表达方式等做综合考虑和安排。

(九) 评价评估结果的影响

一个评估报告能够产生多大的影响,不仅依赖于评估报告的质量,还依赖于传播的广泛性和潜在使用者的兴趣,并且受到不断变化的环境的影响(如卫生系统改革、经济水平变化等)。考察评估结果的影响主要看它能否影响到政策法规的制订、能否对技术的传播和使用产生实质性影响、能否改变医生的行为、能否改变患者的认知。前两项比较容易考察,而后两项则相对较难评估,而且调查医生行为改变和患者认知提升也需要相当的费用。

评价评估结果的影响是一项非常有意义的工作,如果评估结果未能产生积极影响,那么花费相当的人财物进行技术评估将没有任何实际价值。目前,国际上也正在探索如何有效传播评估结果,使评估结果能够更好地被潜在的使用者所利用。

卫生技术评估的理论还在不断的演变和拓展。国际上对于卫生技术评估的方法学和操作步骤也并无严格的统一标准,有待在实践过程中进一步丰富和完善。

第四节　卫生技术评估的发展

一、全球卫生技术评估机构及其功能

由于各国医疗体制的差异,卫生技术发展模式的不同,卫生技术评估机构及其功能也有所不同。

（一）美国

卫生技术评估最早在美国兴起。1972 年，美国国会颁布了卫生技术评估法案，并据此成立了卫生技术评估办公室（OTA）。OTA 是全球第一个卫生技术评估组织。1989 年，美国国会建立了卫生政策研究局（The Agency for Health Care Policy and Research，AHCPR），以研究解决美国各州医疗费用高度差异性的问题。同时，该机构也被授权根据系统性宗旨来制定规范化的临床指南。1995 年，OTA 解散，AHCPR 淡出了卫生技术评估的舞台。目前，美国有 53 个卫生技术评估组织，数量上居世界首位，但并无一个全国性的卫生技术评估架构，各卫生技术评估组织并未形成国家的有效合作规模，活动的目标各不相同，最优先的目标往往是成本控制。联邦政府也赞助一些循证医学的研究，这些研究多与政策制定有关，尤其是医疗保险覆盖面的政策。此外，质量管理和创新也得到卫生行政部门的竭力推荐。

（二）加拿大

加拿大的卫生技术评估也有较长历史。加拿大魁北克省早在 1988 年成立了卫生技术评估委员会（the Conseil Devaluation des Technologies de la sante，CETS），开展卫生技术评估工作，向政府和所有卫生系统的相关方提供建议。1989 年，加拿大在首都渥太华成立了国家级的卫生技术评估机构——加拿大卫生技术评估协调办公室。经 3 年试运行，该机构成为永久性的国家卫生技术评估机构。2004 年 3 月，该机构更名为加拿大药物和卫生技术局（the Canadian Agency for Drugs and Technologies in Health，CADTH），其工作范围也由原来的卫生技术评估扩展为卫生技术评估、常用药物评价和加拿大最佳药物处方及应用服务。近年来，随着卫生技术评估在政府决策中的作用日益突出，政府正逐步强化其管理角色，并减少决策过程中的直接干预。

（三）荷兰

荷兰的卫生技术评估也很有特色。近年来，荷兰的卫生服务市场化改革逐渐深入，服务提供和医疗保险逐步私有化。卫生服务由私立机构和个人提供，受卫生部监管。早在 20 世纪 80 年代，荷兰卫生部和医保委员会即开始支持对新技术的有效性和成本-效益进行评估。1985 年，医保委员会资助了 3 项重要的卫生技术评估项目，即心脏移植、肾移植和胚胎移植。之后，荷兰开展了一系列以政策为导向的卫生技术评估项目，卫生部和医保部门在其中起到了重要的支持作用，而评估结果对两个部门的政策也产生了相当积极的影响。

（四）瑞典

瑞典的卫生技术评估相对成熟。1987 年建立了瑞典卫生技术评估委员会（Swedish Council of Technology Assessment in Health Care，SBU）。主要目的是：①控制日益增长的卫生服务费用；②需要加快对新兴有效技术的传播和使用，以提高卫生保健的质量和可获得性；③获得已有卫生技术及新兴卫生技术的可靠信息，并以此为基础考虑卫生服务的优先级。

政府对 SBU 的要求是，必须对医疗卫生技术提供循证信息，用以指导卫生政策、临床实践活动等；必须综合研究结果，并将信息以普通公众可以理解的形式呈现出来；不仅关注医疗方面，而且关注不同技术的经济、伦理和社会影响等。SBU 的评估内容包括开展系统性综述和对研究结果进行综合、整合等。

二、中国卫生技术评估的发展

中国技术评估工作起步较晚,自1980年起有个别学者以资料、论文等形式将"卫生技术评估"介绍给国内,但尚鲜见有系统的卫生技术评估项目报告。1992年,卫生部分别在上海、杭州召开"全国医药科技成果推广研讨会"和"卫生技术评估高级研讨会",着重把卫生技术评估作为专题进行研讨。1994年1月,在原上海医科大学(现复旦大学)成立了全国第一个卫生技术评估研究中心,同时出版了首期《卫生技术评估》内部专刊。随后,在原浙江医科大学(现浙江大学)建立了生物医学工程技术评估中心,在原北京医科大学(现北京大学)成立了医学伦理学评估中心。经过10年的发展,卫生技术评估的基本理论和方法得到普及,培训了一支专业化的人才队伍。

中国卫生部科教司为促进卫生技术评估和管理工作,于2000年9月成立了卫生技术管理处,对中国卫生服务中的重要卫生技术实行准入管理。在卫生部的组织下,卫生技术评估机构参与了"人类辅助生殖技术""人类精子库""产前诊断技术""脑死亡诊断标准""器官移植技术"的论证和评估。在论证和评估的基础上,卫生部先后制定并颁布和实施了《人类辅助生殖技术管理办法》《人类精子库管理办法》和《产前诊断技术管理办法》等。

三、卫生技术评估的趋势与前景

经过30年的发展,卫生技术评估已经形成了独立的学科体系,它为疾病控制、高新卫生技术的应用与管理等方面决策的规范化和科学化发挥了重要作用。在卫生技术评估领域,如何确定问题,如何优化方法学,如何促进评估结果向政策决策转化,一直是最近几年国际卫生技术评估年会的主要议题。

从发展趋势看,卫生技术评估需要建立优先项目遴选的系统化程序,以及更加透明的评估程序;对技术安全性和有效性证据提出更高标准,早期的平线评估成为研究的热点;广泛使用"生命质量"作为评价结果的指标;更强调经济学评价方法的标准化;发展并广泛使用荟萃分析、决策分析和其他综合分析方法;在技术产业领域更强调卫生技术评估,在技术投资、购买、支付、操作指南和其他政策方面对卫生技术评估的需要越来越广泛;更加依赖数据库、电子病案、互联网和其他信息资源;国家级和地区级的卫生技术评估机构增加;在卫生技术评估领域出现越来越多的合作,尤其是国际合作。

关于卫生技术评估的将来,卫生技术评估和政策制定的有机结合仍是一个需要着重解决的问题。自2003年美国国立卫生研究院的路线图中对转化医学(translation medicine)的含义给予明确界定以来,世界各国都对如何将基础医学研究成果迅速、高效地转化为临床使用的诊疗策略给予了高度关注。实际上,转化医学所强调的打破基础医学与临床医学、预防医学、药物研发和健康促进之间的人为屏障,建立彼此之间的直接联系的理念,与基于确定的卫生政策、开展相应的卫生技术评估并将评估结果转化为决策来解决或改善政策问题,有着同样的意义。国内的卫生技术评估结果转化为政策决策的研究探索已经起步,并取得了一定的成效。我们相信,卫生技术评估结果转化为决策,是使得卫生技术评估活动价值最大化的必由之路,也必将是未来技术评估努力的方向之一。

(陈英耀 刘文彬)

参 考 文 献

［1］ 陈洁. 卫生技术评估. 北京:人民卫生出版社,2008:1-28.

［2］ 王吉耀. 循证医学与临床实践. 第2版. 北京:科学出版社,2006.

［3］ 陈英耀. 卫生服务评价. 上海:复旦大学出版社,2007.

［4］ 李幼平. 循证医学. 北京:高等教育出版社,2003.

［5］ 王家良. 21世纪的临床医学——循证医学. 北京:人民卫生出版社,2001.

［6］ 郝模. 卫生政策学. 北京:人民卫生出版社,2005.

［7］ 于修成. 中国卫生技术评估与循证准入管理探索. 中国循证医学杂志,2004,4(1):10-13.

［8］ 董恒进. 卫生技术评估优先顺序的确定. 中华医院管理杂志. 1999,15(8):510-512.

［9］ 陈英耀,黄葭燕. 国际卫生技术评估新进展和热点问题. 中国卫生质量管理. 2011,18(1):2-7.

［10］ 徐文煜,薛迪. 美国、加拿大与澳大利亚的卫生技术评估. 中国卫生质量管理. 2011,18(1):8-10.

［11］ 张倩,陈英耀,应晓华. 法国、德国、荷兰卫生技术评估发展历程及思考. 中国卫生质量管理. 2011,18(1):4-7.

［12］ 邱慧娟,陈英耀,吴擢春. 英国和瑞典卫生技术评估的发展. 中国卫生质量管理. 2011,18(1):11-13.

［13］ 田玲,张宏梁,马凌飞. 国内外转化医学发展现状与展望. 医学研究杂志. 2011,40(1):17-20.

［14］ Kent W. Health technology assessment for the NHS in England and Wales. Int J Technol Assess Health Care, 2002,18(2):161-165.

［15］ Rod T. National institute for clinical excellence (NICE). Int J Technol Assess Health Care, 2002,18(2):166-170.

［16］ Egon J. Development of health technology assessment in Europe. Int J Technol Assess Health Care, 2002,18(2):171-183.

［17］ John ME. Health technology assessment in the United States. Int J Technol Assess Health Care, 2002,18(2):192-198.

［18］ Banta D. The development of health technology assessment. Health Policy, 2003,63:121-132.

［19］ Reinhard B, Jacques O, Marcial V, et al. Best Practice in Undertaking and Reporting Health Technology Assessments. Int J Technol Assess Health Care, 2002,18(2):361-422.

［20］ Pablos-Mendez A, Chunharas S, Lansang MA, et al. Knowledge translation in global health. Bull World Health Organ, 2005,83(10):721-800.

［21］ Lomas J. Diffusion, dissemination and implementation:who should do what? Ann N Y Acad

Sci, 1993,703:226 - 235.

[22] Lavis JN, Posada FB, Haines A, et al. Use of research to inform public policymaking. Lancet, 2004,364(9445):1615 - 1621.

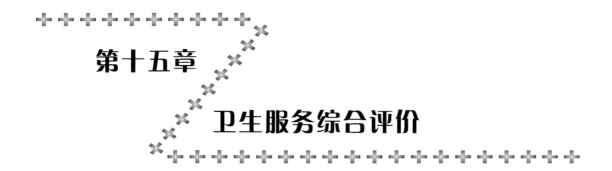

第十五章 卫生服务综合评价

第一节 概　　述

一、卫生服务评价的意义与目的

(一) 卫生服务评价的意义

卫生事业管理过程主要由卫生工作的计划、实施和评价这 3 个相互衔接又不断循环发展的基本环节所组成。卫生服务评价是卫生事业计划和管理工作中的一个重要手段,是一项社会性、政策性、连续性很强的系统工作,包括卫生计划评价(或论证)、实施过程和进展评价(progress evaluation),以及结果(成就)评价(achievement evaluation)。美国公共卫生协会对卫生服务评价所下的定义是:"卫生服务评价是判断预期卫生计划目标取得的数量、进展和价值的过程。"从管理学角度来讲,评价不仅仅是针对卫生计划而言,而是卫生计划的继续和发展。它着眼于社会卫生需求、机构问题、计划、管理、后勤、卫生保健服务提供等方面,采用比较研究或综合评价的方法,对卫生计划的实施效果作出判断;同时,将效率(efficiency)及效果(effectiveness)这两项指标视为卫生服务评价的核心内容。

评价工作并不是在项目管理的结束阶段才进行的,也不应将评价工作看作是司法意义上的"最后宣判",而是执行卫生工作发展管理程序的一个连续过程,在每个程序上都应注重评价工作。对于一项完整的卫生服务评价,在项目未实施前,首先应进行社区需求诊断与计划评价,即评价项目是否符合卫生改革与发展的社会需要,制定的计划目标和指标是否切合实际,实施时可能遇到的障碍,是否具备实施的主客观条件。在项目实施的不同阶段要进行进展评价,即评价工作进程是否按预定的实施方案执行、检查计划目标和指标完成情况、探讨存在的问题及相应的改进对策和措施等。在项目实施结束阶段要进行结果(成就)评价,即通过比较实施前后结果的变化,评价项目取得的社会效益和经济效益。

卫生服务评价工作必须适应所在社区、政策制订者和行政管理者的需要,必须在一定时间内提供结果。因此,需要紧紧围绕评价的领域和具体的评价问题,通过精心设计评价方法和指标,适时有效地开展评价工作,作出切合实际的判断,为制订新的计划和今后的工作提出建设性的方案和措施。无论是业务部门还是行政管理部门都应将评价工作视为有利于作出决策的一种重要手段,建设性地运用评价技术与方法是保证卫生服务持续健康发展不可缺少的工作。

(二)卫生服务评价的目的

进行卫生服务评价工作的目的是了解卫生服务的社会需要和需求,探讨影响居民健康和寻求卫生服务的障碍因素,使人们更好地理解卫生问题,更有效地配置与使用现有的卫生资源,更合理地组织卫生保健服务,加强实施过程的监控和目标管理,提高卫生服务的效率、效益与效果,阐明卫生服务工作的进展和成效,改进与完善各项卫生服务计划,调整卫生政策以适应复杂和多变的形势。评价的主要目的在于提供计划、管理及决策的合理依据,从而为人群提供效率更高、效果更好、公正平等的卫生服务,改善社会卫生状况和提高人群健康水平。

二、卫生服务评价的内容

卫生服务评价是卫生管理与决策的工具,常被用来了解或研究卫生服务提供和管理的现状,以及所面临的问题,并向有关管理与决策部门提供相应的措施与策略。评价工作内容的主要包括下列 6 个方面。

1. 适宜程度　是指所制订和执行的各项卫生服务计划是否适应社会、经济、文化、卫生发展水平和现行的卫生政策,提出的目标和措施、卫生资源的配置是否适应当地居民的健康需要,在经济、技术、民意支持方面是否可行,由此评价计划、政策、活动、措施,以及卫生服务机构及其功能的合理性。

2. 足够程度　是指所制订的卫生服务计划对各种重要的卫生问题和措施是否已经明确,是否给予足够的重视,并在卫生资源配置上给予足够保证。

3. 进度　是指计划实施的进展程度,即根据计划预期目标检查计划的实施与落实情况,卫生资源提供与利用状况,总结成功经验,找出差距,提出需要引起重视的问题,及时向决策者或项目组织者反馈,必要时对计划和行动进行调整,以保证计划的顺利实施。

4. 效率　是指卫生服务计划实施后,卫生服务提供在数量和质量方面的产出与卫生资源(包括人力、物力、财力等)投入之间的比值,即投入每单位资源所产出的符合规范要求的服务量。效率评价的目的在于改善卫生服务系统的工作效率,提高管理水平。

5. 效果　是指卫生服务计划在实施过程或结束阶段,对解决某个卫生问题所取得的成效或计划预期目标实际达到的程度。效果评价的目的是对一项卫生服务计划的价值作出科学评判。在可能的情况下,尽量采用一些定量或半定量的指标对目标实际达到的程度进行测量,以更确切地反映评价目标,便于比较和分析。事实上,不少卫生服务的效果是能够进行定量检测的。例如通过实施一项卫生服务计划后,发病率、患病率、死亡率、休工率、休学率的降低,人群免疫接种覆盖率及免疫水平、生存质量的提高,期望寿命的延长等反映人群健康状况的量化指标常可用作衡量卫生服务最终效果的指标。

6. 影响　是指一项卫生服务计划实施对社会、经济、卫生发展和居民健康的贡献和影响,或对其结果的可持续性作出评价。

三、卫生服务评价指标的筛选原则

科学合理地建立完备的卫生服务评价指标体系是实施评价工作的前提。对于任何一项管理系统的状况、变化都需要用一些评价指标对其在人群间、时间、空间上的分布及其规律加以描述与分析,而对其评价,尤其是进行综合评价,就需要能表达评价对象特征、水平的指标,这既是所有评价工作的基础,也是评价能否反映评价对象真实水平的关键。因此,对卫生服务的计划、实施进展和效果进行客观、正确、可靠、综合的评价,必须采用一套适宜的指标体系。综合评价指标体系所包含的指标既要能够比较全面地反映卫生服务的整体状况,又要尽量少而精,以免增加评价的难度和复杂性。通常采用专家咨询方法和数理统计方法,从众多的指标中筛选出有代表性的一些指标。对评价指标的筛选通常有如下几条原则或要求。

1. 重要性(important)和实用性(useful)　所选指标是较为公认的重要而实用的指标,能反映某一方面的情况。

2. 有效性(valid)　所选指标能确切反映评价目标的内容和实现的程度,一般可根据实际情况和经验进行判断。

3. 特异性(specific)　所选指标有其特点,能从一定角度有针对性地反映某个方面的信息,不能被其他指标所取代。

4. 敏感性(sensitive)　所选指标灵敏,区别力好,能迅速鉴别事物的变化水平。

5. 代表性(representative)　所选指标包含的信息量大,能在一定程度上反映其他指标(例如落选指标)的信息。

6. 可靠性(reliable)　所选指标真实可靠,能准确反映实际情况。

7. 可获得性(accessible)　所选指标容易获得,能尽可能利用常规登记报告资料。

到目前为止,虽然卫生服务综合评价的方法很多,评价的范围和指标也不尽相同,但各种评价的核心问题都是将反映被评价对象的各种代表性指标有机结合起来,进行比较分析和综合评价。

第二节　比较评价

一、比较评价及其应用

通过比较研究进行科学评价是卫生服务研究中最为广泛、常用的评价方法。俗话说,有比较才能有鉴别。比较评价既可以是描述性的,也可以是分析性或推断性的;既可采用单指标(单因素)比较方法,又可采用多指标(多因素)比较方法。相互间的比较,可以是绝对数、平均数、相对数之间的比较,也可以是实际值与标准值(目标值)之间,以及抽样资料与常规资料之间的比较。通常应用于对某个或某些同质指标在不同特征人群间、时间、空间的分布及其水平的比较,例如,通过不同时期的比较可以阐明历史发展进程,既可以掌握现已达到的水平,又可以展望未来发展的趋势;研究地区间的差别,有利于肯定成绩,找出差距,提出努力方向;不同对象、不同方法、不同干预措施之间的比较对于评价防治工作效果和效益、探索疾病病因、提出防治重点等是一种不可缺少的手段。

表 15-1 是根据世界银行全球疾病负担研究结果,将全球 2007、2017 年女性伤残调整生命年(disability adjusted life years, DALYs,是一个综合评价疾病负担的指标)主要原因的前 10 位疾病排名进行了初步对比。从表中可见,导致 2007 年与 2017 年女性 DALYs 的主要原因第一位都是新生儿疾病,缺血性心脏病、脑卒中(中风)、慢性阻塞性肺疾病(COPD)、下背部疼痛、头痛、糖尿病排名有一定的上升,而下呼吸道感染、人类免疫缺陷病毒/艾滋病(HIV/AIDS)、疟疾排名有所下降,其中 HIV/AIDS 排名跌出了前 10 位。提示随着时间的推移,世界女性疾病负担的主要原因已经从传染病慢慢转变成心脑血管疾病等慢性非传染性疾病。

表 15-1　2007 年与 2017 年全球女性 DALYs 主要原因前 10 位疾病比较

2007 年		2017 年		DALYs 平均变化(%)	年龄调整 DALYs 平均变化(%)
排名	疾病	排名	疾病		
1	新生儿疾病	1	新生儿疾病	-18.2	-21.9
2	下呼吸道感染	2	缺血性心脏病	17.0	-10.4
3	HIV/AIDS	3	脑卒中	13.6	-12.5
4	缺血性心脏病	4	下呼吸道感染	-26.8	-33.6
5	腹泻	5	腹泻	-27.8	-35.5
6	脑卒中	6	COPD	21.2	-6.3
7	疟疾	7	下背部疼痛	17.3	-2.7
8	COPD	8	头痛	15.3	0.7
9	先天缺陷	9	糖尿病	26.5	1.9
10	下背部疼痛	10	先天缺陷	-9.6	-14.8

与上述类似的,还可以通过对性别间 DALYs 主要原因的差别进行比较来评价因疾病造成的负担,以确定不同性别中疾病的重要性,提出需要优先防治的重点疾病和干预的重点人群,为制定区域性卫生发展规划与决策提供依据。从表 15-2 可以看出,全球女性与男性 DALYs 主要原因分别为新生儿疾病与缺血性心脏病。新生儿疾病、腹泻、下背部疼痛、头痛对女性的疾病负担比男性有更大的影响,而缺血性心脏病、交通事故、糖尿病、先天缺陷对男性的疾病负担比女性有更大的影响。

表 15-2　2017 年全球 DALYs 主要原因前 10 位疾病按性别比较

女性		男性	
排名	疾病	排名	疾病
1	新生儿疾病	1	缺血性心脏病
2	缺血性心脏病	2	新生儿疾病
3	脑卒中	3	脑卒中
4	下呼吸道感染	4	下呼吸道感染
5	腹泻	5	交通事故
6	COPD	6	COPD
7	下背部疼痛	7	腹泻
8	头痛	8	糖尿病
9	糖尿病	9	先天缺陷
10	先天缺陷	10	下背部疼痛

二、应用比较评价时的注意事项

(一) 设立对照

卫生服务计划设计与评价阶段要充分。一般来说,卫生服务评价的基本方法是进行两组或多组比较。在绝大多数的卫生服务研究中,至少有一个研究组(或样本)和一个对照组。如果仅有观察组或干预组而没有合适的对照组,就会降低评价结论的真实性和可信程度。只有当一项研究毋需说明因果关系、毋需证明某种结果归因于某种干预项目的作用,或对现有资料进行调查所作的描述性研究时可以不设对照组。但是,所有分析性卫生服务研究,包括干预项目和疾病控制措施的效果评价和许多其他的调查研究,都必须设立对照组。

(二) 齐同对比

进行卫生服务评价时不仅要求有对照,而且力求对照组来自与研究组相同的人群,比较的各组除了正在进行研究因素(如暴露时间、空间、危险因素,以及受教育程度、收入水平、医药费负担形式、疾病、使用预防性或治疗性措施、参与干预项目等)不同外,其他有关的条件、特征都应尽可能要求相同或相似,即要求各对比组之间有可比性,这样便会证明所得的研究结果是有根据的。实际上,忽视设立对照或忽视研究组与对照组之间的均衡性,将实际上不可比的各组进行相互比较的错误并不少见。然而,在卫生服务研究中,进行严格意义上的有可比性的比较研究并不是轻而易举的,有许多技术问题需在项目计划设计及评价时作周密考虑。

1. 资料收集方法的一致性　卫生服务管理与评价必须收集有关人群卫生服务需要、利用、费用、意愿等资料,为制定计划和卫生保健服务提供依据。在卫生服务研究中,常规卫生信息登记报告系统和以家庭为单位进行健康询问调查是两种常用而又互补的收集资料的方法,各有其长处和局限性。由于建立固定的经常性的卫生信息系统需花费大量人力、财力、物力,世界上绝大多数发展中国家都采用健康询问调查的方法。目前,中国还缺乏一种理想的疾病登记报告和调查的方法,现行的卫生信息系统所收集的有些资料的完整性和可靠性较差,也反映不出人群没有满足的卫生服务需要量及其原因的信息。即便是健康询问调查,由群众自我报告的患病率与医务人员判断的患病率之间,由卫生专业人员作为调查员与外行充当调查员调查的结果之间,由被调查对象自己回答与家人代替回答的结果之间,以及在1年中不同季节调查的结果之间均存在差别。

2. 指标统计口径的齐同　比较各组卫生服务指标时,还需注意其统计口径是否一致。目前家庭健康询问调查以采用一次性横断面抽样调查为多见,属于回顾性调查范畴。由于采用的回顾期限不同、对疾病或指标定义的理解不同以及统计口径的掌握不同,造成比较指标的含义各不相同。例如,以2周和4周两种不同回顾期限对患病率和就诊率等指标是有影响的。在国内外家庭健康询问调查中,根据事件性质及其发生频率所采用的回顾期限虽不尽相同,但较为常见的是急性病(包括慢性病急性发作)、活动受限制、休工、休学、卧床、就诊等事件的发生以2周为回顾期限,慢性病患病为3个月,急诊和住院为1年。即使对于回顾期限相同的指标,其统计口径也可能不同。例2周就诊率的计算,可能在有的调查报告中是以2周内就诊人数占调查人数的比例来表示,在有的调查报告中是以2周内就诊人次数占调查人数的比例来表示。这两种结果都从各自不同角度提供了有关人群就诊率的信息,很难认为哪一种结果更正确。前者完全符合统计学关于频率指标的定义,后者的含义可能更为卫生计划与管理人员所重视。

(三)自身前后对照与平行对照

在卫生服务研究中经常进行一些以社区为基础的干预试验,以评价某种干预措施的影响和作用,例如,实施医疗保险对居民医疗服务需求量的影响、乡村两级卫生组织一体化管理对乡村医生队伍稳定性的研究、开展健康教育对改变居民卫生行为的作用等。通常,许多研究工作一般只能提供指标或变量之间有无关联的结论,并不能直接用来判断因果关系的成立与否。设立自身前后对照进行前后比较研究可能对"因果关系"作出一定程度的逻辑推断,即对研究人群先作一次基线调查,然后实施干预措施,再调查这批人群,通过对比干预前后某个(或某些)指标的变化,分析干预措施的作用。这种单纯前后比较研究设计的主要缺陷在于它不能严格区分多种外部因素对干预产生的作用,因此,在不能保证研究者可以控制干预措施的实施和时间的前提下,武断地认为这种(或这些)变化就是所施加干预措施的作用,显然缺乏充分说服力,更不可能作为因果关系的证据。为了提高结论的真实性并具有一定的推断因果关系的力度或证据,这时设立平行对照极其重要。事实上,在卫生服务现场研究中设立平行对照并不是一件容易的事,要在临近地区找到一个完美无缺的对照现场几乎是办不到的,一般原则上要求平行对照组与研究组尽可能在主要特征方面齐同可比。

第三节　卫生服务综合评价

一、卫生服务综合评价的概念

综合评价是将反映评价对象特征的多项指标进行系统加工、有机汇集,从整体上认识评价对象的优劣;或将多个单项评价指标组合成一个包含各个成分的综合指标,借以反映评价对象的全貌。卫生服务综合评价是指围绕特定的评价目标、评价对象和评价阶段,对卫生服务的进展、成效和价值进行评判估量的过程。

卫生服务的对象是社会人群,社会卫生状况和人群健康水平得到改善与提高的程度是评价卫生服务社会效益和经济效益的最终尺度。而社会效益和经济效益的大小,不仅受到卫生资源的投入、提供服务数量和质量的高低等因素的制约,还受到社会、经济、文化、自然条件等因素直接或间接的影响。处于不同的社会经济发展阶段,人们对卫生服务的需求不同,卫生资源投入和服务水平也存在差异。因而,对一项涉及面较宽的卫生服务项目进行系统评价时需审时度势、因地制宜地根据国情、地情,或项目本身关于卫生服务的发展计划、目标以及评价工作所处的阶段,采用多学科的适宜技术与方法对其进行多方位、多层次、多环节、多因素的综合评价,即从卫生服务的社会需要、卫生资源投入、提供的服务量及其效率、产生的社会效益和经济效益等方面作出评价,才能比较全面地反映卫生服务的成效及其影响。

二、卫生服务综合评价的范围与内容

随着卫生事业管理的发展,自 20 世纪 70 年代以来,卫生服务评价在国内外日益受到重视,并开展了这方面的研究与应用。理念上,卫生服务综合评价是多方面的,可以从不同的角度着眼,既可应用于对一个国家或地区总的卫生发展计划(或项目)、实施及结果的宏观评价,又可应用于对某个乡镇实施农村合作医疗的运作机制的微观评价;既可以是定量评价,也可以是定性评价,但尽可能采用定量评价或定量与定性相结合的评价方法,以增强评价结果的说服力。由于在评价性质、目的、角度、层次、侧重点等方面的不同,国内外至今尚未对卫生服务综合评价的范围、内容和指标体系形成广泛的共识。但是,对于一项关于卫生服务综合评价工作来说,若不与有关反映居民健康的结果指标相联系,其局限性也是显而易见的。

Parker 根据系统分析的观点,构筑了卫生服务的系统模式(图 15-1),并从系统每一个要素的特征以及各个要素间的相互关系出发,提出可从人群卫生服务需要量、资源投入量、服务产出量、工作过程、结果、效益、效果等 7 个方面进行评价。

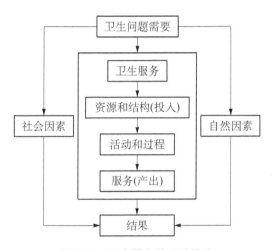

图 15-1　卫生服务的系统模式

Roemer 根据卫生服务的内容,建议从 8 个方面进行评价,即项目目标评价、医疗服务需要量评价、卫生服务利用接受能力评价、卫生资源评价、工作活动和态度评价、工作过程评价、结果与效果评价、费用与效益评价。

Sackett 根据卫生服务研究的对象,在《预防医学与公共卫生》一书中提出,卫生服务评价应围绕卫生服务是否有效、公众能否利用到有效的卫生服务、提供服务的数量和质量是否充分可靠、费用是否低廉等 4 个方面进行评价。

三、WHO 提出的卫生服务综合评价模式

卫生服务利用应以适度为佳。过度利用则造成资源浪费、医药费用上涨,加重国家、企业(集体)和个人的经济负担,又使人群医疗卫生服务需要(求)量得不到满足。在向社会主义市

场经济体制变革和转轨时期,卫生服务计划者必须要根据人群的健康需要和需求来作出计划与实施过程中的若干抉择,充分考虑如何更好地组织和配置有限的卫生资源,满足居民的基本医疗保健,抑制不合理需求。卫生服务研究的目的不仅要了解居民利用卫生服务的数量和质量,还要研究卫生服务需要、卫生资源和卫生服务利用三者之间的关系,分析"供求矛盾"的现况及其变动趋势,以此作为宏观调控、配置卫生资源的决策依据。1976 年,根据对美国、加拿大、阿根廷、英国、荷兰、芬兰、南斯拉夫等 7 国 12 个地区 1 500 万居民近 10 年的卫生服务抽样调查结果,WHO 进行了卫生服务综合评价,并提出了综合评价模式(表 15-3),提供了一个值得借鉴的实例。该综合评价模式的基本思路是将人群健康需要、卫生服务利用和卫生资源3 个方面有机联系起来,以人群健康需要量、卫生服务利用量及资源投入量 3 类指标的平均数作为划分高低的标准,由此构成 8 类组合,并对一个国家或地区的卫生服务状况进行综合评价,为制定卫生服务发展规划、合理配置卫生资源提供参考依据。

表 15-3　卫生服务综合评价模式

卫生服务利用	高需要		低需要	
	高资源	低资源	高资源	低资源
高	A 型(平衡型) 资源分配适宜	B 型 资源利用率高	E 型 过度利用	F 型 资源利用率高
低	C 型 资源利用率低	D 型 资源投入低	G 型 资源投入过度	H 型(平衡型) 资源分配适宜

注:A 型:资源充足,利用良好,人群健康需要量大,三者之间保持平衡。
B 型:人群健康需要量大,卫生资源不足,卫生服务利用率高,低资源与高需要不相适应。由于资源利用紧张,通过提高利用率保持平衡,但不能持久,应向 A 型转化。
C 型:人群健康需要量大,卫生资源充分,卫生服务利用率低,需研究卫生服务利用的障碍因素,提高卫生服务的效益。
D 型:资源投入不足,利用率低,不能充分满足人群健康需要量,应该增加投资,提高服务利用率,以适应人群健康需要。
E 型:资源充分,人群健康需要量低,卫生服务利用充分。由于资源充分,个别人群过度利用卫生服务,浪费卫生资源。
F 型:低资源产出高服务利用,是服务效益良好的标志,但是低资源与人群的低健康需要相适应。
G 型:人群健康需要量低,资源充分,卫生服务利用低,卫生资源投入过度,应向 H 型转化。
H 型:人群健康需要量低,资源不足,服务利用率低,三者在低水平状态下保持平衡。

第四节　卫生系统绩效评价

一、卫生系统绩效评价的概念和目标

(一) 概念

卫生系统绩效(health system performance),指的是一个国家的卫生系统产出如何依赖于该国的卫生系统对于自己有责任承担的卫生系统总体目标的实现程度。在过去的 30 多年,世界各国都在不断进行卫生系统绩效评价的理论和方法学研究,但是最初卫生系统绩效评价的思想和方法主要是由世界卫生组织(World Health Organization,WHO)倡导和发展,WHO 对191 个成员国卫生系统绩效评价概念框架的建立,从界定卫生系统开始。卫生系统被定义为"包含所有致力于产生健康活动的组织、机构和资源"。

（二）目标

健康活动的主要目的是改善健康,包括个体卫生服务、公共卫生服务或通过地区间的合作。而较为公认的评价框架出自于 2000 年世界卫生报告《卫生系统:改善绩效》。该报告明确提出国家卫生系统的 3 个总体目标:促进健康状况(health status)的改善、增强反应性(responsiveness)及确保卫生筹资的公平性(fairness of financial contribution)(图 15-2)。

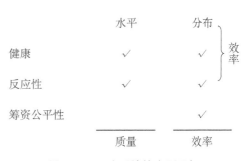

图 15-2　卫生系统的主要目标

1. 促进健康状况的改善　良好健康水平的衡量,并非仅依据传统的健康期望寿命提高,还包括疾病负担的减轻;并且,健康状况改善的着眼点是要减少健康状况分布的不公平状况,尤其是要改善贫困人口的健康状况。

2. 增强反应性　反应性是指卫生系统能够满足人民群众在享受医疗服务的过程中对非医疗结果各种期望的程度。反应性可以通过“尊重个人的尊严”和“以服务对象为中心”两个方面来衡量。

3. 确保卫生系统筹资的公平性　指每个家庭对卫生系统筹资的贡献率是否相同以及大病风险保护。公正合理的筹资应当是根据支付能力来合理分摊每个家庭因支付卫生费用而面临的风险,一个公平的卫生系统应该能保护社会上所有的人。

以上这些目标的绩效取决于 4 个卫生系统职能:①提供服务;②资源筹集;③开发资源;④管理与职责。

二、卫生系统绩效评价的框架和指标体系

绩效评价主要是指运用数理统计和运筹学方法,采用特定的指标体系,对照统一的标准,按照一定的程序,通过定量与定性对比,对特定组织一定运行时期内的效益和业绩作出客观、公正和准确的综合评判。卫生系统相当复杂,要测量其绩效,单靠一个或几个单一指标是不足的。测量绩效需要由多个指标构成的结构合理的分布均衡的指标体系,并应建立在概念框架的基础上(图 15-3)。

WHO 概念框架设计包括卫生服务的效果、效率、反应性和公平性。基于卫生系统绩效评价的理论基础,WHO 建立了“绩效指数”(performance index),测量指标主要有以下几个方面的内容:①健康状况。主要是由伤残调整期望寿命(disability-adjusted life expectancy, DALE)进行计算,比较各国居民出生时 DALE 及 60 岁时的 DALE。比较不同国家的人群健康调整期望寿命(health-adjusted life expectancy, HALE)也常用于测量人群健康和卫生系统的效果,用 2 岁以下儿童生存概率的分布评价健康不公平性。②卫生系统的反应能力。WHO 用关键知情人调查法(key informant survey, KIS)来测量其实际水平和分布。WHO 选择了部分国家对 2 000 名关键知情人(key informant)作了调查,从 7 个方面的反应能力来评价卫生系统的工作绩效。每个方面评分为 0~10 分,最后综合成一个分值。该值可以通过医疗机构调查或通过家庭调查。在关键知情人中,特别是其中 4 种弱势人群(贫困人群、妇女、老人及少数民族)在

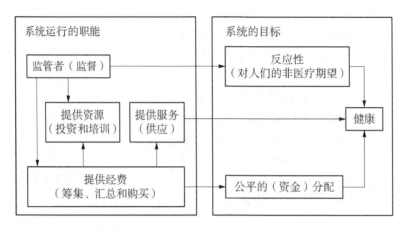

图 15-3　卫生系统的职能和目标之间的关系
（引自：2000 年世界卫生报告）

计算分值时还要乘以强度分值(intensity scores)，该值以 4 种弱势人群所在国的人口比例，最后求得一个单一的测量反应能力的数值(为 0~1)，1 代表完全平等，0 代表完全不平等。③卫生费用支出的公平性。主要体现在筹资的公正性与财务风险，这个指标包括两个含义：一是筹资的公正性，二是财务风险的保护。前者是分析家庭支出中有多少用于卫生，包括收入税、增值税、烟酒税、社会保障金、私人保险及个人支付费用用于卫生的比例。如果每个家庭通过各种支付机制所支付健康费用的总额和家庭支付能力(capacity to pay，CTP)的比值在所有家庭是相同的，且和家庭的健康状况以及使用医疗系统无关，那么卫生系统财政是公平的。这里的支付能力是指去掉食物消费后的所有家庭收入。卫生费用负担的公平性指数(fairness financial contribution，FFC)是常用于反映筹资的公平性的主要指标之一，资料来源于家庭调查、国家卫生财务信息、国民收入信息、政府预算及税收文件。FFC 在计算时特别对那些卫生费用支出较高的贫困家庭进行了权重校正。其公式如下：

$$FFC = 1 - 4 \frac{\sum_{i=1}^{n} | HFC_i - \overline{HFC} |^3}{0.125\ n}$$

式中，HFC 为某个家庭的卫生费用支出比例；$\overline{HFC}$ 为调查所有家庭的平均卫生费用支出比例；n 为总调查家庭数。结果同上，即 1 代表完全平等，0 代表完全不平等。

卫生系统的效率用现有的资源下达到系统健康目标的程度表示，也就是实际达到目标和可能达到最高目标的比值。健康目标的完成情况用概念框架 5 个部分的加权和，而卫生系统的资源使用的是人均卫生支出。教育是框架中唯一的非卫生系统健康影响因素。

三、卫生系统绩效评价结果

2000 年，WHO 对世界上 191 各国家的卫生系统绩效进行了评价。结果表明不同国家间卫生系统的绩效差异很大。即使在教育水平和收入水平相似的国家之间，健康结果的差异也很明显，拥有相似卫生资源的卫生系统，取得的卫生服务成果相去甚远。这些差距部分是由于卫生系统的绩效造成的。许多国家没有系统地监督卫生服务的质量,这造成了对卫生系统表现了解得不够,不知道卫生服务中存在的问题,以至于改善卫生系统往往是建立在意识和经验上,而不是建立在测量和分析的基础上,所以很难有效地提高和改善卫生服务质量。中国在2000年的绩效评价中的主要结果和排名见表15-4。

表 15-4　中国卫生系统绩效评价结果

评价指标	指数	排位
自我实现程度		
伤残调整期望寿命(DALE)		
水平	62.3(岁)	81
分布	0.78	101
反应性指数		
水平	5.20	88~89
分布	0.91	105
卫生筹资公平性	0.64	188
卫生系统目标实现程度	67.50	132
绩效		
健康水平的绩效	0.80	61
总的卫生系统绩效	0.48	144

(资料来源:2000年世界卫生报告)

第五节　卫生系统反应性评价

一、卫生系统反应性的概念

卫生系统反应性(responsiveness),是卫生系统的产出之一,是医疗卫生机构对个体普遍合理期望的认知和适当的反应。在卫生系统绩效的3个根本目标中,与健康和筹资公平性不同,反应性是从另外一个方面,即卫生系统在多大程度上满足了人群在卫生机构中可观察到的"非健康"方面,如尊严、保密、对服务人员选择、自己选择治疗方案、及时就诊或等候时间、就诊环境、社会支持、优质服务等普遍合理的期望,以此说明卫生系统的绩效。WHO提供了人们研究非卫生技术服务质量的一种新的思维和方法。

反应性不是指对个人期望的反应,而是对公众普遍合理期望的反应,这对评价卫生系统是非常重要的。个人期望的形成主要根据个人或社会的经历,在评价卫生系统时,由于个人对卫生系统的期望不同,穷人和社会底层人群往往期望较低,满意度较高;而富人和社会地位较高人群的期望较高,满意度较低。要克服期望的差异,对"合理"期望进行界定是非常必要的。

WHO定义的卫生系统反应性,是指卫生系统在多大程度上满足了人们对卫生系统中改善非健康方面普遍合理的期望。和传统的患者满意度中针对某一临床保健或服务质量评估不同,反应性强调了人们对整个卫生系统优劣的评价,同时强调了两点:①非健康(non-health aspects),反应性不包括公众对改善健康方面的期望,与整个评估框架中健康和筹资公平性的评估不发生重叠;②普遍合理的期望(universally legitimate expectations)。由于社会、经济环境影响的差异,不同个体、不同人群对卫生系统的期望往往是不同的。反应性评价强调是普遍合理的期望,它是公认的原则或标准。

反应性有 2 个层次,即水平和分布。水平主要是考察反应性的"质量";分布主要考察反应性在人群中的公平性。

二、卫生系统反应性的构成

反应性主要分为对人的尊重(respect for persons)和以服务对象为中心(client orientation)两大部分的 7 个方面。

(一) 对个人的尊重

自从 1948 年联合国发表《人权宣言》以来,人们对人权越来越重视,卫生系统涉及伦理的讨论也越来越多,对人尊重的提出正是出于这方面的考虑。在 WHO《2000 年世界卫生报告》中提出了 3 个部分:尊严(dignity)、保密性(confidentiality)和自主性(autonomy)。

1. 尊严 是指患者在治疗和咨询过程中应受到尊重;在体检或治疗时,患者的身体隐私应受到保护,患者有权要求避开他人甚至医生;保护麻风病、肺结核和艾滋病等传染病患者的人权,如允许他们在一定条件下进行自由活动和交往。伴随着物质生活水平的提高,人们的精神需求逐步上升,反映在卫生服务上,人们对卫生服务的需求也由医疗需求为重点转向了开始追求非医疗需求方面的内容。医患双方是平等的,都有独立的人格,患者在接受卫生服务时理应受到尊重,这体现了患者的基本人权。

2. 保密性 患者信息有获得保密的权利。一个医生必须绝对保守患者的隐私,无论这些隐私是患者自己告知的,还是患者所见到、听到或意识到的。这符合患者利益是医疗卫生服务最高宗旨的观点,患者接受医疗服务的情况包括病史、转归、结局以及治疗决定等应受到保密。当患者与医务人员进行交谈时,他们的交谈应受到保密,不应让其他人听到或知道。医患交流有时不单独作为卫生系统反应性的一个因素,而是涵盖在患者尊严的内容之中,但目前多倾向于将其单独列为卫生系统反应性的一个因素。

3. 自主性 虽然关于患者自主权的合理范围和程度目前尚有许多争议,但是患者有自主参与治疗决定的权利。卫生服务的提供者在对患者实施检查治疗前,应尽可能地向患者提供几个可供选择的方案,告知每个方案的利弊并提出建议,以便患者就疾病和健康问题作出合乎情理和自身价值的选择;在执行任何治疗或检验前,卫生服务提供者应征得患者的同意,而患者有权拒绝他认为不合适的方案。

2001 年,WHO 测量反应性的量表对人的尊重部分中又增加了一个部分:交流(communication),即医护人员应该认真倾听患者诉说,耐心向患者解释,使患者能够理解;还要让患者有时间提问,医护人员尽量地回答,让患者满意。

(二) 以服务对象为中心

以服务对象为中心(client orientation)主要来自微观经济学的"以消费者为中心"(customer orientation),主要分为 4 个部分:及时关注(prompt attention)、社会支持网络的可及性(social support network)、基础设施的质量(quality of basic amenities)和选择卫生服务提供者

(choice of providers)。

1. 及时关注　病人应得到及时诊治。健康是一种基本人权,卫生体系应当为患者提供及时诊治的条件,以使患者尽快恢复健康,同时患者因为知道自己会得到及时诊治而获得一种良好的心境。因此,WHO 认为卫生体系应该做到,从患者住宅到卫生保健机构的地理距离应该缩短,达到不需花费太长时间;急诊服务应该及时;患者有权在合理的时间内获得诊治,包括非急诊治疗和手术,所以候诊时间要短;患者在医疗机构等候咨询和检验检查的时间不应太长。

2. 社会支持网络　治疗过程中患者应该得到社会支持。患者作为一个完整的人,不仅是生物人,更是社会人,当其处于疾病状态时,对家庭、亲戚、朋友的心理依赖性增大,渴望在感情上得到更多的理解和关注,在生活上得到更多的照顾和帮助。良好的社会支持网络有助于缓解患者的紧张情绪和精神压力。因此,医疗机构应该允许患者亲戚、朋友的探视,允许亲戚、朋友提供食物或其他礼品,允许患者在不妨碍医院活动和其他患者情绪的基础上自由地进行宗教活动。

3. 基本设施质量　基本环境设施应该舒适整洁。良好的医疗环境有利于促进患者的身心健康,因此医疗卫生机构应该具备清洁的环境、足够的家具、卫生营养的食品、良好的通风条件、清洁的饮用水、清洁的厕所、干净的被褥,以及医疗卫生机构建筑和设施的维护。

4. 服务提供者的选择　患者有权根据自己的需要和特定情况选择合适的卫生机构和卫生服务提供者。给患者自由选择的权利,既尊重了患者,体现了"以患者为中心"的原则,又有助于改变医务人员的垄断地位,在卫生机构和卫生服务提供者之间形成竞争。因此,卫生服务的消费者有权自主选择医疗卫生机构,有权选择卫生服务提供者。如果发生严重的或慢性的疾病,或者急症,可以对卫生服务提供者进行二次选择;患者有选择专家的权利。

三、卫生系统反应性的评价

WHO 把卫生系统反应性的测量作为改善卫生系统绩效的目标之一,主要策略包括: ①提供清晰的卫生系统反应性概念; ②准确测量卫生系统反应性; ③尽量降低测量卫生系统反应性的成本和负担; ④卫生系统反应性测量与卫生系统的改善相结合。

1999 年,WHO 在 3 个国家(坦桑尼亚、哥伦比亚和菲律宾)开展了首次的家庭入户调查。问卷包括了 6 个反应性维度:尊严、自主性、保密性、及时关注、基本设施质量和选择卫生服务提供者。1999 年,WHO 还在 35 个国家开展了关键知情人调查。问卷包括了 7 个反应性维度:尊严、自主性、保密性、及时关注、社会支持网络的可及、基础设施的质量,以及卫生服务提供者的选择。调查采用面对面询问、电话和自我填答的方式。

2000 年,WHO 再次实施了多个国家的关于健康和卫生系统反应性的家庭问卷调查。这次调查也是面对面的家庭入户调查,并采用了比 1999 年更长的问卷,包括了 8 个维度(尊严、自主性、保密性、通畅交流、及时关注、社会支持网络的可及、基本设置的质量和卫生服务提供者的选择)。这次调查在 8 个国家开展(中国、哥伦比亚、埃及、格鲁吉亚、印度、尼日利亚、斯洛伐克,以及土耳其)。利用最新的版本,WHO 在 2000 年底和 2001 年发起了针对 60 个不同国家的卫生系统反应性的多国调查研究(multi—country survey study on health and health system's responsiveness, MCSS),采用了多种调查方式,包括 13 个详版的面对面调查、27 个简版的面对面调查、28 个邮件调查和 2 个电话调查。详版的问卷有 126 个反应性问题的条目,其他的问卷有 87 个条目,涵盖了以上的 8 个反应性维度。

2001年5月,中国在23个省、自治区、直辖市分别进行了一次性卫生系统反应性关键知情人调查。WHO提供统一调查问卷,由复旦大学公共卫生学院将调查表翻译成中文,卫生部卫生统计信息中心组织实施。结果显示:中国医疗卫生系统的反应性状况不容乐观,有待提高。从对患者"尊重"的角度来说,做得相对较好的是"维护患者尊严"和"对患者情况保密",相对较差的是"患者的自主性选择"和"与患者沟通"。从"以患者为中心"的角度来说,做得相对较好的是"社会支持",做得最不好的是"患者就医环境"。从被考察的8个方面来看,不管是哪一种都还有较大的空间可以改善,离人民群众的普遍期望还是有一定的差距。

（一）主要调查方法

在测量工具开发上,WHO反应性测量采取了灵活的数据收集策略和多种调查相结合的方式。主要有4种量表,即关键知情人调查KIS、家庭调查(household survey)、信访(postal survey)及其他调查,并对各种调查表进行交叉验证。使用多种测量工具的目的是在提高测量工具的信度和效度,同时了解在测量反应性时社会经济、文化差异对卫生系统反应性的影响。

（二）关键知情人调查

关键知情人调查是卫生系统反应性测量的主要方法之一。尽管家庭入户调查是反应性的评估更为可靠的方法,但是用得最多成本效果最好的还是KIS问卷。

1. 关键知情人的选择要求　　KIS问卷中的关键知情人确定为各级与卫生系统相关行业的对卫生系统有一定程度了解的不同层次的领导、专家、学者、工作者,如卫生行政人员、医生、医疗保险组织、大学和研究所研究人员等。另外还有很重要的一个人群是卫生服务利用者,他们是卫生系统的知情者,因此在对其进行调查时他们对被调查问题的感受性最强。

2. KIS问卷调查的内容　　主要为7个部分:①被调查者的社会背景情况,主包括国籍、居住城市、性别、年龄、文化水平、工作环境、健康保险情况、就医情况等;②被调查者个人整体健康情况;③患者的卫生服务利用情况;④卫生系统反应性调查;⑤针对住院病人的调查;⑥从整体人群的角度,而不是个人的角度来对公立和私立医疗卫生机构的评估;⑦假设情景调查(vignettes survey)。该部分主要是为了调整期望值对反应性的潜在影响。要求被调查者针对各个不同的假设情景进行评价,然后根据得出的评价结果进行分析。

3. KIS问卷条目的设置　　反应性的水平:①用likert量化法分4个等级(即总是、经常、有时、从不)对8个部分进行评价;②对反应性的8个部分(按照0~10的分值标准,0分为最差,10分为最好)分别打分;③再对反应性的总体水平打分;④对各部分根据其重要性打分。反应性的分布列出卫生系统反应性差的弱势人群(如穷人、妇女、老人等)并估计弱势人群在整个人群中所占比例。问卷的问题还包括应答者基本情况性别、年龄、工作单位及对本研究的意见和建议等。

（三）评价方法

1. 反应性水平的评价方法　　在考虑了不同国家、地区和人群的社会、经济等多种因素的基础上,WHO对反应性的各部分权重进行了设定(表15-5)。最后综合被调查者对反应性的8个方面的打分,取其平均分,运用WHO给出的反应性的8个组成部分的权重标准,进行加权求和,即公式 $\mathrm{Re}sp\sum\limits_{i=1}^{8}W_iS_i$。

表 15-5　反应性的 8 个维度及其权重

维度	对人的尊重				以服务对象为中心			
	尊严	保密性	自主性	交流	及时性	选择性	基础设施质量	社会支持
权重	0.125	0.125	0.125	0.125	0.2	0.15	0.1	0.05

　　式中,s 和 w 分别代表反应性各个组成部分相应的得分和权重,最终得出反应性的总体水平。反应性水平的取值范围为 0~10,越接近 0 表明水平越低,越接近 10 水平越高。

　　2. 反应性分布的评价方法　WHO 采用反应性不平等指数来测量反应性分布,指数形式为个体-均数差异(individual-mean difference, IMD),即

$$IMD(\alpha、\beta) = \frac{\sum_{i=1}^{n} | y_i - \mu |^{\alpha}}{n\mu^{\beta}}$$

　　式中,y_i 代表每个评价对象的反应性得分;μ 代表样本调查人群反应性均数;n 为样本含量。

　　通过 KIS 问卷调查,利用关键知情人的强度分数和弱势人群(如穷人、妇女、老人等)在整个人群中所占的比例计算出反应性不平等指数,估计弱势人群在整个人群中所占比例。其取值范围为 0~1,越接近 0 越不平等,越接近 1 越平等。

(刘　爽　冯学山　王　伟　陆　慧)

参 考 文 献

[1] 梁万年. 卫生事业管理学. 北京：人民卫生出版社,2003.

[2] 江芹,胡善联,刘宝,等. 卫生系统反应性的概念与测量. 卫生经济研究,2001,18(7):9 -12.

[3] 任莤. 卫生系统绩效评估及其思考. 医学与哲学,2001,22(4):19 -22.

[4] 马晓静,王小万. 国际卫生服务系统绩效评价框架与趋势比较研究. 中国卫生政策研究,2009,2(7):52 -57.

[5] WHO. The World health report 2000. Health systems：improving performance. Geneva：WHO, 2000.

[6] WHO. Responsiveness surveys and questionnaires. http://www. who. int/responsiveness/surveys/en/.

[7] Amala de Silva. A framework for measuring responsiveness. Global programme on evidence for health policy discussion paper series：No. 32. Geneva：WHO, 2000.

[8] Murray CJL, Evans DB. Health systems performance assessment：debates, methods and empiricism. Geneva：WHO, 2003.

[9] Smith PC. Measuring health system performance. Eur J Health Econom, 2002,(3):145 -148.

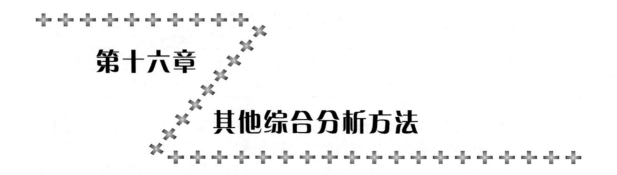

第十六章

其他综合分析方法

第一节 文 献 研 究

一、概述

文献研究是通过收集、鉴别、整理和综合分析文献资料,形成对事实的科学认识,最终达到研究目的的一种研究方法。由于它与研究对象没有直接接触,因此它属于非接触性的研究方法。

文献研究一般包括对历史文献进行研究,对统计资料文献进行整理和二次再分析,对文字资料的信息内容进行定性或量化分析,对文献进行各类综述等。

文献研究应用很广,从广义上讲,任何研究都离不开文献,只是使用文献资料的程度和范围不同而已。它既可以作为一种独立的研究方法来使用,同时也可能只是作为一种辅助的研究方法来使用。常见的两种应用情形如下。

一是某些研究主要就是通过文献研究来完成的,通过研究文献,从文献资料中获得新证据,找到新视角,发现新问题,提出新观点,形成新认识。甚至有时对于一些因各种原因无法直接接触到观察对象的研究,或研究的时间跨度很大,从古至今的纵向研究,文献研究可能是唯一可行的方法。

二是文献研究在整个研究中作为辅助性的研究方法之一。一般来说,科学研究都离不开文献研究,没有继承和借鉴,科学不能得到迅速的发展。研究文献,可以了解有关的科研动态、前沿进展;了解前辈已取得的成果,可以从前人的研究中获得某种启示,少走弯路,减少盲目性;可以利用前辈的权威观点为自己佐证,使自己的研究增强说服力;还可以从别人的研究中发现问题和不足,引起新的研究和讨论,从而纠正别人的错误,提出自己创新的观点。从科学研究的全过程来看,准备阶段和进行过程中都需要文献研究。

二、文献的定义和分类

所谓文献,即为已发表过的或虽未发表但已被整理、报道过的那些记录有知识的一切载体。这里载体不仅包括图书、期刊、学位论文、科学报告、档案等电子或纸质印刷品,也包括有实物形态在内的各种材料。根据不同的标准,文献有不同种分类。

1. 根据信息加工程度的不同分类

(1) 零次文献:即曾经历过特别事件或行为的人撰写的目击描述或使用其他方式的实况纪录,是未经发表和有意识处理的最原始的资料;也可视为第一手文献,包括未发表的书信、手稿、草稿和各种原始记录。

(2) 一次文献:即直接记载研究的新成果、新知识、新技术的文献,如论文、研究报告、专利等。

(3) 二次文献:是指对一次文献进行分类、编目、标引等加工而成的文献,如书目、索引、文摘等。

(4) 三次文献:是指利用二次文献并选用一次文献的内容加以分析、综合而重新组织的文献,如专题述评、学科年度总结等。此类文献不同于一次文献的原始性,也不同于二次文献的客观报道性,它具有主观综合性。

2. 根据信息的不同载体类型分类　印刷版、电子版、音像版等。

3. 根据信息不同的流通范围分类　公开、内部、机密。

4. 根据信息的不同记录形式分类

(1) 文字文献:采用文字形式来记载资料的文献,包括期刊、书籍、档案、个人文献(书信、自传、回忆录、日记、讲稿)等。

(2) 非文字文献:一部分是造型艺术作品,如绘画、版画、雕塑等;另一部分是电影、电视、录像、幻灯片、照片、唱片等文献。

三、文献研究的优缺点

(一) 主要优点

(1) 文献研究没有时间和空间的限制,可以对无法接触的对象进行研究。通过古今中外文献,对那些遥不可及或者已成为历史的人、事、物进行研究。这一优点是其他研究方法不可能具有的。

(2) 文献研究由于不需要与研究对象直接接触,避免了研究对象的各种人为反应性对研究的干扰,从而不会导致研究对象提供信息的失真,因此,只要收集的文献是真实的,文献研究具有相对客观性。当然,研究对象的相对客观性不能成为否认研究主体在研究过程中的主观偏见的理由,但只要不人为破坏,收集文献资料活动本身并不会造成研究的失真。

(3) 文献研究与实证研究比较起来,收集资料效率高,相对经济省时,研究资料获取成本相对较低。它受外界制约相对较少,只要收集到必要文献就可以随时随地进行研究,即使出现了错误,还可通过再次研究进行弥补,因而其资料获取风险性较小,安全系数较高。

(二) 主要缺点

(1) 倾向性的影响:任何文献的写作都有特定的目的,如果原初文献的写作目的和对文献进行研究的目的是完全一致的,那么就不会发生目的倾向性矛盾。但这种完全一致的情况的概率是非常小的。初始文献中所反映的原作者的兴趣、立场、意图或目的的倾向性,会在不同程度上影响研究者对研究对象的理解。

(2)选择性和记录偏差的影响:由于文献的发表和保存具有选择性,并不是所有的信息内容都会被发表和保存下来,并不是所有的文献记录都是完全正确的,这种对于研究者而言无法控制的先在的文献选择性和记录偏差,常常使得研究对象的范围具有局限性。

(3)信息有限性的影响:尽管文献相对于其他资料而言,具有知识的共享性,但这种共享性也不是绝对共享的,有些资料是难以获得,这就给文献研究带来影响。

四、文献研究的过程

文献研究的过程一般包括研究设计、收集文献、整理文献、综合分析文献和形成各类文献综述。

(一) 文献研究的设计阶段

首先是确立文献研究的目的和问题,目的和问题的差异性直接决定着文献收集、文献整理、文献分析等其他环节。因此,文献研究法首先是确定研究目的和问题。它也影响到文献研究法是作为独立的研究方法,还是辅助性的研究方法。

在这个过程中需分析研究课题,了解有关背景资料,确定所要查找的主题和文献范围。应了解课题的历史和现状,清楚文献检索提示的意义,需要的是某专题的全部文献还是部分文献,是文献的部分内容还是有关数据和事实。

(二) 文献研究的收集阶段

根据文献研究的设计,要进一步确定文献的检索范围,包括课题的主要学科及相关学科,课题主要分布在哪些文献中,文献的年限是近期的还是若干年以前的或某一年的,文献是中文还是英文、日文或其他语种。

然后,要选定检索工具,确定检索途径。通常包括网络查询,利用百度、Google 等网络学术搜索引擎搜集信息,当然同时要注意信息的可靠性;图书馆查询,利用图书馆馆藏的纸质或电子资源查找;向相关专家咨询,由他们给出建议进行查找。

具体的检索方法包括顺查法,从课题相关内容的研究开始的时间为起点,逐步推进到当前新出版的文献;逆查法,从当前的文献逐年回溯过去的文献,直到满足需要为止;抽查法,选择某课题领域发展迅速、研究成果较多的时期进行重点检索,节省时间,但容易漏检;追溯法,利用手头的文献所附的引文注释和参考文献目录作为线索,逐一追查原文,再从这些原文所附的参考文献目录逐一扩展。

(三) 文献整理阶段

首次获取的文献,相当于初级原料,必须进行处理之后才能投入使用,为文献研究后期的文献综合分析以及综述的写作提供资源。文献的筛选整理可依从针对性、可靠性、时间性、典型性、全面系统性、条理性的原则。

针对性,即指整理过的文献直接与研究内容和研究主旨具有理论和逻辑上的相关性。可靠性,即指最好选择原始文献或来源于权威部门。时间性,是指一般尽量选择最新出版或发表的资料。典型性,即为保留那些质量高、作用大的典型资料,去掉重复、过时的资料。全面系统性,即为文献整理要按照某一逻辑来进行,文献之间要具有一定的逻辑关系,或者是递进的关系,或者是相反的关系等,从而可以整理为一个整体,力求收集与课题相关的各方面资料。不但要收集和自己观点一致的材料,也要收集和自己观点不一致的资料,做到全面占有资料。条理性,即按照一定的时空或人物时序来进行整理,使得文献具有条理性,而不是杂乱无章。

整理阶段首先可对文献进行分类阅读与摘录。查找到的文献首先要浏览一下,然后再分类阅读。有时也可边收集边阅读,根据阅读中发现的线索再跟踪收集和阅读。资料应通读、细读、精读,这是文献综合分析和撰写综述的重要步骤。阅读中要分析文章的主要依据,明晰文章的主要论点,分类摘录每篇文章的主要内容,包括技术方法、重要数据、主要结果和讨论要点。

然后对资料进行加工整理。对阅读过的资料必须进行加工处理,对摘录笔记进行整理,分类编排,使之系列化、条理化,力争做到论点鲜明而又有确切依据,阐述层次清晰而合乎逻辑。分类整理好的资料,为进行科学的分析做好准备。

（四）文献综合分析阶段

文献综合分析包括对文献的量化分析和质性分析。

1. 文献的量化分析

（1）文献的计量初分析:主要是在对文献搜索过程中按照不同的搜索标准所得出的文献数量进行统计,或在进行分类基础上对特定类型的文献数量进行统计,或在粗读的基础上对文章的关键词的出现频率进行统计等,从而为研究者在面上了解该问题的既有成果和研究程度提供直观认识。

（2）文献数据的定量荟萃分析:又称 meta 分析,它是一种对不同研究结果进行收集、合并及统计分析的方法,它的主要目的是将以往的研究结果更为客观的综合反映出来。

（3）二次分析:也称为次级分析,即对二手资料的分析,主要是对他人收集的统计资料进行统计再分析。

2. 文献质性分析　可采用逻辑分析、归纳分析、比较分析、系统分析,以及定性系统综述中定性文献的荟萃分析等方法对文献资料内容进行整理与综合评价。

3. 内容分析法　也可用于对文献内容进行客观的、系统的、定量或定性的描述和分析,它原来应用于大众传播研究中,目前常用于很多社科领域的文献综合分析中。在进行内容分析时,研究者需排除个人主观影响,将所有的有关材料看成一个有机的整体,对材料进行全面系统的研究,用数学统计方法,对所研究的材料进行量的分析。

（五）形成文献综述阶段

1. 文献综述的内涵　文献综述是文献综合评述的简称,是指在全面收集有关文献资料的基础上,经过归纳整理、分析鉴别,对一定时期内某个学科或专题的研究成果和进展进行系统全面的叙述和评论。

它包括“综”和“述”两个方面。“综”即综合,要求对文献资料进行综合分析、归纳整理,使资料更精练明确,更有逻辑层次。“述”即评述,就是要求对综合整理后的文献进行比较专门的、全面的、深入的、系统的评价和叙述。

2. 文献综述的特征和意义

（1）文献综述的特征:依据对过去和现在研究成果的深入分析,指出目前的水平、动态、应当解决的问题和未来的发展方向,提出自己的观点、意见和建议。对于具体研究而言,一个成功的文献综述,能够以其严密的分析评价和有根据的趋势预测,为新研究的确立提供了强有力的支持和论证。在某种意义上,它起到总结过去、指导提出新研究和推动理论与实践新发展的作用。

(2)文献综述的意义:文献综述具有内容浓缩化、集中化和系统化的特点,可以节省研究者阅读专业文献资料的时间和精力,帮助他们迅速地了解到有关专题的历史、进展、存在问题。

3. 文献综述的类型

(1)按照综述长短分类:可以粗略分成小综述和大综述。

1)小综述:有字数及引用文献数的限制,内容短小,一般只包括最近几年的研究进展,受到一些杂志的青睐。小综述一般不会列出一些进展的细节。

2)大综述:比较自由,可能会包括一些研究进展的细节,同时也会列出一系列文献,让有兴趣的读者进一步阅读。

(2)按照综述内容分类:传统的叙述性综述及定性或定量的系统综述。叙述性综述是对收集的文献资料,主要采用定性分析的方法,对文献的研究目的、方法、结果、结论和观点等进行分析和评价,用作者自己的判断和观点,整理综合成文。系统综述是以问题为基础,系统收集所有已发表和未发表的文献资料,采用公认严格的文献评价标准,筛选出符合质量标准的文献资料,采用定量或定性的荟萃合成方法,得出综合可靠的研究结论。

4. 文献综述撰写的注意事项

(1)搜集文献应尽量全:掌握全面、大量的文献资料是写好综述的前提,一般来说,至少要求是最近 3~5 年的文章,直接引用的文献数量至少在 30 篇以上,否则很难写出好综述。

(2)引用文献的代表性、可靠性和科学性:在搜集到的文献中可能出现观点雷同,有的文献在可靠性及科学性方面存在着差异,因此在引用文献时应注意选用代表性、可靠性和科学性较好的文献。

(3)引用文献应忠实文献内容:文献综述是一种信息加工,由于综述作者有自己的评论分析,因此在撰写时应分清作者的观点和文献的内容,不能篡改文献的内容。

(4)文献综述应该有综有述:综述是对文献进行综合分析后,重新组织写出来的文章,因此,不是文献内容的简单罗列、堆积,更不能大段抄录或翻译,而应该用自己的语言表达出来,并应条理化、系统化。

(5)参考文献不能省略:文献综述绝对不能省略参考文献,而且应是文中引用过的、能反映主题全貌的、作者阅读过的文献资料。

(王　伟)

第二节　SWOT 分析

一、SWOT 分析概述

SWOT 分析,是战略分析的常用工具,也被称为态势分析,是由"优势(strengthening)"、"劣势(weakness)"、"机会(opportunity)"和"风险或威胁(threats)"这 4 个英语单词的首字母组成,称"优势、劣势、机会、风险分析"。通过评价组织的优势、劣势以及竞争市场上的机会、威胁,用以在制定组织的发展战略前对组织进行深入全面的分析及竞争优势的定位。SWOT 分析是通过访问、思考后形成的一种研究方法。

学术界对 SWOT 分析的起源认知并不确定,一些学者将 SWOT 的出现归功于哈佛商学院,而另一些学者则将其归功于斯坦福大学。SWOT 分析是矩阵分析方法的一种,主要应用在社会发展项目的动员阶段,即发展目标制定、发展途径选择和发展内容界定等。具体方法是以一个矩阵表为框架,分析组织发展面临的内部外部条件,以及可控和不可控因素,为制定组织发展计划和行动方案提供分析依据。在公共卫生项目的立项阶段同样适用此种方法。

二、SWOT 分析步骤

1. 确定分析问题的范畴　可以广泛用于管理机构,社区资源利用现状、产业发展、疾病控制项目确定、人力资源发展现状,以及动员社区群众参与卫生项目等领域。

2. 列举分析主体的优势、劣势、机会和风险(威胁)四大因素

(1) 优势(S):机构、团体和个人在发展过程中拥有的内部有利条件。

(2) 劣势(W):机构、团体和个人在发展过程中拥有的内部不利因素。

(3) 机会(O):机构、团体和个人在发展过程中面临优势和劣势相互作用发生变革的可能性。

(4) 风险或威胁(T):机构、团体和个人在发展过程中可能会面临的外部不利因素,在发展过程中有些因素可以规避消除,有些则难以控制预测,如自然灾害等。风险分析对项目设计有重要作用。

3. 构造 SWOT 分析矩阵,选择合适的战略　矩阵分析是采用集思广益方式分析对比主题的优势与劣势,从对比分析中确定项目发展的潜力和可能性,针对机会和潜力分析,使潜力转变成发展现实的可能性(图 16-1)。

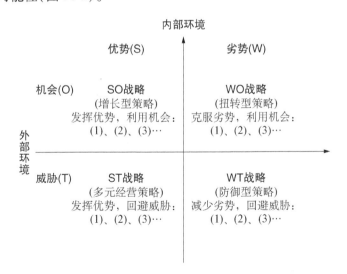

图 16-1　SWOT 矩阵分析

(图片参考:①郭松克. 企业战略管理. 广州:华南理工大学出版社,2016. ②曾萍,谢秀娥,林闽. 市场营销策划. 北京:航空工业出版社,2012.)

矩阵两两组合产生的 4 种战略,其具体意义分别如下。

SO(优势-机会)战略。发挥机构、团体和个人的优势去把握机会。

ST(优势-威胁)战略。利用机构、团体和个人优势来应对外部威胁。

WO(劣势-机会)战略。利用机构、团体和个人的外部机会来弥补劣势。

WT(劣势-威胁)战略。通过弥补机构、团体和个人劣势来应对威胁。

三、SWOT 分析的优缺点

1. 优点

(1) SWOT 分析为小组讨论提供一个框架,使分析具有较好的针对性和系统性,将有利、不利、可能潜力和风险制约的因素置于同一框架,克服了项目规划中项目目标与实施方案分离的缺陷。

(2) 方法具有较强的直观表达效果,在同一平面内同时分析与一个领域有关的逻辑上互相关联的因素,利于权衡比较。

(3) SWOT 是利于项目设计和运作现状分析的有效手段,有很强的针对性和灵活性,可作为项目决策和管理运作的工具。

2. 缺点 费时,对参与人员有较高的技术要求;用于项目规划时的发展目标分析,需要完善的管理知识支持。

四、SWOT 分析应用的注意事项

在 SWOT 分析过程中,针对机构、团体和个人的优势、劣势、机会和风险(威胁)四大因素,确定什么是关键的内外部因素至关重要。对关键因素的确定,要求决策者拥有良好的判断力,而良好的判断不仅需要相应的知识、经验,也需要理性思维能力和非理性的直觉能力。

中国学者潘传德曾提出在医疗服务领域运用 SWOT 分析需要关注 5 点注意事项,这 5 点注意事项值得我们借鉴:①避免绝对化地划分医疗机构内外部因素,应结合医疗机构实际情况,具体问题具体分析;②应避免孤立地评价医疗机构组织的内外部因素,对内部优、劣势的评价是相对于外部因素而言,对外部机会和威胁的判断需要视内部条件而定;③避免静态评价医疗机构的内外部因素,因为内外部因素会不断变化且相互影响;④应避免决策者个人评价偏好的影响;⑤避免一劳永逸,应强化信息反馈并及时调整经营战略。

五、案例

(一) 简介

随着人口老龄化,以及疾病谱的改变,因慢性病及衰老而临终的患者越来越多。临终关怀是通过早期识别、准确评估,以及对疼痛和其他问题完善的处理等来预防和缓解患者的痛苦,从而提高临终患者的生活质量,提升患者家属处理威胁生命疾病相关问题能力的一种照护方法。居家临终关怀是指临终关怀的地点在家中,社区医护人员定期家访,由家属、护工或者志愿者进行照护,使临终者在家中平静地度过生命的最后阶段。临终关怀,尤其是居家临终关怀服务在提高临终患者生活质量方面显得尤为重要。作者通过全面查阅国内外相关文献,采用

SWOT 分析法对中国居家临终关怀服务发展的优劣势以及面临的机会和挑战进行了分析。

（二）SWOT 分析步骤

1. 确定分析问题的范畴 中国居家临终关怀服务。

2. 列举分析主体的优势、劣势、机会和威胁的四大因素

（1）优势（S）

1）减轻家庭经济负担,节约医疗资源:居家临终关怀主要由家属在家中进行照护,与住院临终关怀相比,费用较低。同时,居家临终关怀通过建立家庭病床,节约了医疗机构的大量资源。

2）提高临终者生活质量:从临终者的情感角度出发,大部分临终者更想要在熟悉温暖的家中走完生命的最后一程;与医院环境相比,温馨舒适的家庭环境更利于提高临终者的生活质量;在家中也方便亲戚邻里走动聊天,在熟悉的地方与熟悉的人聊聊家常,会使临终者内心更舒坦。

（2）劣势和缺陷（W）

1）传统观念的影响:受传统生死观与传统孝道的束缚,父母哪怕身患绝症,子女也要寻求积极的治疗,否则就会被认为"不孝"。这种传统的孝道与临终关怀的理念相违背,也忽视了老人的生理和心理的需求,降低了老人的生命质量。

2）照护者能力不足:①社区医护人员缺乏规范化的临终关怀教育培训。目前中国大多数的医学院校和医疗机构还未开展规范化的课程及培训,临终关怀相关知识与技能的普及还比较薄弱。②照护的家属缺乏知识和专业支持。居家临终关怀服务中一个很重要的角色就是陪伴在临终者身旁对其进行照护的家属。但是,目前中国居家临终关怀的家庭中很多照护者不知道该如何去照护临终者,减少其痛苦,满足其生理和心理的需求。③社会志愿者欠缺临终关怀相关知识和技能。目前中国居家临终关怀志愿者团队主要是由在校学生和部分社会人士组成,这些志愿者大多满怀激情,但是很多人都没有参加过专门的临终关怀知识教育和技能培训。

3）配套制度不健全:①居家临终关怀相关服务缺乏相应的定价机制。目前,中国居家临终关怀服务没有合理的价格制定,如心理治疗、哀伤辅导等都没有单独的项目收费。②缺乏医疗保险制度保障。目前,中国还未将居家临终关怀服务纳入医保报销范围,未能减轻临终者家庭的经济负担,一定程度上阻碍了临终关怀事业的推广。③缺乏法律法规保障。如果患者在舒缓治疗的过程中发生了意外死亡或者受伤等情况,缺乏明确的法律法规来界定医护人员与患者家属的医疗事故的责任等,一定程度上不利于居家临终关怀的发展。

（3）机会（O）

1）老龄化与疾病谱的改变增加了需求:中国老龄化日益加深,疾病谱也转变成以慢性非传染性疾病为主。预计到 21 世纪中叶,中国老年人口将达到 4.5 亿人,占总人口的 35%。在这些老年人口中,临终患者及常年需要治疗的慢性病患者数量占了一半左右。《2014 年世界癌症报告》显示,中国每年约有 307 万人新患癌症,约有 20 万人死于癌症。大量的老年人和晚期癌症患者的出现为居家临终关怀在中国的发展提供了一个非常好的机会。

2）观念和认识的转变促进了利用:随着社会的发展与进步,人们的观念和认识也在逐步

转变中,除了没有疾病、增加健康这些提高"生"的质量的要求之外,人们开始关注"死"的尊严以及临终者的精神需求。与此同时,政府开始加强对于临终关怀的宣传,人们开始慢慢接触到临终关怀,了解临终关怀的具体内容,观念逐渐发生改变。

3)社区卫生服务和家庭医生制度的发展提供了平台:家庭医生在提供居家临终关怀服务中扮演着非常重要的角色,因为他们是居民最近、最容易获得帮助的卫生人力,大多数家庭对于自己的家庭医生比较了解,家庭医生对于这些家庭的健康状况也比较熟悉。社区卫生服务和家庭医生制度的发展,将给居家临终关怀服务提供质量高、可及性强的卫生人力资源。

(4)风险和制约(T)

1)空巢老人问题加剧:目前中国空巢老人问题逐渐突显,在这种情况之下,选择谁作为提供居家临终关怀服务的家庭照护者难以确定。

2)劳动力成本上涨:2012年国民经济和社会发展统计公报显示,2012年中国劳动年龄人口数量首次出现下降,15~59岁人口比上一年减少345万人,占总人口的比重为69.2%。截至2015年末,劳动年龄人口91 096万人,占总人口的比例为66.3%,这直接导致中国的劳动力成本急剧上涨。居家临终关怀往往需要照护者能够24小时在患者身边提供服务,其对于劳动力价格的变化更加敏感,无论是子女还是护工作为照护者,不断上涨的人力成本都使得很多家庭难以承担。

3)医患关系紧张:近些年来,中国医患关系越来越紧张。以前还有很多医疗机构会为行动不便的患者提供上门服务,但是现在却越来越少,机构害怕发生医疗纠纷。当服务过程出现问题,如果在机构内发生,还能够按照既定的流程和程序处理;如果是发生在患者家中,界定责任往往较困难,因为目前国内还没有相关的法律、法规来界定这些纠纷或事故。所以,紧张的医患关系对于居家临终关怀的开展是一个比较大的威胁。

3. 构造SWOT分析矩阵,选择合适的战略 针对该案例的SWOT分析矩阵见图16-2。

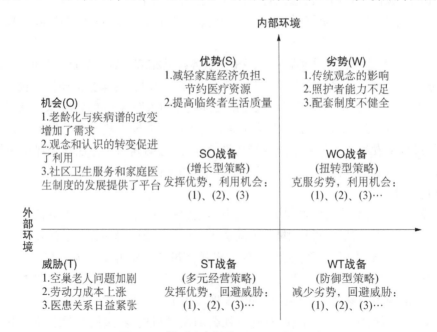

图16-2 针对该案例的SWOT分析矩阵

针对中国居家临终关怀服务的 SWOT 分析,作者提出了相应的建议:①加强死亡教育,改变传统观念;②提升医护人员临终关怀服务专业技能;③加强患者家属相关知识技能的培训;④完善居家临终关怀相关政策保障,并充分利用中国居家临终关怀服务发展的优势,把握机会,制定发展的最优战略。

(李星星　严　非)

第三节　利益相关者分析

利益相关者(stakeholder)通常指和一个项目有关的各方人员,可以是个人、群体或机构。这些人员或机构和项目有着机构性的利益关系,包括获利者、失利者,以及参与或被排除于决策过程的人。利益相关者的理论关键是,任何组织和事件的发展都离不开利益相关者的投入和参与;组织追求的是利益相关者的整体利益,而不仅仅是某些主体的利益;某些利益相关者所处的地位非常有利,且又能削弱决策者的自主权,影响决策的方向。利益相关者与组织的生存和发展密切相关,他们为组织发展分担风险,付出代价,组织发展受其利益相关者的监督。

利益相关者的分类有多种方式,其中一种分类是将利益相关者分为主要利益相关者和次要利益相关者两类。主要利益相关者是指受项目影响最大或项目直接影响的群体。影响可以是正面的,也可是负面的。次要利益相关者是指涉及项目执行的人群和机构,如项目管理者、卫生机构、服务提供者等和项目有关的群体,或受到项目正面的和负面的影响。另一种分类则只强调关键利益相关者或主要利益相关者。其中,关键利益相关者是指对项目有明显影响或对项目的成功很重要的利益相关者,他们的问题、需要或需求是项目的优先领域。

米切尔评分法(Mitchell score-based approach)是目前常用的具有代表性的用于确定利益相关者类型的方法。该方法是由米切尔、伍德等学者于 1997 年共同提出的,用于界定利益相关者分类的一种评价方法。基于该方法的理论,利益相关者的分类依据于 3 个方面的属性:权力性(power)、合法性(legitimacy)、紧迫性(urgency)。其中,权力性是指该群体是否具有影响组织决策的重要性和地位,是否具有运用资源的能力和对应的手段;合法性是指该群体是否从法律角度、道德角度对组织有一定的索取权;紧迫性是指该群体的要求、需求是否立刻得到了组织的关注、回应。同时满足上述 3 种属性的利益相关者被称为确定的利益相关者;满足 3 种属性中的任意两种的利益相关者被细分为预期的利益相关者;最后,仅满足其中一种属性的利益相关者被称为潜在的利益相关者。

一、利益相关者分析方法

(一) 什么是利益相关者分析

利益相关者分析(stakeholder analysis)是政策分析的一种方法,它以关注权力分配和利益集团在决策和政策过程中起重要作用的政策科学家的早期工作为基础,参考了 20 世纪 70~80 年代组织和管理学的文献内容。其中,政策行为者不仅被视为利益集团,也被视为政策舞台上的积极或被动的参与者,同时受到政策的影响。利益相关者分析从政策科学的角度出发,提供了有助于分析利益和影响的概念,具体侧重于政策行为者。它在更广泛的政治、经济和文化范围内,着重讨论群体和组织之间的相互关系及其对政策的影响。

利益相关者分析是识别项目的关键利益相关者,评价他们的利益,这些利益影响项目的风险和发展的方式。利益相关者分析的结果用于填充项目逻辑框架,对项目设计作出贡献,如设计阶段,提出某些假设和主要风险。也有助于确定利益相关者参与项目的适当方式,找出和分析利益相关者的各种利益,以及项目准备解决或针对的各种问题之间的关系(在问题识别阶段),或和项目之间的关系(项目已开始),从而提出一些主要假设和关键风险。如增加贫困人群对卫生服务利用的项目,利益相关者分析各个利益相关者和这一目的的关系是什么? 对贫困人群医疗救助是否会增加他们对服务的利用,有哪些潜在的风险?

(二) 为什么要进行利益相关者分析

利益相关者分析方法在项目中的应用有助于确认可能影响或被影响的所有相关者的利益;有助于找出利益相关者之间的利益冲突,利益冲突影响对项目风险的评估;有助于找出利益相关者之间的关系,有利于形成联盟及对项目的支持;有助于找出实现目标的机会和需要建立的关系;有助于找出改进方法,减少或消除易受伤害和处于劣势的群体受到负面影响的方法;有助于决定在项目周期的后续阶段各个利益相关者参与的适当类型和方式。

(三) 什么时候进行利益相关者分析

在任何项目开始就应该进行利益相关者分析。在项目初始阶段,分析结果有助于起草项目逻辑框架,分析主要假设和风险;在项目进行过程中,有助于项目逻辑框架的修改。利益相关者分析是一个项目每年监测和评估的重要部分。

(四) 谁进行利益相关者分析

任何人都可以进行利益相关者分析。对一个项目进行评估的人员,利益相关者分析是其基本任务之一。通常情况下,一个小组或队伍比个人单独做利益相关者分析更有效。

二、利益相关者分析的步骤

(一) 利益相关者分析表

1. 找出和列出所有的利益相关者　使用问题清单可以帮助找出所有的利益相关者,包含主要、次要利益相关者,潜在支持者和反对者,弱势人群等不同类型的人群,随着项目开展产生的新的利益相关者等。其次,根据性别、年龄、收入、职业等对利益相关者进行分类,也有助于列出所有可能的利益相关者。

2. 分析各个利益相关者的利益及与项目的关系　将项目拟解决的问题于利益相关者联系起来,可以找出所有相关者的利益。评估项目对各个利益的影响,包括正面的积极的影响、负面消极的影响、不确定和未知的影响等。此外,根据政策和项目目标可以确定项目满足利益的优先顺序。

（二）评估各个利益相关者对项目的影响和重要性

1. 利益相关者对项目的影响　利益相关者对项目的影响是指其对项目所具有的权力。权力可表现为控制作出何种决定、促进项目的执行，或对项目产生负面的影响。影响也可理解为个人、群体在多大程度上说服或强迫其他人作出决策并遵守一定的行动过程。影响的大小取决于利益相关者在社会中的地位或所处的位置。

2. 利益相关者对项目的重要性　重要性是指一个利益相关者的问题、需要和利益是否是项目的优先领域。重要性和影响是两个不同的变量。有些利益相关者，特别是没有组织或组织程度不高的重要利益相关者（如贫困人群等），虽然项目给予了优先权，但参与项目的能力较弱，影响重要决策的能力有限。

3. 用矩阵对影响和重要性进行综合分析　进行综合分析的矩阵图见图 16-3。

图中，A 对项目非常重要，但影响力低，要保护这一群体必须采取特殊措施。B 对项目有较大影响，也非常重要，要和他们建立良好的工作关系，以确保对项目的有效支持联盟。C 对项目有重要影响，能影响项目产出，但不是项目目标。他们可能是风险来源，需要对其进行仔细监测和管理。D 对项目的影响较小，也不是项目目标，只需有限的监测和评估。

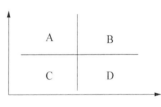

图 16-3　分析矩阵图

（三）找出影响项目设计和成功的假设和风险

1. 列出问题清单，以找出利益相关者的假设和风险

A：关键利益相关者必须发挥什么作用或者采取什么行动？

B：这些作用或行动合理和现实吗？

C：这些利益相关者会采取负面行动吗？

D：如果采取负面行动，对项目会产生什么样的影响？

E：这些负面的行动或反应有多大可能性？是主要风险吗？

F：利益相关者的哪些合理假设会支持或威胁到项目的成功？

2. 找出利益相关者参与项目的适宜方式　列出表 16-1 以确定各个利益相关者是否应该参与，以什么方式、在项目周期的哪一个阶段参与项目。

表 16-1　利益相关者参与项目阶段与角色表

项目阶段	知晓	咨询	合作	控制
问题识别				
计划				
执行				
监测/评估				

三、管理利益相关者关系的有效策略

在一项规模较大的项目中,管理与各个利益相关者的关系会花费较多的时间和精力,因此,在卫生项目中,管理者经常需要考虑哪些方法可以有效地维护并最终改善他们与利益相关者的关系。以下是有效管理与利益相关者关系的 6 种潜在战略。

1. 定期报告(regular reporting) 每月、每 2 个月或每个季度的定期报告是有效管理与各个利益相关者之间关系的一种方法。这些报告可以围绕关键的业务问题来组织,例如参与、整合、合作、评价或推荐。

2. 阶段性方案简报(periodic briefings) 季度方案简报是与利益相关者进行有效关系管理的另一种方法。这些简报可以采用不同类型的媒体形式,如网络研讨会、在线模块、演示文稿或视频等。

3. 利益相关者会议(vendor summits) 让所有外部利益相关者至少每年举行一次会议,是推动各外部利益相关者之间加强整合的一种方式。这些会议可侧重于报告、确定机会、协调整合利益相关者的关系,评价过程也可以用来处理各利益相关者之间的关系问题。

4. 咨询小组(advisory groups) 可以通过电话会议的形式来实现,特别关注的领域可以用来解决更紧迫的程序问题。可以要求一个层级的利益相关者小组向另一个层级的利益相关者小组报告,该过程可以通过一个相互关联的形式来驱动项目改进。

5. 统一指挥链(unified chain of command) 对大多数内部利益相关者使用统一指挥链,对选定的外部利益相关者使用统一合同。引入一个新的内部高级管理职位,是选定的内部利益相关者统一指挥链的一个例子。

6. 特殊目的报告(special-purpose reporting) 要求所有内部利益相关者定期向卫生项目管理者报告计划提供的组织支持的状况,也要求外部利益相关者报告支持其他外部利益相关者活动所做的努力。

7. 组合方式 大型项目可能需要利用这些战略的某些组合来帮助管理多个利益相关者的关系和监督。项目和组织的规模越大,利益相关者就越会参与到项目运行的过程中。良好的利益相关者关系对于项目的长期成功非常重要。通过加强利益相关者活动和功能的整合,可以促进主要利益相关者之间的合作,提高项目的有效性。

四、采用利益相关者分析方法的案例

案例一:基于利益相关者分析的儿童基本医疗保险体系的优化研究

儿童医保制度的优化要均衡儿童医保体系中各利益相关者的利益,强调利益主体的多元化,在承认各利益相关者不同利益要求的前提下,通过协调各利益相关者之间关系及利益点以推动儿童医保体系的改革优化。学者林津晶等从主要利益相关者的视角(表 16-2),明晰影响儿童医保稳定运行的各利益相关者的利益诉求及立场资源等,分析影响参保稳定性、积极性及满意度的动力与阻力等,并从利益相关者的角度提出政策性建议,以保障儿童医保体系可持续性。

表 16-2 儿童基本医疗保险体系的利益相关者分析

利益相关者	角色定位	利益描述	拥有资源	利益关联程度	政策影响力	政策执行意愿	受政策影响度
儿童（家长）	医保的筹资方之一及评价者,医疗卫生服务需求方及接受者	享受有效、方便、价格合理的医疗服务,希望参保可切实有效地减少家庭医疗支出	资金、医疗机构就诊选择权、不对称的医疗服务及医疗保障信息	强	弱	中	大
医保部门	医保政策及标准的制定者,医保筹资方之一,医保及医疗基金管理者,医保支出结算者	医保政策的稳定可持续性运作,监督管理医疗服务价格及医保运行等,提高医基金使用效率	医保政策决策权,医保资金的管理权及监督权	强	强	强	—
卫生行政部门	医疗机构的管理者及监督者,医疗服务相关制度的制定者	保证基本依赖服务的提供,有效控制医疗费用,促进各级医疗机构医疗资源的合理利用和均衡发展,提高基层医疗机构卫生服务能力	医疗机构的管理权、监督权,医疗质量监督权	中	强	强	—
财政、物价等部门	财政预算的制定者与执行者,医疗服务价格的决策者之一	财政拨款的合理使用,合理的医疗服务价格	资金和管理	中	中	强	—
商业保险公司	儿童医疗保险的辅助参与者,儿童商业医疗保险的提供者	向儿童家长出售儿童商业医疗保险,获得货币比收入,实现利润及社会责任	儿童商业医疗保险项目	中	弱	中	中
医疗机构(基层)	医疗卫生服务供给方	医疗补偿报销制度带来的业务量增加,需提高医技和医疗服务水平,吸引患者就医	人才、技术、资金及管理	强	中	中	中
医疗机构（非基层）	医疗卫生服务供给方	居民医保报销标准可缓解门诊超负荷压力,医院发展与利益的可持续性	人才、技术、资金及管理	强	中	中	中

儿童医保体系的优化改革需要各利益相关者的推动因素通力合作,同时考虑并平衡各利益相关者的利益诉求,减少影响制度稳定运行的负面因素。

案例二:基于利益相关者分析的现代医院管理制度实施策略

公立医院在推进与完善现代医院管理制度建设的过程中,离不开与包括政府、患者,以及医药卫生企业在内的多方利益团体的协调。因而,在中国公立医院深入推进现代医院管理制度建设之时,有必要对其改革方案推进过程中的相关利益进行深入分析。王莹、倪紫菱等学者的研究旨在界定公立医院推进现代医院管理制度建设利益相关者内涵的基础上,了解各个利益相关者的利益诉求,掌握各个利益相关者之间的利益影响情况,为公立医院顺利推进现代医院管理制度建设、完善医院改革顶层设计提供参考与借鉴。

研究根据现代医院管理制度的基本内涵及关键环节,采用头脑风暴法及德尔菲法将中国公立医院推进现代医院管理制度建设的利益相关者划分为卫生行政部门、民办医院、医药企业、媒体、患者、司法机构、高校、医保部门,以及基层医疗机构9个利益相关者。卫生行政部门、患者、医保部门、医药企业及司法机构为公立医院推进现代医院管理制度建设的核心利益相关者,民办医院、高校及基层医疗机构为潜在利益相关者,媒体为边缘利益相关者(表16-3)。

表 16-3 推进现代医院管理制度建设利益相关者利益描述

利益相关者	相关利益描述
卫生行政部门	要明确公立医院的权责边界,对公立医院实施宏观调控和规划,实现其资源优化配置、政事分开、管办分开、医药分开等政策设计,保证政府治理全面有效
民办医院	公立医院推进现代医院管理制度建设将形成医疗卫生市场多元化竞争格局,民办医院竞争压力增大,但同时也面临机遇,可以在服务质量及患者体验上取得市场竞争力
医药企业	医药企业经济利益受损,现代医院管理制度下对药品加成等采取重要措施进行管控,造成医药企业的利益受损,对医药企业提供医疗产品的质量及价格有了更高的要求
媒体	对推进现在医院管理制度建设有所成效的医院进行试点报道,对于现代医院管理制度公立医院面临的困境与发展机遇保持客观评论态度
患者	希望在现代医院管理制度下,提升医疗质量,降低看病成本,提高医疗效率
司法机构	以立法的形式明确监管部门的权力与义务、职权与职责,使医疗服务监管按照医疗行业特点走上法制化轨道。加强卫生计生行政部门的监管职能,保证职权的行使并行不悖、政令畅通。发挥社会各方面对公立医院的监督作用
高校	现代医院管理制度对医院内部的人力资源提出了要求,取消编制,实行岗位聘任制等一系列人才激励机制。首先培养人才的要求进一步提升,培养人才的成本也在增加;另外,人才的大力引进,对于高校毕业生就业提供多种途径
医保部门	当前医保付费改革进展缓慢,医保缺乏专业人才。医保机构与医疗机构之间的谈判机制尚未普遍形成。现代医院管理制度的落实,有效解决了当前医保面临的问题,改革了医院的补偿机制
基层医疗机构	现代医院管理制度下,包括医联体、社区卫生服务中心在内的基层医疗机构可以在公立医院保障医疗效率的目的下实行分级诊疗的过程中,就诊量有明显的提高

该研究通过对公立医院推进现代医院管理制度建设的利益相关者分析,辨析公立医院在机制改革之路所面临的各利益相关者的利益诉求及利益影响程度。基于分析结果,公立医院在制定现代医院管理制度战略时可以分清主次、理顺调理。

(邓子如 严 非)

第四节 德尔菲专家咨询法

德尔菲法是在许多领域广泛应用的一种专家分析方法,它是在专家个人判断法和专家会议法的基础上发展起来的一种专家调查法。德尔菲法最初产生于科技领域,后来逐渐被应用于任何领域的预测,如军事预测、人口预测、医疗保健预测、经营和需求预测、教育预测等。此外,德尔菲法作为一种主观定性的方法,不仅可以用于预测领域,而且可以广泛应用于各种评价指标体系的建立和具体指标的确定过程,以及决策、管理沟通和规划工作。近年来,中国卫生系统也大量采用该方法对卫生事业发展作预测、评估以及决策分析和编制规划等。

一、概述

德尔菲法是在 20 世纪 40 年代由赫尔默(Helmer)和戈登(Gordon)首创。1946 年,美国兰德公司为避免集体讨论存在的屈从于权威或盲目服从多数的缺陷,首次用这种方法用来进行定性预测,后来该方法被迅速广泛采用。

德尔菲方法的核心是通过匿名方式进行几轮函询征求专家们的意见。依据系统的程序,采用匿名发表意见的方式,即专家之间不得互相讨论,不发生横向联系,只能与调查人员发生关系。调查人员对每一轮的专家意见进行汇总整理,并将整理的材料再寄给每位专家,供专家们分析判断,专家在整理后材料的基础上提出新的论证意见。如此多次反复,意见逐步趋于一致,得到一个比较一致的并且可靠性较大的结论或方案。

德尔菲法是系统分析方法在意见和价值判断领域内的一种有效方法。它突破了传统的数量分析限制,为更合理地制定政策开阔思路。由于对未来发展中的各种可能出现和期待出现的前景作出概率估计,德尔菲法就为决策者提供了多方案选择的可能性,而用其他任何方法都很难获得这样重要的、以概率表示的明确答案。

二、特点

1. 德尔菲法的优点　简便易行,具有一定科学性和实用性,可以避免会议讨论时产生的害怕权威随声附和,或固执己见,或因顾虑情面不愿与他人意见冲突等弊病;同时也可使大家发表的意见较快收敛,参加者也易接受结论,具有一定程度综合意见的客观性。

2. 德尔菲法的缺点　由于专家一般时间紧,回答往往比较草率;同时,由于决策主要依靠专家,因此归根到底仍属专家们的集体主观判断。此外,在选择合适的专家方面也较困难,征询意见的时间较长,对于快速决策难于使用等。尽管如此,本方法因简便可靠,仍不失为一种人们常用的有效的群体决策的方法。

三、德尔菲法的实施

(一)实施步骤

(1)确定研究目的,拟订专家咨询表。在开展项目评估、预测前,首先要根据研究项目的主题设计出专家咨询表。

(2)组成专家小组。按照课题所需要的知识范围,确定专家。

(3)向所有专家提出所要评估、预测的问题及有关要求,同时向专家提供有关背景材料,包括研究目的、期限、咨询表填写方法及其他希望要求等说明。

(4)各位专家根据他们所收到的材料,对咨询表中列的问题作出评价,并标明理由。

(5)调查人员根据返回的咨询表,对专家们的意见进行统计分析,将各位专家第一次判断意见汇总分析,再分发给各位专家。

(6)各位专家根据修改后的专家咨询表再一次进行判断,并进一步提出修改意见,并充分陈述理由。

(7)重复 5、6 两步,直到取得大体上一致的意见。

（二）注意事项

1. 专家的选择　根据研究项目的主题,拟选的专家不能仅局限于一个领域的权威,因为权威人数是有限的。德尔菲法拟选的专家一般是指在该领域从事 10 年以上技术工作的专业人员。

如何选取专家也是由研究主题决定的。如果要求比较深入地了解本部门的历史情况、科技政策和科研发展方向,或涉及本部门的机密问题,则最好依据内容选择专家;如果研究的主题仅关系到某项或某几项具体专业技术,可同时从部门内外选择专家。而且选择专家时,不仅要注意选择那些精通本学科的业务、有一定名望的专家,同时还要选择一些边缘学科的专家。

专家人数的多少,可根据研究项目的规模而定。人数太少,限制了学科的代表性,人数太多,难以组织,数据处理复杂,且工作量也大。根据有关文献报道,专家人数以 15~50 人为宜。

2. 专家咨询的轮数　逐轮收集意见并为专家反馈信息是德尔菲法的主要环节。收集意见和信息反馈一般要经过三四轮,多数短期评估及预测经过二三轮,当专家的意见已相当一致时,专家咨询轮回工作即可结束。

四、专家咨询表的统计分析方法

对专家应答的结果进行统计分析,主要应用的统计指标有百分数、算术均数、几何均数、中位数、四分位数、满分频率、等级和、变异系数、各种统计表、统计图等。

（一）专家的基本情况

首先对专家的性别、年龄、职称、专业,以及从事专业的年限等个人特征进行描述性分析,以了解专家的基本情况,便于说明参加该研究专家的水平与结果的可信和可靠程度的联系。

（二）专家咨询的可靠性分析

为有效保证指标体系的科学性和可靠性,可采用专家积极系数、权威系数和专家意见的协调程度等指标来衡量专家咨询的可靠程度。

1. 专家的积极系数　积极系数是指专家咨询问卷的回收率,其值的大小反映了专家对本项研究的关心、合作程度。一定的回收率是对专家意见汇总统计的基础。积极系数的计算方法为:参与指标体系评判的专家占全部被选专家人数之比。

例如,为全面把握慢性非传染性疾病与社会经济发展相互关系的变化趋势,制定有效的慢性非传染性疾病防制策略和规划提供科学依据,某课题组开展关于慢性非传染性疾病防制综合评价指标体系咨询研究。课题组首先采用文献评阅、现有资料分析整理、小组讨论、专家会议法设置了 5 类共 79 项指标作为指标体系雏形,然后使用德尔菲法构建指标体系。课题组选取了来自流行病学、卫生经济学、社会医学、社会学等相关领域的研究人员、管理人员和决策者共 38 位作为德尔菲法咨询专家。第一轮咨询表发出 38 份,回收 27 份,其中 1 份作废(未按填表说明作答),专家积极系数为 71.05%,有效率 68.42%;第二轮发出 26 份,回收 25 份,积极系数为 96.15%。艾尔巴比指出:一般认为 50% 的回表率是用来分析的起码比例,60% 的回收率是好的,70% 的回收率就非常好了。因此,认为该研究咨询专家对该指标体系是比较关心和支持的。

2. 专家权威程度　任何专家都不可能对预测中的每一问题都是权威,而权威程度对于评价可靠性则有相当大的影响,因而,在对评价结果进行处理时,常常要求考虑专家对某一问题的权威程度。专家的权威程度与预测精度呈一定的函数关系。一般来说,预测精度随着专家权威程度的提高而提高。专家的权威程度一般由两个因素决定,一个是专家对方案作出判断的依据,用 Ca 表示;另一个是专家对问题的熟悉程度,用 Cs 表示。

专家的权威程度以自我评价为主,有时也可相互评价。当自我评价时,专家除了填报应答表外,还填写判断依据及其影响程度表,如上述例子研究的专家判断见表 16-4。判断系数 Ca 不应该大于 1,Ca=1 意味着所有判断依据对专家意见的影响程度最大,Ca=0.8 意味着影响居中,Ca=0.5 意味着影响最小。从实践经验到理论分析再到其他依据,Ca 值依次减小。

专家对指标的熟悉程度取值 0.1~1.0 分。如果认为对该指标最熟悉,记为 1.0 分,相当熟悉 0.8 分,依次递减。

权威程度(Cr)等于专家判断系数与熟悉程度系数的算术平均值。Cr 值为 0~1,值越大,说明专家的权威程度越高。其计算公式为:

$$Cr = \frac{Ca + Cs}{2}$$

表 16-4　指标判断依据及其影响程度 Ca

判断依据	对专家判断的影响程度		
	大	中	小
实践经验	0.5	0.4	0.2
理论分析	0.3	0.2	0.1
参考国内学者的著作	0.05	0.05	0.05
参考国外学者的著作	0.05	0.05	0.05
对国外同类活动的了解	0.05	0.05	0.05
直观	0.05	0.05	0.05

如上述例子咨询专家对 79 个初选指标打分,熟悉程度分值都在 0.7 以上(非常熟悉为 1.0 份,不熟悉为 0.1 分),表明专家对各个初选指标非常熟悉。根据专家对指标熟悉程度的自我评价和专家判断依据的填写,可以获得专家对各个指标的权威程度,结果显示专家的权威系数也均在 0.75 以上,说明该次专家咨询所得的结果具有权威性。

3. 专家意见集中程度　专家意见集中程度,可以从指标相对重要性评分的算术平均数和等级总和两方面考虑。

(1)计算均数(M_j)

$$M_j = \frac{1}{m_j} \sum_{i=1}^{m} C_{ij}$$

式中,M_j 表示 j 指标评价的均数;m_j 表示参加 j 指标评价的专家数;C_{ij} 表示第 i 位专家对第 j 个指标的评分值。

均数取值在 0~10 分或 0~100 分,M_j 越大,则对应的 j 指标的重要性越高。

(2)计算等级和(S_j)

$$S_j = \sum_{i=1}^{M} R_{ij}$$

式中,S_j 表示第 j 个指标评分的等级和;R_{ij} 表示第 i 位专家对第 j 个指标的评分等级。

计算方法如下:把同一专家对不同指标的评分从低到高进行编秩,遇有数个相同的评分取平均秩次(即平均等级);再将各专家对同一指标评分的秩次相加,即为秩次和(又名等级和)。很显然,S_j 值越大,表明该指标在评价体系中的作用越大,越值得保留。

4. 专家意见协调程度　这是一项十分重要的指标,通过计算可以判断专家对每项指标的评价是否存在较大分歧,或找出高度协调专家组和持异端意见的专家。

(1) 各评价指标结果的变异系数(V_j)

$$V_j = \frac{\sigma_j}{M_j}$$

式中,σ_j 表示 j 指标的标准差;M_j 表示 j 指标的均数。变异系数 V_j 说明专家对 j 指标相对重要性的波动程度或协调程度。指标间相互比较,V_j 越小,专家们的协调程度越高。

如上述例子,根据专家意见按照集中程度和协调程度的计算公式,分别计算各个指标进行相对重要性评分的均数、评分等级和、评分的标准差和变异系数(表 16-5)。

根据表 16-5 中各个指标的算术平均数、等级总和,以及专家意见的协调程度(个指标的变异系数),该研究对原有指标进行了筛选,保留了变异系数小于 0.23、专家评分的算术平均数大于 7.70 的指标,原则上在第一轮筛选后保留的指标不少于原有指标的 1/2。

需要指出的是,在第一轮咨询结果中,尽管一些指标或者平均分、变异系数或者等级和在筛选标准的临界值附近,但如果专家会议的对数专家认为该指标设计意义很大,或者在今后的慢性非传染病防治工作中应该进一步加强对该指标的研究,则在第二轮咨询中仍然保留这些指标。另外,根据德尔菲法筛选指标要求,筛除指标不宜过多,否则对专家协调系数产生影响。因此,上述研究保留了第一轮咨询的 40 个指标,还根据专家意见增加了两个社会经济发展方面的指标(X80 和 X81)。同样,对第二轮咨询的专家集中程度和协调程度进行了统计,结果见表 16-6。

(2) 专家意见协调系数及 χ^2 检验:变异系数仅能说明全部 m_j 专家(专家数用 m 表示)对于第 j 个指标的协调程度。但是在研究中,往往还希望了解全部 m 个专家对全部 n 个指标的协调程度。通常用 W 表示协调系数,具体计算过程如下。

第一步:计算专家对 j 指标的等级和。

第二步:计算等级算术平均值。

$$M_{sj} = \frac{1}{n} \sum_{j=1}^{n} S_j$$

式中,M_{sj} 表示全部方案评价等级的算术平均值。

第三步:计算专家协调系数(W)

$$d_j = S_j - M_{sj}$$

$$\sum_{j=1}^{n} d_j^2 = \sum_{j=1}^{n} (S_j - M_{sj})^2$$

当所有专家就全部指标给出相同的评价时,W 的计算公式如下:

$$W = \sum_{j=1}^{n} d_j^2 \bigg/ \sum_{j=1}^{n} d_j^2(\max)$$

式中,W 表示所有专家对全部评价指标的协调系数或程度。

当专家对各指标没有给出相同评价时,W 的计算公式如下:

$$W = \frac{12}{m^2(n^3 - n)} \sum_{j=1}^{n} d_j^2$$

式中,n 表示指标数;m 表示专家总数。

当有相同等级时,上式的分母要减去修正系数 T_i,此时的 W 修改如下:

$$W = \frac{12}{m^2(n^3 - n) - m\sum_{i=1}^{m} T_i} \sum_{j=1}^{n} d_j^2$$

式中,T_i 表示相同等级指标,$T_i = \sum_{i=1}^{L} (t_i^3 - t_i)$;$L$ 表示 i 专家在评价中相同的评价组数;t_i 表示在 L 组中的相同等级数。

协调系数 W 为 0~1,W 越大,表示所有专家对全部质保评价意见的协调程度越好。根据国内几项大型德尔菲专家咨询法在卫生系统的应用研究,经 2~3 轮咨询协调后误差控制较好,W 一般在 0.5 的范围波动。

第四步:协调程度的显著性检验——χ^2 检验。

假设专家的意见按正态分布,则评估或预测的结果要进行显著性检验,按泊松(R. Pearson)χ^2 准则公式计算 χ_R^2 值:

$$\chi_R^2 = \frac{1}{mn(n+1) - \frac{1}{n-1}\sum_{i=1}^{m} T_i} \sum_{j=1}^{n} d_j^2$$

计算自由度($d.f.$):$d.f. = n - 1$

根据自由度 $d.f.$ 和显著性水平 α,从 χ^2 值表中查得 χ^2 值。如果 $\chi_R^2 > \chi^2$,则可以认为协调系数经检验后有显著性,说明专家意见协调性好,结果可取。反之,χ_R^2 值越小,专家组意见非偶然性协调的概率越大,评价结果不可取。

上例研究专家对全部指标评价的协调系数经过两轮后 $W = 0.774$,经皮尔逊卡方检验 $\chi^2 = 59.476$,$P < 0.05$,则可以认为全部专家对整个评价的意见是协调的,评价的结果可取。表 16-7 为该研究两轮咨询专家对全部指标评价的协调程度汇总。

结果两轮咨询后,专家意见的协调系数升高,意见趋向一致,说明咨询已经满足预测的要求,可以停止。

表 16-5　第一轮咨询的专家意见集中程度和专家意见协调程度

指标	集中程度		协调程度	指标	集中程度		协调程度
	M_j	S_j	CV_j		M_j	S_j	CV_j
X1	8.69	624.0	0.17	X41	7.15	1 283.5	0.28
X2	8.22	857.0	0.21	X42	8.14	810.0	0.21
X3	7.80	989.0	0.23	X43	8.10	833.5	0.21
X4	8.86	523.0	0.13	X44	7.82	994.0	0.20
X5	7.65	1 045.0	0.22	X45	7.76	983.5	0.25
X6	8.58	677.5	0.24	X46	8.03	885.5	0.23
X7	8.72	620.5	0.25	X47	7.39	1 171.0	0.26
X8	9.17	443.5	0.11	X48	7.72	1 021.5	0.23
X9	8.81	589.0	0.14	X49	8.56	623.5	0.16
X10	8.39	757.0	0.17	X50	8.04	930.5	0.24
X11	7.49	1 151.0	0.24	X51	7.89	887.5	0.20
X12	7.47	1 140.0	0.21	X52	7.75	978.5	0.19
X13	7.14	1 177.0	0.30	X53	8.19	833.5	0.14
X14	6.83	1 325.0	0.30	X54	7.48	1 181.0	0.18
X15	8.70	664.5	0.14	X55	7.51	1 151.5	0.20
X16	7.82	933.0	0.24	X56	7.23	1 222.0	0.22
X17	8.32	779.5	0.19	X57	7.27	1 210.5	0.24
X18	8.10	853.0	0.16	X58	7.41	1 209.0	0.21
X19	8.12	888.0	0.23	X59	6.35	1 540.0	0.27
X20	8.07	863.5	0.18	X60	8.50	667.5	0.15
X21	7.55	1 138.5	0.29	X61	8.74	584.5	0.15
X22	8.01	895.5	0.19	X62	7.96	953.5	0.18
X23	7.97	886.0	0.19	X63	7.45	1 234.5	0.20
X24	6.79	1 405.0	0.26	X64	7.12	1 287.0	0.24
X25	7.63	1 092.5	0.19	X65	7.23	1 182.0	0.20
X26	7.04	1 324.5	0.23	X66	6.66	1 494.0	0.26
X27	7.91	890.0	0.22	X67	7.09	1 352.0	0.23
X28	6.48	1 555.0	0.22	X68	7.64	1 059.0	0.20
X29	7.45	1 105.0	0.21	X69	7.37	1 179.0	0.27
X30	7.57	1 095.5	0.22	X70	7.62	1 079.0	0.21
X31	7.60	1 112.5	0.21	X71	7.52	1 116.5	0.19
X32	7.92	883.5	0.23	X72	6.58	1 532.0	0.23
X33	8.32	713.0	0.21	X73	6.74	1 491.0	0.24
X34	7.66	1 022.0	0.24	X74	7.16	1 346.0	0.20
X35	7.81	944.5	0.25	X75	7.63	1 081.0	0.22
X36	6.86	1 384.0	0.30	X76	7.62	1 076.0	0.22
X37	6.71	1 408.0	0.34	X77	7.49	1 092.0	0.24
X38	7.72	971.0	0.19	X78	7.64	1 039.0	0.20
X39	7.45	1 143.0	0.28	X79	6.65	1 497.0	0.29
X40	7.28	1 207.0	0.34				

表 16-6 第二轮咨询的专家意见集中程度和专家意见协调程度

指标	集中程度		协调程度	指标	集中程度		协调程度
	M_j	S_j	CV_j		M_j	S_j	CV_j
X1	8.69	624.0	0.17	X41	7.15	1 283.5	0.28
X2	8.22	857.0	0.21	X42	8.14	810.0	0.21
X3	7.80	989.0	0.23	X43	8.10	833.5	0.21
X4	8.86	523.0	0.13	X44	7.82	994.0	0.20
X5	7.65	1 045.0	0.22	X45	7.76	983.5	0.25
X6	8.58	677.5	0.24	X46	8.03	885.5	0.23
X7	8.72	620.5	0.25	X47	7.39	1 171.0	0.26
X8	9.17	443.5	0.11	X48	7.72	1 021.5	0.23
X9	8.81	589.0	0.14	X49	8.56	623.5	0.16
X10	8.39	757.0	0.17	X50	8.04	930.5	0.24
X11	7.49	1 151.0	0.24	X51	7.89	887.5	0.20
X12	7.47	1 140.0	0.21	X52	7.75	978.5	0.19
X13	7.14	1 177.0	0.30	X53	8.19	833.5	0.14
X14	6.83	1 325.0	0.30	X54	7.48	1 181.0	0.18
X15	8.70	664.5	0.14	X55	7.51	1 151.5	0.20
X16	7.82	933.0	0.24	X56	7.23	1 222.0	0.22
X17	8.32	779.5	0.19	X57	7.27	1 210.5	0.24
X18	8.10	853.0	0.16	X58	7.41	1 209.0	0.21
X19	8.12	888.0	0.23	X59	6.35	1 540.0	0.27
X20	8.07	863.5	0.18	X60	8.50	667.5	0.15
X21	7.55	1 138.5	0.29	X61	8.74	584.5	0.15
X22	8.01	895.5	0.19	X62	7.96	953.5	0.18
X23	7.97	886.0	0.19	X63	7.45	1 234.5	0.20
X24	6.79	1 405.0	0.26	X64	7.12	1 287.0	0.24
X25	7.63	1 092.5	0.19	X65	7.23	1 182.0	0.20
X26	7.04	1 324.5	0.23	X66	6.66	1 494.0	0.26
X27	7.91	890.0	0.22	X67	7.09	1 352.0	0.23
X28	6.48	1 555.0	0.22	X68	7.64	1 059.0	0.20
X29	7.45	1 105.0	0.21	X69	7.37	1 179.0	0.27
X30	7.57	1 095.5	0.22	X70	7.62	1 079.0	0.21
X31	7.60	1 112.5	0.21	X71	7.52	1 116.5	0.19
X32	7.92	883.5	0.23	X72	6.58	1 532.0	0.23
X33	8.32	713.0	0.21	X73	6.74	1 491.0	0.24
X34	7.66	1 022.0	0.24	X74	7.16	1 346.0	0.20
X35	7.81	944.5	0.25	X75	7.63	1 081.0	0.22
X36	6.86	1 384.0	0.30	X76	7.62	1 076.0	0.22
X37	6.71	1 408.0	0.34	X77	7.49	1 092.0	0.24
X38	7.72	971.0	0.19	X78	7.64	1 039.0	0.20
X39	7.45	1 143.0	0.28	X79	6.65	1 497.0	0.29
X40	7.28	1 207.0	0.34				

表 16-7　评价指标体系的专家意见协调系数汇总

项目	第一轮	第二轮
指标个数	79	42
协调系数(W)	0.194	0.774
χ^2_R	32.765	59.476
P 值	>0.05	<0.05

（王　群　严　非）

参 考 文 献

[1] 郭松克. 企业战略管理. 广州:华南理工大学出版社,2016.

[2] 曾萍,谢秀娥,林闽. 市场营销策划. 北京:航空工业出版社,2012.

[3] 王玉明. 公共管理:理论与实践. 广州:广东人民出版社,2008.

[4] 潘传德. 医疗服务领域运用 SWOT 法应注意的几个问题. 中华医院管理杂志,2006,22(7):2-6.

[5] 徐芳,王伟,施永兴,等. 我国居家临终关怀服务发展的 SWOT 分析. 医学与社会,2018,31(03):25-28.

[6] 林津晶,黄文龙. 基于利益相关者的儿童基本医疗保险体系的优化研究. 中国卫生经济,2018,37(07):29-33.

[7] 王莹,倪紫菱,周利华,等. 基于利益相关者分析的现代医院管理制度实施策略. 中国医院管理,2018,38(07):5-7.

[8] Gürel E. Swot analysis:a theoretical revlew. J Inter Social Res, 2017,10:994-1006.

[9] Brugha R, Varvasovszky Z. Stakeholder analysis:a review. Health Policy Planning, 2000, 15(3):239-246.

[10] Chapman LS. Stakeholder analysis in worksite health promotion programming. Am J Health Promot, 2011,25(5):1-11.

[11] Mitchell RK, Agle BR, Wood DJ. Toward a theory of stakeholder identification and salience:defining the principle of who and what really counts. Acad Management Rev, 1997,22(4):853-886.

图书在版编目（CIP）数据

卫生服务研究/严非,王伟主编. —2 版. —上海：复旦大学出版社，2023.8
（复旦博学）
预防医学国家级教学团队教材
ISBN 978-7-309-14707-0

Ⅰ.①卫… Ⅱ.①严…②王… Ⅲ.①卫生服务-医学院校-教材 Ⅳ.①R197.1

中国版本图书馆 CIP 数据核字（2020）第 060277 号

卫生服务研究（第二版）
严 非 王 伟 主编
责任编辑/宫建平

复旦大学出版社有限公司出版发行
上海市国权路 579 号 邮编：200433
网址：fupnet@ fudanpress.com http://www.fudanpress.com
门市零售：86-21-65102580 团体订购：86-21-65104505
出版部电话：86-21-65642845
江苏凤凰数码印务有限公司

开本 787×1092 1/16 印张 18.75 字数 456 千
2023 年 8 月第 2 版第 3 次印刷

ISBN 978-7-309-14707-0/R · 1765
定价：66.00 元